JN221415

胸部外科
レジデントマニュアル

監修

小野　稔　東京大学医学部附属病院　心臓外科・教授
中島　淳　東京大学医学部附属病院　呼吸器外科・教授

編集

東京大学医学部附属病院胸部外科
（心臓外科・呼吸器外科）

責任編集

佐藤雅昭　東京大学医学部附属病院　呼吸器外科・講師
縄田　寛　聖マリアンナ医科大学　心臓血管外科・准教授

医学書院

胸部外科レジデントマニュアル

発　行　2019年10月15日　第1版第1刷©

監　修　小野　稔・中島　淳

編　集　東京大学医学部附属病院胸部外科
　　　　（心臓外科・呼吸器外科）

発行者　株式会社　医学書院
　　　　代表取締役　金原　俊
　　　　〒113-8719　東京都文京区本郷1-28-23
　　　　電話　03-3817-5600（社内案内）

印刷・製本　三報社印刷

本書の複製権・翻訳権・上映権・譲渡権・貸与権・公衆送信権（送信可能化権を含む）は株式会社医学書院が保有します.

ISBN978-4-260-03676-4

本書を無断で複製する行為（複写，スキャン，デジタルデータ化など）は，「私的使用のための複製」など著作権法上の限られた例外を除き禁じられています.大学，病院，診療所，企業などにおいて，業務上使用する目的（診療，研究活動を含む）で上記の行為を行うことは，その使用範囲が内部的であっても，私的使用には該当せず，違法です.また私的使用に該当する場合であっても，代行業者等の第三者に依頼して上記の行為を行うことは違法となります.

JCOPY 〈出版者著作権管理機構　委託出版物〉

本書の無断複製は著作権法上での例外を除き禁じられています.複製される場合は，そのつど事前に，出版者著作権管理機構（電話 03-5244-5088，FAX 03-5244-5089，info@jcopy.or.jp）の許諾を得てください.

＊「レジデントマニュアル」は株式会社医学書院の登録商標です.

執筆者一覧(執筆順)

木村光利	東京大学医学部附属病院　総合研修センター・講師
佐藤雅昭	東京大学医学部附属病院　呼吸器外科・講師
長山和弘	東京大学医学部附属病院　呼吸器外科
唐崎隆弘	東京大学医学部附属病院　呼吸器外科・免疫細胞治療学講座
井上堯文	東京大学医学部附属病院　心臓外科
木下　修	東京大学医学部附属病院　心臓外科・講師
縄田　寛	聖マリアンナ医科大学　心臓血管外科・准教授
吉田幸弘	国立がん研究センター中央病院　呼吸器外科
佐藤次郎	東京大学医学部附属病院　放射線科・講師
小前兵衛	東京大学医学部附属病院　心臓外科
長野匡晃	虎の門病院　呼吸器センター外科
星野康弘	東京大学医学部附属病院　心臓外科
岡村賢一	日本赤十字社医療センター　心臓血管外科
安藤政彦	東京大学医学部附属病院　心臓外科
似鳥純一	似鳥クリニック・院長
安樂真樹	JR東京総合病院　胸部外科・部長
土屋武弘	茅ヶ崎市立病院　呼吸器外科・部長
嶋田正吾	東京大学医学部附属病院　心臓外科・特任講師
山内治雄	東京大学医学部附属病院　心臓外科・講師
檜山紀子	NTT東日本関東病院　呼吸器外科
佐野　厚	東邦大学医療センター大森病院　呼吸器外科
峯岸祥人	杏林大学医学部付属病院　心臓血管外科・学内講師
益澤明広	東京大学医学部附属病院　心臓外科・特任講師
一瀬淳二	がん研究会有明病院　呼吸器センター外科・副医長
須田　隆	藤田医科大学　呼吸器外科・臨床教授
井戸田佳史	東京大学医学部附属病院　心臓外科
川島光明	Latner Thoracic Surgery Research Laboratories・Research Fellow
北野健太郎	東京大学医学部附属病院　呼吸器外科
平田康隆	東京大学医学部附属病院　心臓外科・准教授

近藤良一	国立成育医療研究センター	心臓血管外科
中島　淳	東京大学医学部附属病院	呼吸器外科・教授
青木秀梨	東京大学医学部附属病院	放射線科
山下英臣	東京大学医学部附属病院	放射線科・講師
天野陽介	東京大学医学部附属病院	呼吸器内科
柳谷昌弘	東京大学医学部附属病院	呼吸器外科
深見武史	国立病院機構東京病院	呼吸器外科・医長
中尾啓太	日本赤十字社医療センター	呼吸器外科
古川欣也	東京医科大学茨城医療センター	呼吸器外科・教授
四元拓真	東京大学医学部附属病院	呼吸器外科
吉岡孝房	東京大学大学院	医学系研究科
福元健人	東京大学医学部附属病院	呼吸器外科
竹添豊志子	東京大学医学部附属病院	小児外科
藤代　準	東京大学医学部附属病院	小児外科・教授

イラスト・村山智紀

（T Medical Illustration・東京大学医学部附属病院　呼吸器外科）

序

　書店に行くと，代わり映えしない多くのレジデント向けのマニュアルが山積みになっている．診断技術が向上し，新しい治療デバイスが導入され，次々と生まれるエビデンスに基づいたガイドラインが発表されている今の時代，レジデントマニュアルにも break through が求められている．時代を先取りしたレジデントマニュアルがないのであれば，自分たちで作ればいいではないか！　東京大学医学部附属病院心臓外科と呼吸器外科の現場で活躍する1人ひとりのやむにやまれぬ強い思いが，このたび上梓することになった『胸部外科レジデントマニュアル』に凝縮されている．

　最近になり専門医教育の重要性が強調され，サブスペシャリティトレーニングにとにかく早く入って専門医の資格をできるだけ早く取得するという風潮がある．専門医資格取得はモティベーションが高まり，大いに推進すべきことではあるが，ここに大きな落とし穴があることにお気付きだろうか？　ひょっとして，「早くサブスペ技術を身に着ける＝別のサブスペの技術と知識は必要ない」と短絡的に考えてはいないだろうか．これは，大きな過ちに繋がりかねない危ない誘惑であることをぜひとも知ってほしい．名外科医たる所以はどこにあるのか？　これは，外科医としての豊富な知識と経験に裏打ちされた洗練された技術であることに異論はないであろう．これを別のいい方で表現すると，名外科医は，俗にいう「引き出しが多い外科医」であるということである．多くの引き出しを持ち，しかも進退窮まった時であっても自由自在に引き出せるようにするためにはどうすればよいのか．答えは簡単である．常に視野を広く持ち，関連する別のサブスペ技術を学び，オープンマインドで裾野を広く持ち続けることである．

　東京大学医学部附属病院心臓外科と呼吸器外科は，20年以上前に胸部外科分野からそれぞれ分離独立した．しかし，同じ胸部にある臓器を扱う診療科として互いの知識と経験を有機的に共有するという理念に基づいて，毎朝の臨床カンファレンスは今に至るまで合同で開催している．その中で議論され，洗練され，実際に臨床現場で経験された診断・検査・手技・治療のすべてが本書に散りばめられ

ている．読者の方々にとって，必ずや，名外科医への一歩を踏み出すバイブルになるものと信じてやまない．

2019 年盛夏

東京大学医学部附属病院　心臓外科・教授

小野　稔

目次

I

総論

1 医師としての心構え/チーム医療，リーダーシップ/医療事故への対応

マスターポイント

✦ 「臨床研修の到達目標」で掲げられている医師としての基本的価値観(プロフェッショナリズム)と資質・能力を理解する
✦ 患者や患者家族のために行動する姿勢をもつ
✦ 報告・連絡・相談(ホウ・レン・ソウ)を確実に行う
✦ 自己管理(身体的にも，メンタル的にも)をきちんと行う
✦ 病院内で働くメディカルスタッフを知る
✦ チーム医療において重要なことを理解する
✦ 医療事故が起きたときの初期対応を理解する

臨床研修の到達目標

2020年度からの臨床研修制度では，到達目標が新しくなる．医師として基本的価値観(プロフェッショナリズム)および医師としての使命の遂行に必要な資質・能力を身につけることが求められている[1].

A. **医師としての基本的価値観**(プロフェッショナリズム)
1. 社会的使命と公衆衛生への寄与
2. 利他的な態度
3. 人間性の尊重
4. 自らを高める姿勢
B. **資質・能力**
1. 医学・医療における倫理性
2. 医学知識と問題対応能力
3. 診療技能と患者ケア
4. コミュニケーション能力
5. チーム医療の実践

---

6. 医療の質と安全の管理
7. 社会における医療の実践
8. 科学的探究
9. 生涯にわたって共に学ぶ姿勢

■ 具体的には

　研修医・レジデントとして期待されること，習得すべきことは多い．特に，知識・技能・態度のうち，「態度」に関して，具体的に心がけたい点をいくつか挙げる．

(1) 患者や患者家族のために行動する

　医師は患者や患者家族の病苦を取り除き，彼らにとって最善と思われることを行うように努めなければならない．

(2) 報告・連絡・相談

　これらは「ホウ・レン・ソウ」と呼ばれる．研修医の独断行動は非常に危険である．常に上級医に患者の状態や変化の報告を行い，対応について相談して行動しなければならない．しかし，単に上級医と看護師などとの連絡係になるのではなく，何が起こっているのかをアセスメント（推察）して追加の情報収集を行ったうえで報告したり，自分が考える対応策について提案したりしながら勉強していってほしい．

(3) 自己管理をしっかりと

　医師は患者の病状によっては長時間の勤務が必要になることがある．しかし，自分自身の体調を崩しては患者への十分な診療行為はできない．適切な睡眠や休憩を適宜とり，自己管理をしていくことが大切である．また，自身のメンタル面の管理も必要である．過重労働はうつなどの精神疾患も招きやすい．悩んだり体調が悪かったりしたときに相談できる人（上司，同僚，家族など）をつくっておきたい．

ワンポイントアドバイス　研修期間にロールモデルをみつける

研修期間中に自分の理想とする医師像を備えた上級医（先輩）をみつけるとよい．このような上級医（先輩）を「ロールモデル」と

いう．その医師のどのような点が「理想」なのか．手術の技量か，患者への接し方か，仕事とプライベートの両立の仕方か．手術の腕はA先生が理想だが，患者さんへの接し方はB先生がうまい，というように分野によって複数のロールモデルができることもある．ロールモデルをみつけることで，自分が目指したい医師像がより明確に(具体的に)みえてくるはずである．

▌病院におけるメディカルスタッフ

病院内では医師以外にさまざまな職種が診療に従事している．どのような職種(メディカルスタッフ)がいるのかを知っておく．それぞれの職種がどのような業務に携わっているのかを把握しておく．

・看護師(病棟・外来・手術室)	・薬剤師
・臨床検査技師	・診療放射線技師
・臨床工学技士	・理学療法士
・作業療法士	・言語聴覚士
・視能訓練士	・管理栄養士
・ソーシャルワーカー	・医療事務

ワンポイント
アドバイス **病棟で看護師と上手にコミュニケーションをとるには？**

新しい病棟に配属になった際には，その病棟の看護師長やリーダー看護師に自ら挨拶をしにいくとよい．お互いに挨拶をすると自然と相手の仕事をサポートしていこう，という気持ちが生まれてきて，その後の業務が円滑に進むことが多い．

▌チーム医療におけるリーダーシップ

さまざまな職種がチームを組んで行う医療では，医師はリーダーとしての役割を期待されることがある．また，このようなチーム医療では「リーダーシップ」が必要とされるが，リーダーシップとは，リーダーという役割をもつ者だけがもっていればよいものではな

く，すべてのチームメンバーが身につける必要がある．「ある目標をチームが達成するためにチームの方向性や活動に影響を与える個々人の活動や態度」のことを指す．

医療現場におけるリーダー像とリーダーシップに関して以下に示す[2]（文献2より抜粋）．

(1) 医療現場であるべきリーダー像
- 周囲の状況からチームの方向性を理解し決定する
- メンバーの意見を最初から否定せず，なんでもいい合える環境をつくり，情報を積極的に収集する（オープンコミュニケーション）
- 進歩を継続するためのフィードバックを重要視し，良好なチームワークが形成できる環境を整え維持する
- 状況に応じた適切な物的・人的マネージメントを行う
- 組織に好循環を生み出すため，お互いを尊重した思いやりのある優れた論争解決技術をもつ

(2) 医療現場で発揮すべきリーダーシップ
- 自分のミッションを理解し，前向きに取り組む
- チーム活動に常に刺激を与えるため積極的に発言する
- ホスピタリティーをもち，常に模範となる態度を示す
- 患者やメンバーの気持ちに配慮したアサーティブコミュニケーションを意識する

(3) チーム医療における NG ワード
- 「それは私の仕事ではない」……メディカルスタッフから何かを依頼されたなら，自分の範囲外であればそのことを相手に伝えて，適切な担当者を紹介する．時に患者の搬送や書類作成などを「雑用」と称して行おうとしない医師が見受けられるが，自身の手が空いているのであれば，自ら率先して行うべきである．
- 「それはあなたが口を出すことではない」……メディカルスタッフがあなたの業務内容になんらかの意見・提案を述べた場合には，それは貴重な意見である．自分では気づかないなんらかの問題点を指摘してくれていることがある．また，患者は医師にはいい出せないが，他のメディカルスタッフには話してくれるようなこともある．こうした意見には積極的に耳を傾け，検討することで医療の質が向上する．

医療事故が起きたときの初期対応

研修医が医療事故の当事者(または発見者)となった場合には,患者の状態を確認したうえで,まず上級医への迅速な報告を行い上級医とともに医療事故への対処を行う必要がある.また,医療事故が起こった現場をすぐに片付けてしまわず,投与した薬剤や心電図モニターなどその医療行為で使用していたものを残しておく(事故現場の保全).これは後で医療事故の原因を調査するのに役に立つ.

医療事故が起きた場合には,インシデント・レポート(またはヒヤリハット報告)を作成する.インシデント・レポートは医療事故の原因究明と再発防止のために重要な資料となる.同じ医療事故について看護師などの他職種がレポート作成してくれることもあるが,1つの事故にレポートは1枚だけあれば良いわけではない.むしろ,医師(研修医)と看護師などの異なる職種の視点からレポートが提出されることで問題点がみえてくることもあり,積極的にレポートの作成・提出を行う.

ワンポイントアドバイス　過去の事例を知る

医療事故の予防においては,過去に起きた事例を通して,起こりやすい医療事故について学ぶことが有効である.この際,自分も当事者となりうる(から注意しよう),どうしたらこのような医療事故を起こさずにすんだのか,という当事者意識が大切である.

参考文献
1) 医師法第16条の2第1項に規定する臨床研修に関する省令の施行について(平成30年7月3日付医政発0703第2号)別添　臨床研修の到達目標,方略及び評価.(http://www.mhlw.go.jp/content/10800000/000341137.pdf)
2) 落合和徳, 他(編):チームステップス　日本版　医療安全. メジカルビュー社, 2012
3) 中元秀存(監):事例から学ぶ医療安全対策. 東京医学社, 2018

（木村光利）

2 胸部外科疾患にかかわる検査

1）胸部単純X線

❶ 胸部単純X線の読み方の基本

マスターポイント

- ✦ CTよりも簡便な検査である胸部単純X線の利点を理解する
- ✦ 胸部単純X線の正常と異常を，常に立体的な解剖と対比して理解する
- ✦ 心血管・肺以外の構造物（骨格，皮下組織，腹部臓器）の所見にも注意する

胸部単純X線読影力向上の心得

　以前に比べ，比較的容易にCTやMRI，超音波検査が行えるようになったが，迅速かつ簡便に重要な情報を得ることができる胸部単純X線検査の重要性は変わっていない.

- 胸部X線の読影力向上に近道はない. 知識を整理するために，研修中のできるだけ早い時期に少なくとも1冊は成書を通読する[1~3]
- 知識を整理したうえで，実際に数多くの胸部X線画像を読影すること. 知識と同じくらい，経験の蓄積が読影力を向上させる
- X線画像は，3次元構造をX線で平面に投影した情報である. 胸腔内臓器の立体的な位置関係を理解し，正面像，側面像で各臓器がどのように重なり合っているのかをイメージしつつ読影することが肝要である. 漫然と数多くのX線を見ても読影力は向上しない

胸部単純 X 線読影に際しての基礎的事項の確認

- 陰影の濃淡は，X 線束の方向に対する対象物の水濃度の厚みを表している．水濃度の厚みが多いほうが X 線透過性は低下し，陰影は濃くなる
- 境界の鮮明さ（コントラスト）は，X 線束の方向に対する X 線透過度の変化が急激であるほうが強くなる．ニボー（niveau）はその代表例で，肺切除後の患者に肺瘻や気管支断端瘻の診断に役立つ
- シルエットサインは，本来確認できる水濃度と空気濃度の鮮明な境界であり，その消失は，無気肺や肺炎の局在診断に役立つ

胸部単純 X 線の利点と限界

CT 撮影は被曝量も多くコストもかかり，毎日撮影するわけにはいかない．胸部外科領域では術後の X 線読影は必須である．CT と比べた利点と限界について理解しよう．

	胸部 CT	胸部単純 X 線
利点	解像度が高く 3 次元をイメージしやすい*	頻回の撮影が簡便に可能． 時系列を追跡しやすい． 特に術後，患者移動が難しい場合は有利
限界	撮影の手間，被曝量が多い**，毎日撮影するのは難しい	3 次元をイメージするには勉強と想像力が必要

＊最近ではワークステーションで 3D 構築が簡単にできる．手術のプランニングにきわめて有用〔参考→「術前準備：3DCT，マーキング/マッピング，術中区域間同定法」の項（378 頁）〕

＊＊被曝量：胸部単純 X 線 0.06 mSV 程度，胸部 CT 5〜30 mSV 程度（100 倍以上）

■ 胸部 X 線正面像の心血管影の基本解剖

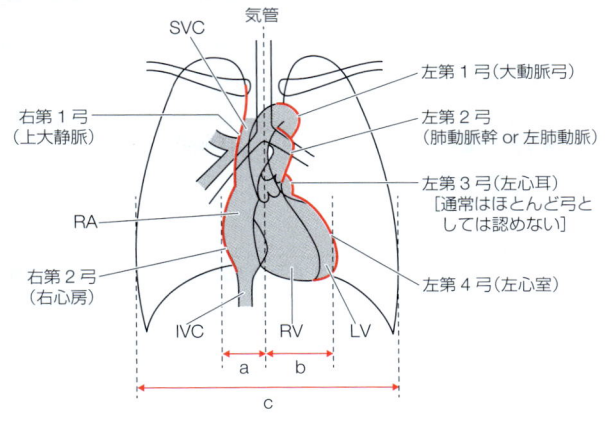

$$cardiothoracic\ ratio(CTR) = (a + b)/c,\ 成人 < 50\%,\ 小児 < 55\% が正常$$

■ 心・血管陰影の異常

胸部単純 X 線	所見と原因	疾患
	左4弓の下方突出 左室拡大	左心負荷，左心不全*
	左3弓の突出（左房・左心耳の拡大） →気管分岐角拡大，右2弓double shadow	左心不全*

（つづく）

(つづき)

胸部単純X線	所見と原因	疾患
	左2弓の突出(肺動脈幹・左肺動脈の拡大, 肺血流増加)→肺うっ血, 肺野陰影(Kerley's B line など)	左心不全*, 1次性・2次性肺高血圧(ASD, VSD など), 進行した左心不全*
右房　右室	**左4弓の上方突出** 右室拡大	右心負荷(1次性・2次性肺高血圧など), さらに進行した左心不全*
右房	**右2弓の突出** 右房拡大	右心負荷, うっ血, さらに進行した左心不全*

*左心不全(やがて両心不全)による「心拡大」は, 上記の所見がおよそ上から下に段階的に現れる.

■ 先天異常・先天性心疾患に関連した所見

胸部単純X線	所見と原因	疾患
	木靴心　左4弓上方突出=右室肥大, 左2弓陥没=右室流出路狭窄	ファロー四徴症 総動脈幹症

(つづく)

(つづき)

胸部単純X線	所見と原因	疾患
	卵型心陰影 大動脈と肺動脈が重なる＝心基部が狭く左心陰影に凹凸がない＋両心房拡大，肺うっ血	大血管転位症
	箱型心陰影 右2弓（右房）と左4弓（右室）の拡大	エプスタイン奇形
	雪だるま陰影 右1弓（上大静脈）の突出，肺うっ血像	総肺静脈還流異常（TAPVR）Ⅰa型
	三日月刀（scimitar）サイン 右下肺静脈が下大静脈に還流	scimitar症候群（部分肺静脈還流異常の1型）

■ 肺野の基本解剖

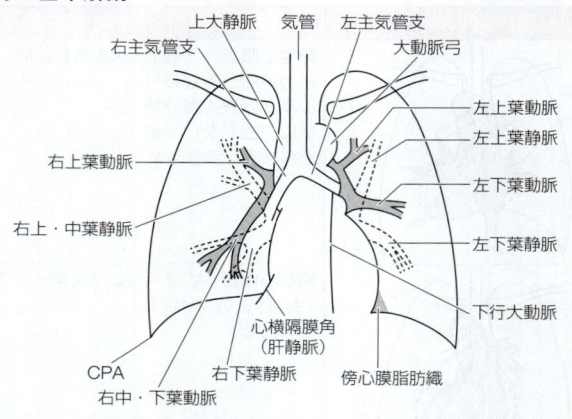

CPA：costophrenic angle（CP angle，肋骨横隔膜角）
正常→鋭角（sharp），鈍角（dull）→胸水貯留など

■ 肺野陰影の異常

胸部単純X線	所見と原因	疾患
	エア・ブロンコグラム　肺胞が滲出液で満たされ，気管支透亮像がみえる	肺水腫・ARDS・肺炎など 肺胞上皮癌や肺胞蛋白症でもみられる
	①butterfly shadow　肺門中心の浸潤影 ②Kerley's B line　小葉間隔壁の肥厚	肺うっ血，肺水腫 ①は感染（ニューモシスチス肺炎，サイトメガロウイルス感染），肺胞蛋白症などでもみられる

（つづく）

胸部単純X線	所見と原因	疾患
	ひまん性すりガラス陰影　肺野の広範な透過性低下	間質性肺炎, 過敏性肺炎, 肺水腫
	孤立性肺結節	肺癌, 転移性肺腫瘍, 肺良性腫瘍, 肺真菌症, 肺膿瘍, 円形無気肺など
	多発肺結節	転移性肺腫瘍, 感染症(結核, 真菌症, 敗血症由来の多発肺膿瘍), 多発血管炎性肉芽腫(ウェゲナー肉芽腫など)
	空洞を伴う結節・腫瘤	感染(結核, 肺膿瘍, 真菌症), 腫瘍(扁平上皮癌, 転移性肺腫瘍), 多発血管炎性肉芽腫(ウェゲナー肉芽腫など)

（つづく）

（つづき）

胸部単純 X 線	所見と原因	疾患
	肺門部腫瘤	悪性腫瘍縦隔リンパ節転移（小細胞肺癌など），リンパ腫，サルコイドーシス
	meniscus sign 球状の菌と囊胞の間に空気層がみえるもの	アスペルギローマ
	肺野の拡大，肺野の透過性亢進，横隔膜の平低化，滴状心→肺の過膨張	肺気腫，エアトラッピング（気管支喘息，閉塞性細気管支炎），片側の場合は気道内異物など
	肺野の縮小，肺野の透過性低下，横隔膜挙上，肺門構造の挙上→肺の縮小	間質性肺炎，肺線維症

■胸部単純 X 線正面像での重要な境界線

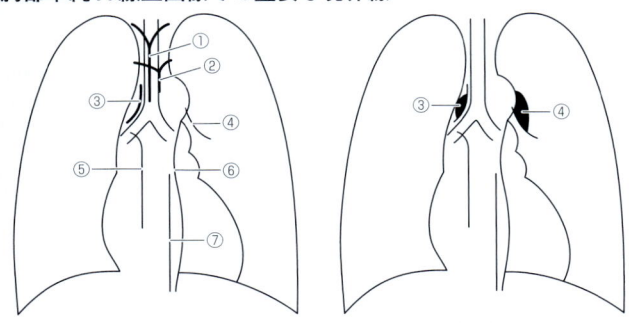

①後接合線：椎体の前方で左右の肺尖部の肺が接する面．消失→後上縦隔病変（例：食道腫瘍）
②前接合線：左右の肺が胸骨背側で接する面．消失→前縦隔病変（例：胸腺腫）
③右気管傍線：右肺と気管壁右側が接することで形成される．5 mm 以上に肥厚（図右）→気管傍リンパ節腫大〔肺癌のリンパ節転移（#4R）など〕
④aorto-pulmonary window（AP window）：大動脈弓下縁と左肺動脈上縁の間の凹部分．消失または突出（図右）→肺癌の大動脈下（Botallo）リンパ節（#5），大動脈傍リンパ節（#6）への転移などで重要
⑤奇静脈食道線：奇静脈食道陥凹部（azygoesophageal recess）の肺が奇静脈や食道右壁と接する線．外側へ圧排→食道腫瘍，気管分岐下リンパ節腫大，縦隔嚢胞など
⑥下行大動脈稜線：後述のシルエットサインで重要
⑦左脊柱傍線：左肺が下行大動脈の後方で，椎体左縁と接する面．外側へ圧排→後縦隔腫瘍，リンパ節転移，縦隔血腫，縦隔膿瘍など

■シルエットサイン

　正常では心臓，大血管，横隔膜に接する肺区域に含気があるため，その境界が鮮明にみえる．これらの境界が不鮮明になった場合，部位により病変（例：無気肺）の局在を知ることができる＝シルエットサイン陽性．

■ シルエットサインと病変のある肺区域

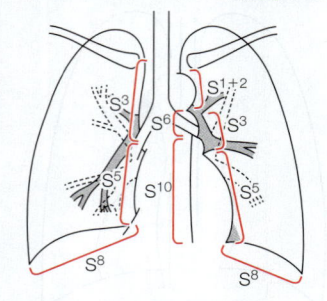

右　　　左　　　aorta

$$3 + 3 = 6$$
$$+5 \quad +5$$
$$=8 \quad =8 \quad 10$$

シルエットサインの応用

胸部単純X線	所見と原因	疾患
	cervicothoracic sign　気管より前方の肺は鎖骨の高さまでしかない，肺尖部の肺は気管後方にある	肺尖部，鎖骨より上で， ①病変境界不鮮明→前縦隔病変 ②病変境界鮮明→肺と接する後縦隔病変
	extra-pleural sign　壁側胸膜外（時に胸膜そのもの）の病変により，辺縁が平滑となる	胸壁腫瘍，胸膜外血腫など
	incomplete border sign　肺外病変により陰影の辺縁の一部のみが鮮明にみられる	胸壁腫瘍，女性の乳房

■胸部 X 線側面像の基本解剖

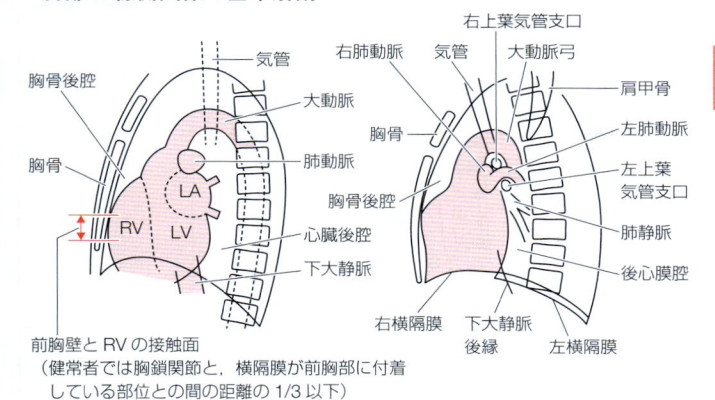

前胸壁と RV の接触面
（健常者では胸鎖関節と，横隔膜が前胸部に付着
している部位との間の距離の 1/3 以下）

■胸部 X 線側面像のほうがわかりやすい異常所見

胸部単純 X 線	所見と原因	疾患
	①胸骨後腔の陰影→前縦隔腫瘍などの前縦隔病変②心臓後腔の陰影→後縦隔腫瘍などの後縦隔病変・横隔膜病変	①胸腺腫，甲状腺腫，奇形腫など②神経原性腫瘍，横隔膜腫瘍など

（つづく）

（つづき）

胸部単純 X 線	所見と原因	疾患
	無気肺	中枢気道病変，痰詰まりなど
	心拡大 ①左房拡大 ②左室拡大	心不全

■ その他の有用な撮影方法

● 吸気＋呼気撮影

→横隔膜挙上時の横隔神経麻痺の判定：麻痺の場合，奇異性の動き（吸気で挙上）

→気道内異物のエアトラップ判定：呼気時に呼出できず，対側と比べて過膨張となる

→（応用）大きな肺嚢胞（ブラ）の機能判定：呼吸器に寄与しないブラほど，周囲の肺と paradoxical な動きをする（呼気終末に最大径となる）

● 側臥位撮影：胸水の有無の判定

参考文献
1) Yamashita H：Roentgenologic anatomy of the lung．IGAKU-SHOIN, Tokyo・New York，1978

2) Goodman LR, et al：Felson's principles of chest roentgenology：a programmed text (4th ed). Saunders, Philadelphia, 2015
3) 林　邦昭, 他（編著）：新版胸部単純X線診断―画像の成り立ちと読影の進め方. 学研メディカル秀潤社, 2000
4) 千原幸司, 他：巨大気腫性肺嚢胞症の病型分類と肺機能(2). 日呼外会誌 1989；3：524-534

（佐藤雅昭・長山和弘）

❷ 胸部単純X線の応用―肺切除後のX線

マスターポイント

→ 肺切除後の胸部X線を読影できるようになる

▌肺切除後の胸部単純X線読影のポイント

　本項では，成書にあまり記述のない，肺切除後のX線画像の読影のポイントについて述べる.

- 残肺葉の拡張：肺の辺縁を確認する. 肺の拡張の程度や，肺が切除されたことで生じた胸腔内の死腔の部位・広がりを確認する. 残肺が十分に拡張し，X線束の方向で胸壁と残肺の間に死腔が存在しない場合は，肺の境界は明らかにならない

- 肺切除後の死腔：肺切除後に切除肺が存在していた胸腔内の空間は死腔となる. 術側の残肺葉，縦隔，心臓，横隔膜は死腔を減じるように偏位するため，死腔の容積は，実際に切除した肺容積よりもずっと小さくなる. 死腔の状況を確認することで，肺瘻や気管支断端瘻，術後膿胸などの有無について推し量ることができる

  ・切除された肺容積にもよるが，部分切除・単区域切除では死腔はほとんど生じないことが多い

  ・死腔は，残肺の大きさ・容積，コンプライアンスや胸腔内癒着に大きく影響を受ける. 肺気腫の患者では，残肺葉が拡張し，死腔がほとんど認められないこともしばしばである. 右側では残2肺葉の分葉の程度も影響する

  ・胸腔内癒着が存在する場合，残肺や横隔膜，縦隔の偏位が制限されるため，死腔は大きくなる傾向がある

  ・死腔には空気と水（胸水）が存在し，その境界はニボーとしてし

ばしば確認できる．ドレーン抜去後，死腔の空気は吸収され，液面が上昇し死腔全体が水で満たされるためニボーは消失するが，肺瘻や気管支断端瘻が存在する場合には，液面が低下したり，消失したニボーが再度出現したりする

・術後膿胸など胸腔内感染に起因する炎症により，反応性にフィブリンが析出すると，死腔がフィブリンで形成された隔壁で多房化し，多数のニボーが認められることがある

・死腔に貯留している胸水が急激に増加し，残肺が受動性無気肺を呈するような場合にも，術後膿胸の可能性を考える

● ドレーンの位置や彎曲：ドレーン先端の位置が移動していないか確認する．ドレーンは肺の拡張によって位置が移動することがある．また皮下組織や胸壁の厚い患者では，患者の術後 ADL 拡大に伴ってドレーンが浅くなることがしばしばみられる．適切なドレナージができているか，胸腔ドレーンバッグや創部の観察と併せて判断する．ドレーン挿入中，十分な肺の拡張が得られていると，本来直線的なドレーンが胸郭に押し付けられ，胸壁に沿って彎曲するため，ドレーンの彎曲から肺の拡張を推し量ることができる

ワンポイント アドバイス　CT と X 線を対比する習慣をつけよう

X 線で異常を疑った場合，精査のために CT を撮影することがしばしばある．X 線画像と対比できる CT 画像がある場合，対比させて，CT で確認された異常が X 線ではどのように描出されていたか（あるいは描出されなかったか）を，確認する習慣をつけておくとよい．

● 皮下気腫：ドレーン挿入中であっても，気瘻が持続している状態で，ドレナージ不良が生じると，ドレーン孔や創部を通じて皮下気腫が出現する．また，ドレーン抜去後に皮下気腫が出現した場合には，遅発性の肺瘻や気管支断端瘻などを疑う．ただし，ドレーン抜去時に胸腔内に貯留していた空気が，咳嗽などによる胸腔内圧の上昇や胸水貯留によって押し出されるように皮下に漏出し，皮下気腫を形成することがある．出現した皮下気腫が経時的に増悪するか否かで判断する

- 皮下血腫：皮下組織の厚みに明らかな左右差があり，創部の観察にて皮下血腫を疑う熱感や腫脹，紫斑を認めるときには，皮下血腫を疑う
- 胸腔内血腫：後出血により形成された胸腔内血腫は，一般的に胸腔に対して凸であり，撮像の体位によって移動しない．血腫の位置（例：開胸創直下）によっては，出血部位を推定できることもある

肺葉切除後に死腔を生じる部位

肺葉切除後に術側の胸腔内の死腔がどこに存在しているかを示す．
- 右肺上葉切除後：中葉と下葉は頭側へ偏位，横隔膜は挙上し，縦隔は右に偏位する．胸腔頂にはあまり大きな死腔が残らないことが多い．肺門部付近で中葉と下葉の間，下葉横隔膜面と横隔膜の間にテント状の死腔が生じ，胸水が貯留する．上縦隔で気管の右側偏位がみられる（図 1A）
- 右肺中葉切除後：右中葉は肺葉の中で最も容積が小さく，中葉切除後も肺門部付近のわずかな空間を残して，上葉と下葉が切除後の死腔を埋めてしまう（図 1B）
- 右肺下葉切除後：バラエティに富む術後 X 線像を示す．これは，中葉が外側に偏位する程度が異なることに起因する．中葉の偏位が軽微だと，外側（胸壁側）にテント状に吊り上がるような胸水貯留像が生じ，中葉が外側に大きく偏位すると内側（縦隔側）にテント状の胸水貯留像が認められる．横隔膜は挙上し，心臓は右側に偏位するが，上葉はそれほど尾側に偏位しないことが多く，胸腔頂に大きな死腔を認めることは少ない．側面像で背側に椎体，横隔膜，中葉に囲まれた直角三角形様の死腔があり，同部位にニボーを確認できることが多い（図 1C）
- 左肺上葉切除後：横隔膜は挙上し，下葉は葉間面を肺門に向くように回転しつつ頭側へ偏位，心臓・縦隔は左に偏位する．前胸壁と下葉の間に死腔が残ることが多く，正面像の肺門部付近，側面像の腹側でニボーを確認できることが多い（図 1D）
- 左下葉切除後：右下葉同様，舌区偏位の程度によって，外側（胸壁側）ないし，内側（縦隔側）に胸水が貯留する．心臓が大きく左に偏位し，横隔膜が挙上するため，右下葉と比べ側面像で背側にみられる死腔は小さい（図 1E）

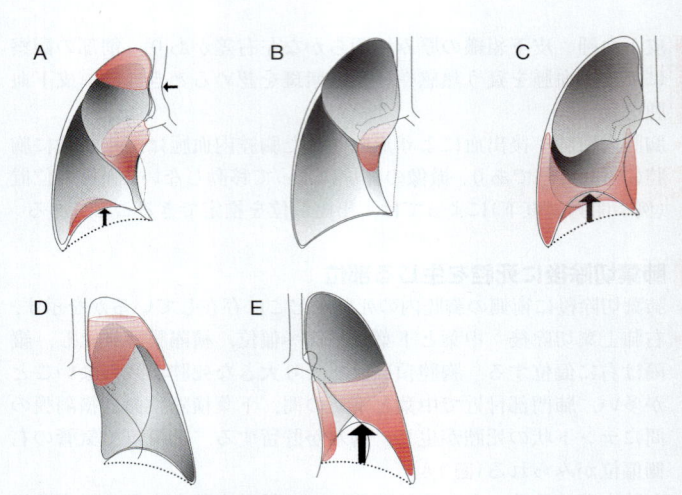

図1　肺葉切除後に死腔を生じる部位
A：右肺上葉切除後．胸腔頂，肺門，横隔膜上に死腔が生じる
B：右肺中葉切除後．肺門に死腔が生じる
C：右肺下葉切除後．胸腔頂と横隔膜上に死腔が生じる
D：左肺上葉切除後．胸腔頂に死腔が生じる
E：左肺下葉切除後．横隔膜上に死腔が生じる

（長山和弘）

2）胸部 CT，MRI

マスターポイント

- ✦ CT をオーダーする際の考え方を整理する
- ✦ 読影の際は，疾患や手術ごとの要点を意識して CT から情報を取りに行く
- ✦ 解剖を意識して CT を読み，CT を通じて解剖に対する理解を深める
- ✦ CT から得られた 3 次元的なイメージが正しいかどうか，手術中に答え合わせをする（外科医の特権）

はじめに

　胸部 CT は胸部外科医にとって最も重要な画像ツールの 1 つといってよい．CT から得られる情報は多く，診断や手術プランニングの中心に位置づけられる．それゆえ胸部外科を回るレジデントは，胸部 CT をオーダーし読影する機会も多い．CT をオーダーする際の考え方，および読影における要点を簡潔に記載する．

CT をオーダーする際の考え方
(1) どのくらいの緊急性を要するか？

　患者の病態や，CT 所見をふまえて行う可能性のある治療を思い描けば，あまり迷うことはない．予想される CT の結果が，治療方針を左右しない場合は，CT の緊急性は乏しいといってよい．

　緊急手術や処置を要する可能性がある場合→緊急（今すぐ）

　明日までに必要な情報が得られればよい→当日（今日中に）

　術前精査，フォローアップ→いつでも

(2) 造影する必要性があるか？

　血管の走行について詳しい評価，肺動脈塞栓・大動脈解離・動脈瘤（切迫）破裂・血管外漏出像（extravasation），リンパ節・縦隔腫瘍に関する質的診断，膿瘍腔の広がりなどについての詳細な情報が必

要な場合，単純 CT では十分に評価できないことが多い．

(3) 特殊な申し込みをするべきか？

HRCT（high-resolution CT）＊：結節やびまん性肺疾患の評価には必須．

3次元再構築：血管・気管支の走行，仮想気管支鏡．手術支援ツールとして有用．

▌造影 CT/MRI をオーダーする際に留意すべき併存疾患

慢性腎不全

慢性腎不全（eGFR＜60）の患者では造影剤腎症を発症するリスクが増加するといわれている．特に eGFR＜45 の患者に対しては，造影剤腎症発症の予防として，検査の前後に生理食塩水などの等張性輸液製剤を経静脈的投与をするのが望ましい（投与例：生理食塩水 1 mL/kg/h で前後 6～12 時間）．

■ ガドリニウム造影剤（MRI）と腎性全身性線維症（NSF：nephrogenic systemic fibrosis）

中等度以上の腎障害を有する患者が MRI 検査のためにガドリニウム造影剤を投与されると，機序は不明だが NSF を発症するリスクがあり，皮膚の硬化を主体として多臓器線維化が進行し，死に至ることもある．したがって腎障害を有する患者に対する造影MRI検査は禁忌とされている．

喘息

急性副作用予防のための前投薬としてのステロイド投与が行われることがある．現在ではステロイドの抗アレルギー作用を十分に発揮させるためには，造影剤投与直前の静注でなく，6 時間以上前に投与することが望ましいとされている．

■ 米国放射線医会ガイドラインに基づくプロトコールの例

① プレドニゾロン 50 mg を造影剤投与の 13 時間前，7 時間前，および 1 時間前に経口投与．

② メチルプレドニゾロン 32 mg を造影剤投与の 12 時間前と 2 時間前に経口投与．

＊HRCT：表示スライス厚を 1～2 mm 程度にし，有効視野（field of view）を小さく設定する．肺野用（高周波強調）関数を用いる．

　ビグアナイド系糖尿病薬はヨード造影剤と併用すると乳酸アシドーシスを起こす危険性がある．したがって，緊急で検査が必要な場合を除き，ビグアナイド系糖尿病薬は検査前に休薬し，造影剤投与後 48 時間は再開しないほうがよいとされている．

■ 読影の前提となる知識

　胸部 CT を読むうえで，解剖に対する正しい理解が前提となる．
　胸部外科で行う手術は，心臓に近い位置での血管処理が必要となることが多い．そのためまずは血管の走行を CT から正しく読み取る技術が求められる．前後の画像を行ったり来たりしながら，血管の連続性をしつこく追っていくのがコツである．図 1 に，胸部 CT で描出される代表的な縦隔の構造物について図示する．

■ 読影の際に意識すべき点

　漠然と画像を眺めるのではなく，要点を意識して CT から「情報を取りに行く」のが大事である．その際，「何を知りたくて，どんな情報を得たくて，CT を撮ったのか？」という点に立ち返るとよい．
　CT を撮る目的，あるいは CT から得られる情報は，大きく 2 つに分けられる．

> ①診断のための情報：部位診断，質的診断（＝どこに，どんな病気があるか）．術前であれば，重症度やステージングも含む．術後であれば合併症の鑑別や再発の評価など
> ②手術のための付加情報：血管の走行，解剖学的位置関係，背景肺や動脈硬化の程度など，手術リスクに関連する情報

　①について．胸部外科レジデントが目にする多くの術前 CT は，すでに診断がついていることが多い．放射線科による読影レポートからさらに一歩ふみこんで，治療方針や術式決定に直結するような，疾患ごとの重症度やステージングを意識して所見を集めることが求められる．また，術後の合併症の精査，あるいは救急外来で緊急 CT をオーダーした場合は，患者の症状や経過から鑑別疾患をリストアップし，それぞれの疾患に合致する所見がないかを確認す

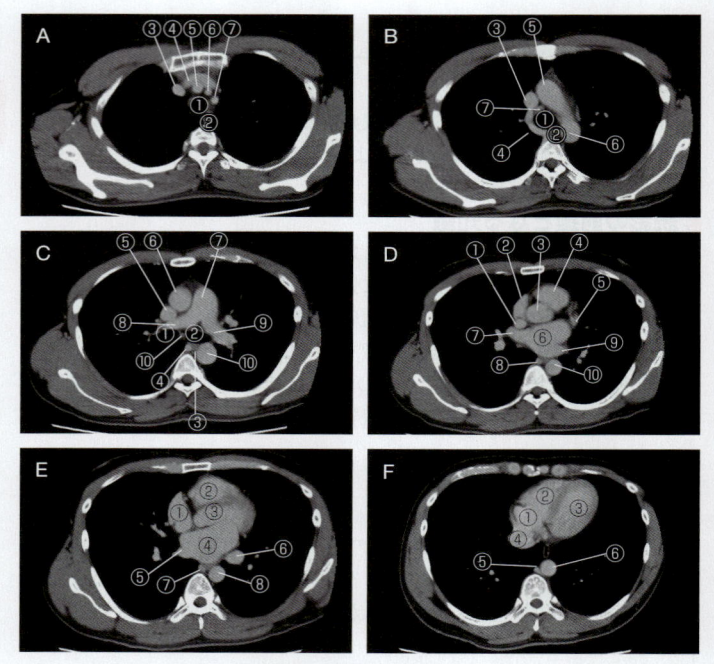

図1　胸部 CT で描出される代表的な縦隔の構造物

A：①気管，②食道，③右腕頭静脈，④左腕頭静脈(無名静脈)，⑤右腕頭動脈，⑥左総頸動脈，⑦左鎖骨下動脈

B：①気管，②食道，③上大静脈，④奇静脈弓，⑤上行大動脈，⑥下行大動脈，⑦ #4R リンパ節(下部気管傍リンパ節)

C：①右主気管支，②左主気管支，③食道，④奇静脈，⑤上大静脈，⑥上行大動脈，⑦肺動脈幹，⑧右肺動脈，⑨左肺動脈，⑩ #7 リンパ節(気管分岐下リンパ節)

D：①上大静脈，②右心耳，③上行大動脈，④肺動脈幹，⑤左心耳，⑥左房，⑦右上肺静脈，⑧奇静脈，⑨左下肺静脈，⑩下行大動脈

E：①右房，②右室，③左室，④左房，⑤右下肺静脈，⑥左下肺静脈，⑦奇静脈，⑧下行大動脈

F：①右房，②右室，③左室，④下大静脈，⑤奇静脈，⑥下行大動脈

る，という読み方が求められる．術後変化としてどこまでが問題ない所見といえるか判断するためには，ある程度の経験がいる．

　②について．1 人ひとり異なる血管の走行など，診断とは直接関係ないが手術を行ううえで把握しておくべき重要な情報を，ここで

は付加情報と呼ぶことにする．疾患ごとの CT 所見や鑑別診断については，内科・放射線科を中心にさまざまな参考書がある．一方で，付加情報の読み方についての参考書はあまり見かけない．

特に肺の手術においては肺葉切除・区域切除などの「解剖学的切除」が基本術式であるが，そのためには肺動脈・肺静脈・気管支の走行を術前に把握し，「切るもの」と「残すもの」を記憶して手術に臨まなければならない．分葉の程度も CT からある程度予測できる．胸壁浸潤は CT である程度評価可能だが，胸腔内の癒着については CT から予測することは困難であり，最近では体表からのエコーによる癒着の評価の有用性がいわれている．

心臓外科では，大血管の手術において CT から得られる情報が重要である．なお，開心術を行ううえで鍵となる情報は CT からは得にくく，心エコーの情報が根幹をなす．先天性心疾患では CT（造影）の重要性も高い．

（手術を行ううえで CT から把握しておくべき情報の例）
肺癌：（基本は肺葉切除→）肺動脈・肺静脈の走行，分葉不全の予測，リンパ節腫大や石灰化の有無
転移性肺腫瘍：（基本は縮小手術→）病変と血管・気管支や胸膜の位置関係
大血管の手術：（病変の広がりと分岐の形態によって切除・再建術式が決まる→）大動脈弓からの 3 分枝（腕頭動脈・左内頸動脈・左鎖骨下動脈），冠動脈，Adamkiewicz 動脈などの走行
全身リスク評価：冠動脈石灰化，shaggy aorta＊＊，心拡大．背景肺の状態（気腫性変化，間質性変化の有無）．大血管手術の際に一時的バイパスを作成する場合は，対象とする血管の径を把握しておく．

▎胸部 MRI の位置づけ

質的診断に有用な情報を得るために，MRI が役立つことがある．特に，胸壁腫瘍・縦隔腫瘍に対する質的診断においては必須ともい

＊＊shaggy aorta：大動脈壁が（瘤化を伴わずに）内腔に突出する高度の粥状硬化病変を有し，コレステロール塞栓子などにより末梢動脈の塞栓症を生じる危険の高い状態

える．また，近年は心筋壁運動，心筋梗塞や虚血部位の評価，冠動脈狭窄の評価などの心臓精査にも用いられるようになっている．

精査対象となる臓器や目的に応じて最適な条件が異なるため，申し込み前に放射線科と相談しておくのがよい．CT のようにスクリーニングや熱源精査として胸部 MRI を撮影することはまずない．

▌最後に

CT は診療のために重要なツールだが，解剖に対する理解を深めるための格好のツールともいえる．CT をしつこく読むことで，解剖に対する理解が深まっていく．また解剖に対する理解が深まれば，より正確に CT が読めるようになる．そして，CT から得られた 3 次元的なイメージが正しいかどうか，手術中に確認する．この「答え合わせ」ができる点は，外科医の特権ともいえる．

漫然とオーダーし，放射線科による読影レポートを読むだけという姿勢は，非常にもったいない．

参考文献
1) 日本腎臓学会：腎障害患者におけるヨード造影剤使用に関するガイドライン 2018
2) 日本医学放射線学会 HP（http://www.radiology.jp/member_info/safty/）
3) ACR Manual on Contrast Media ver.10.3（https://www.acr.org/Clinical-Resources/Contrast-Manual）

（唐崎隆弘）

3）心電図

マスターポイント
- ✦ 心電図の術前評価，および周術期の評価ができる
- ✦ 注意すべき波形変化を理解する
- ✦ （一時的）ペースメーカー波形について理解する
- ✦ 心房心電図を活用できる

胸部外科領域における心電図

一般的な心電図の解釈法については優れた成書が数多くあるのでここでは割愛する．本項では，胸部外科の周術期に重要かつ特徴的な事項に特化して解説する．

(1) 心電図は身体所見の1つ

今日，心電図のみで確定診断を下すことはないが，スクリーニングとしての重要性は依然として高い．視診，聴診などと同様の身体所見の一環としてとらえ，活用する．

(2) 必ず前後で比較する

胸部外科の周術期では心電図検査を繰り返すことも多い．心臓手術後は通常毎朝のルーチンとして施行する．その際に重要なのは前回との比較である．単回の評価では意味がない．前回からの変化は重大な意味をもつことが多い

(3) モニターでスクリーニングし，変化があれば12誘導

術後は通常ECGモニターを装着している．モニターのみでは得られる情報量は少ないが，"変化"をとらえる．心拍数，波形に変化があったときには12誘導を施行．

ワンポイントアドバイス　心電図は……

- ・比較して，変化をとらえる
- ・身体診察のように，気軽に施行しよう

周術期に頻出する心電図異常

(1) 脈が不整

モニターで脈が不規則の場合は心房細動のことが多い．心臓手術後の新規の一過性心房細動発症率はおよそ30％ほどにものぼる．ペースメーカーのペーシングの入り方が不安定な場合も多い．ただし，モニターのみでは診断できないので必ず12誘導で確認する．

(2) 徐脈

洞性徐脈で循環が保たれている場合には経過観察のみで対処不要のことが多い．見落とすべきでないのは，①房室ブロック，②一時的ペースメーカーのペーシング不良，③電解質異常に起因．循環動態が崩れているようであれば，原因を究明しながらペーシング，β刺激薬などを考慮．

(3) 頻脈

QRS幅が広い場合は迅速な対応を要する心室性頻脈の可能性（心室細動，心室頻拍）が高い．循環動態が崩れている場合は迅速に除細動の準備を行う．QRS幅が狭い頻脈は通常上室性である．やはり心房細動の頻度は高いが，まず12誘導を確認して，原因に沿った対処を行う．

> **ワンポイントアドバイス　不整脈をみたら**
>
> ・循環動態が安定しているか破綻しているかをまず確認
> ・安定していればゆっくり原因を究明，破綻していればまず治療

周術期心電図変化の原因

通常の診療における心電図変化以外に，周術期では以下のような特殊な病態があることに留意する．代表的なものを挙げるが，これらが重複することやほかにも原因がある場合ももちろんある．

(1) 冠動脈

冠動脈バイパス手術はもちろん，冠動脈への直接の操作を加えない手術でも空気塞栓による冠血流低下の可能性はある．ST-T変化のほか，右冠動脈の塞栓の場合は徐脈や伝導ブロックをきたすこともある．

(2) 手術操作によるブロック

刺激伝導系に近い部分を操作する手術も多く，術後に一過性または永続性の房室ブロックが生じることがある．

(3) 心房細動

術前に心房細動を合併していない症例でも，心臓手術後に発作性心房細動を生じる場合がある．報告にもよるが数%〜40%ほどの確率で発症し，日常臨床でもしばしば遭遇する．

(4) 薬剤性

周術期はカテコールアミン，抗不整脈薬といった循環作動薬も多く使われる．これらの薬剤により頻脈/徐脈を生じることや不整脈を惹起する場合がある．

(5) ペースメーカー位置

術中に留置したペースメーカーリードにより周術期に一時的ペーシングを行う場合がある．体位変換などによりこのペーシングが乗らなくなり波形変化（通常は自己脈へ戻り徐脈となる）が起こることがある．ペースメーカー設定を変更する，別のリードに代える，などの対策をとる．

> **ワンポイントアドバイス** **心電図変化の原因は多様**
>
> ・心電図変化は複合的な要因で起こる場合も多い
> ・原因を1つみつけただけで安心しない

■ ペースメーカー波形

(1) pacing, sensing

まずは DDD，VVI などの設定コードの意味を理解する．各文字の最初から，刺激部位（pacing），電位検出部位（sensing），制御法，を意味している．詳細は成書を参照のこと．

(2) 設定，注意

pacing 波形がモニター上で自動的に省略されるものもあるので留意する．ペースメーカーの刺激に対し，心房あるいは心室が正しく応答しているかを確認する．また，逆に自己の心電位が正しく検出されているかも同様に確認する．ペースメーカー刺激と自己の電位が競合すると心室細動を惹起する危険がある．出力を調整し，閾

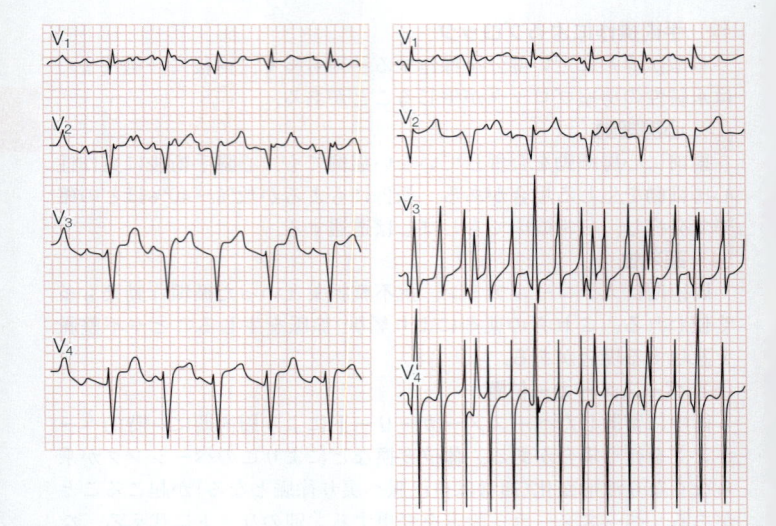

図1　心房心電図の例
右図 V_3, V_4 が心房心電図．左だけでは心房細動（AF）かはっきりしないが，心房心電図を取ることにより心房電位は頻拍であることがわかる．

値を確かめておよそ2倍のマージンをとるように設定する．

> **ワンポイントアドバイス**　**設定の意味を理解する**
>
> ・ペースメーカーの設定，および正しく pacing，sensing がされているかを確認する

■ 心房心電図（図1）

(1) 心房心電図とは？

一時的ペースメーカーの心房リードの端子に，12誘導心電図の測定端子のうち2つ〔胸部誘導（V_3, V_4）などを利用する〕をつなぎ，波形を測定する．心房電位が強調されて観察可能となる．

(2) 使う場面

特に周術期は前述のように複合的要因で心電図変化が生じる．頻

脈性不整脈などで, V_1 でも P 波がはっきり確認できない場合など上室性かどうかの判断に迷う. 心房心電図を活用することで, より正確に診断が可能となる.

> **ワンポイントアドバイス** **心臓手術後の心房リードを活用する**
>
> ・心房心電図という引き出しをもつ
> ・P 波がはっきりしないときはすぐに施行する

参考文献
1) 渡辺重行, 他(編):心電図の読み方パーフェクトマニュアル. 羊土社, 2006

（井上堯文）

4) 心エコー

マスターポイント

✦ 心エコーで描出すべき画像と描出された構造物の名称，その描出法を知る
✦ 計測するべき項目を理解する
✦ ドプラ法で血流速度を測定することで評価できる血行動態を理解する

エコーで得られる情報

- B モード（断層像・2D）
  - プローブに近い側で右心系，遠い側で左心系が描出される（体の中で右と左というより右前と左後に配置されている）
- M モード
  - B モードでビームを入れている断面の経時的な走査画像
  - 斜め切りにならないようにビームを入れるのが大切
  - 心電図入力があると心周期の位相情報もわかる
- 連続波ドプラ（CW：continuous wave doppler）
  - 送信と受信を別に行いながら連続的にドプラ信号を採集
    →超音波ビームの走行に沿ったすべての血流を検出
    →位置情報は含まれていない
  - 血流速度のうちビームの方向の成分が計測されるため，できるだけ血流の向きにビームを入れて計測
  - 簡易ベルヌーイの式 $\Delta P = 4V^2$ により血流加速の生じている前後の腔の圧較差を推定できる
- パルスドプラ（PW：pulse wave doppler）
  - 超音波をパルス状に間欠的に送受信することにより任意の深さの血流を測定
- カラードプラ
  - 多数の点でパルスドプラ法と同様の原理で測定した血流速度を

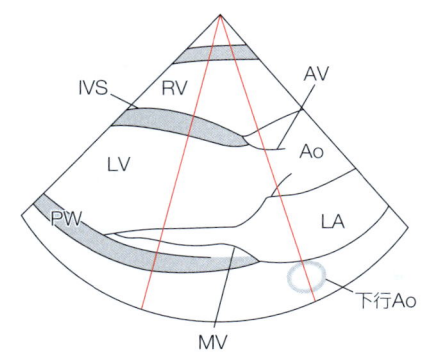

図1　傍胸骨左室長軸像

　色に置きかえて B モード画像上に表示する
・プローブに近づく血流は赤色系，遠ざかる血流は青色系

▌経胸壁心エコー（TTE：trans-thoracic echocardiography）
- セクタ型プローブを用い，エコーのプリセットを「心臓」に設定
- 心電図を入力→心周期の位相情報が得られる
- 被験者を左側臥位にする→左肺が心臓にかぶりにくい
- 呼気時のほうが肺がかぶりにくくて描出しやすい（適宜呼気止め）
- ただし呼吸による胸腔内圧・縦隔内圧の変動により静脈還流が変わる
- 深度とゲインを調節

▌傍胸骨左室長軸像（図1）
- 心エコーの基本画像
- 第3肋間・胸骨左縁でまず描出を試みる→肋間を変える，平行移動，プローブの角度を変える
- プローブは心電図のⅡ誘導の向きで突起を頭側に
- B モードで左室 LV（心室中隔 IVS・左室後壁 PW：posterior wall），左房 LA，大動脈 Ao，僧帽弁 MV，大動脈弁 AV の形態と動きをみる
- カラードプラで大動脈弁逆流 AR，僧帽弁逆流 MR を評価

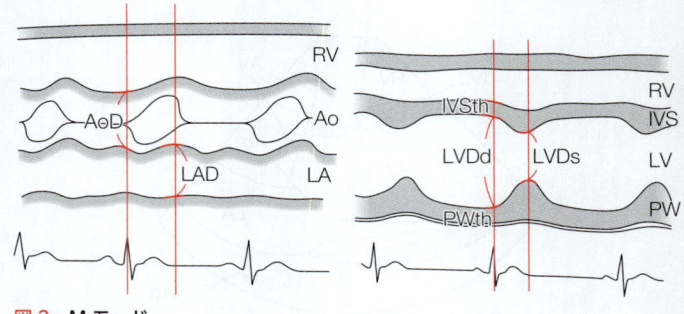

図 2　M モード
左：M モード AoLA，右：M モード LV

- M モードで計測（図 2）
  - 大動脈径 AoD，左房径 LAD，心室中隔厚 IVSth，左室拡張末期径 LVDd，左室収縮末期径 LVDs，左室後壁厚 PWth
  - 心電図の R 波で左室拡張末期（QRS 刺激を受けて左室収縮が始まっている），T 波の終わりで左室収縮末期になる
  - LVDd と LVDs から左室収縮能が計算される
  - 内径短縮率　%FS ＝（LVDd － LVDs）/LVDd × 100
  - 左室駆出率　EF ＝（LVEDV － LVESV）/LVEDV × 100

  LVEDV（左室拡張末期容積）と LVESV（左室収縮末期容積）は Teichholz 法で計算

  $$LVEDV = 7 \times (LVDd)^3 / (2.4 + LVDd)$$
  $$LVESV = 7 \times (LVDs)^3 / (2.4 + LVDs)$$

  <u>※ 2 次元の距離（短径）1 つだけから容積を求めている点に注意</u>
  →左室が理想的な形態・動きをしていない場合は過大評価・過小評価になる（後述の Simpson 法も参照）

■ 傍胸骨左室短軸像（図 3）

- 長軸像から 90° 時計回りにプローブを回転（プローブの突起が患者の左側）
- プローブの平行移動や角度を変えて大動脈弁レベル→僧帽弁レベル→左室乳頭筋レベルと断面を変えながら描出

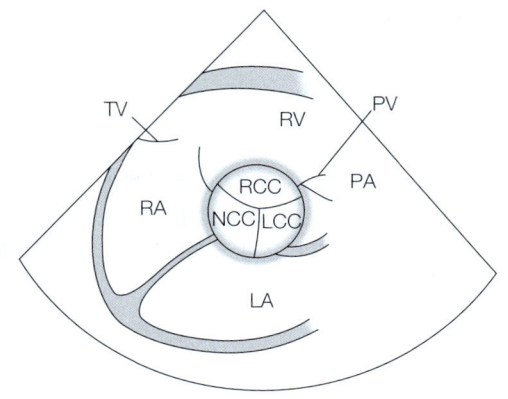

図3　傍胸骨左室短軸像

- 大動脈弁レベル
  - ・大動脈弁が三尖なら画面上方（プローブに近い側）が右冠尖 RCC，画面右下が左冠尖 LCC，画面左下が無冠尖 NCC となり，閉じたときは「ベンツマーク」になる
  - ・大動脈二尖弁は約 1％の頻度でみられる
  - ・大動脈弁レベルで右心系（右房 RA，三尖弁 TV，右室 RV，肺動脈弁 PV，肺動脈 PA）がほぼ長軸で描出される
  - ・連続波ドプラで三尖弁逆流の流速を計測（後述）
- 僧帽弁レベル
  - ・僧帽弁逆流 MR で手術をする場合にはカラードプラによりどこからどのように逆流があるかを評価し，手術戦略を考える
- 左室乳頭筋レベル
  - ・左室の短軸断面を上から順にみていき，左室壁運動を評価する
  - ・左室は一様に求心性に収縮することで効率よく心拍出が得られている
  - ・左室壁運動が一様に求心性でない場合「asynergy がある」といい，局所心筋障害（心筋虚血など）を考える
  - ・右室圧が上昇している場合（後述の「三尖弁逆流速度」参照）は，通常は右室側に凸の心室中隔が扁平化して，左室がアルファベットの D の形に見える（D shape）

心尖部左室長軸像

- 心尖拍動を触れる部分にプローブを当てるか，傍胸骨左室長軸像を描出してから心尖部方向にプローブを滑らせて移動して，心臓を心尖部から見上げるように描出する
- 連続波ドプラで大動脈弁通過血流速度(後述)，パルスドプラで左室流出路血流速度と左室流入血流速度を計測する(後述)
- カラードプラで大動脈弁逆流 AR と僧帽弁逆流 MR を評価
- わずかに(約30°)時計回りにプローブを回転させて二腔断面像を描出し，拡張末期と収縮末期で左室内腔をトレースして Simpson 法(2C)で EF を計算

心尖部四腔断面像

- 心尖部左室長軸像から時計回りに約120°，二腔断面像から時計回りに約90°プローブを回転させ描出
- 左心系が画面右，右心系が画面左となり，心室中隔が右室側に凸
- 拡張末期と収縮末期で左室内腔をトレースして Simpson 法(4C)で EF を計算
  →Simpson 法を二腔断面(2C)と四腔断面(4C)で計測すると，間を補完して biplane として EF が算出される(左室の形態・動きが理想的でない場合は最も EF 算出の信頼性が高くなりうる)
- カラードプラで僧帽弁逆流 MR と三尖弁逆流 TR を評価
- パルスドプラで左室流入血流速度を計測する(後述)
- 連続波ドプラで三尖弁逆流速度を計測(後述)

大動脈弁通過血流速度 V_{AV}[m/s]

- $4V_{AV}^2$ が左室と大動脈の圧較差[mmHg]に近似される→大動脈弁狭窄 AS の重症度評価[「大動脈弁」の項(312 頁)を参照]
- 4 m/s で 64 mmHg となるため，4 m/s 以上は高度 AS として精査・治療を検討
- 左室流出路 LVOT の血流速度 V_{LVOT} と LVOT 径 D_{LVOT} も計測すると連続の式(単位時間あたりに LVOT を通過する血流は AV を通過する血流と同量)により大動脈弁口面積 AVA を計算できる

$$AVA \times V_{AV} = \pi (D_{LVOT}/2)^2 \times V_{LVOT}$$

■ 三尖弁逆流速度 V_{TR}[m/s]

- $4V_{TR}^2$ は TRPG といい右室収縮期圧 RVSP と右房圧 RAP の圧較差[mmHg]に近似
- 右房圧 RAP は右房収縮や呼吸による静脈還流量の変動で変化するものの，中心静脈圧 CVP とほぼ同等でおおむね $5\sim12$ mmHg →RAP を 8 mmHg などと設定(施設や患者ごとに決定)
- RVSP ＝ RAP ＋ TRPG により右室収縮期圧が推定される
- 右室収縮期に肺動脈弁 PV で圧較差がなければ，肺動脈収縮期圧 PASP ＝右室収縮期圧 RVSP
  →RVSP が推定できることで肺高血圧の有無・程度を評価できる
  →肺うっ血をきたす病態(左心不全や僧帽弁疾患)や肺血流量増加する病態で重症度評価に有用

■ 左室流入血流速度(僧帽弁血流速度)

- 左室流入血流は通常は二峰性(E 波：拡張早期波,A 波：心房収縮波)
- 有効な心房収縮がなくなる心房細動では A 波がみられない
- E 波の減速時間(DT：deceleration time)や左室流入血流速度のパターンで左室拡張能が評価できる
- 僧帽弁口面積 MVA[cm^2]＝220/PHT→僧帽弁狭窄症 MS の重症度評価[「僧帽弁」の項(305 頁)を参照]
  ・PHT(pressure half time)[ms]：E 波の流速がピークから $1/\sqrt{2}$ になるまでの時間

■ 経食道心エコー(TEE：trans-esophageal echocardiography)

- 心臓を背側から観察
  ・心臓とプローブの間に肺がなく良好に描出される
  ・プローブに近い側(画面上)が心臓の背側(主に左房)で遠い側(画面下)に右心系が描出される
- 経胸壁心エコー TTE(trans-thoracic echocardiography)では描出困難な状況・部位がある場合に行う
  ・左心耳や肺静脈：TTE では肺に隠れて描出困難
  ・下行大動脈や大動脈弓部も描出可能
  ・僧帽弁全体の詳細な評価：僧帽弁形成術を検討する際の術前情

報として
- ・手術中の評価：カニューレ位置，弁逆流，心腔の大きさ，壁運動，脱気，など
- ・手術後・陽圧換気中などで TTE が描出不良な場合
- 食道手術後や食道静脈瘤がある場合は，上部消化管内視鏡検査を行って TEE が施行可能か事前に確認を要する
- 咽喉頭の損傷など合併症リスクがあるため，得られるメリットとリスクを考慮して行う

参考文献
1) 循環器超音波検査の適応と判読ガイドライン（2010 年改訂版）(http://www.j-circ.or.jp/guideline/pdf/JCS2010yoshida.h.pdf)

（木下　修）

5）心臓カテーテル検査

❶ 左心カテーテル検査

> **マスターポイント**
>
> - ✦ 左心カテーテル検査とは，冠動脈造影と左室造影を指す
> - ✦ 動脈穿刺，造影剤投与，放射線被曝を伴う侵襲的検査
> - ✦ 必要性がリスクを上回る場合に施行されるべき
> - ✦ 近年，冠動脈 CT（CT-CAG）での代用も多く報告されるが，冠動脈狭窄度の判定手段としては依然として冠動脈造影が golden standard である（CT-CAG は石灰化病変での狭窄度判定に弱点があるとされる）

検査の目的
- 虚血性心疾患の病型と重症度を診断し，治療方針決定に寄与する
- （先天性心疾患や弁膜症などの）手術前に心疾患の形態学的・機能的診断を確定する
- 心臓手術後の修復状況を評価する

アプローチ：橈骨動脈，大腿動脈，上腕動脈
　カテーテルのサイズの単位としては「フレンチ（Fr）」が頻用され（3 Fr＝1 mm である），造影される血管の内径は，使用されるカテーテルのサイズとの比較で見当をつけることができる．

左心カテーテルの合併症
　死亡（0.1〜0.14％），心筋梗塞（0.05〜0.07％），脳血管障害（0.05〜0.07％）．最も狭窄が強く見える冠動脈像で，次のように表現する．

25％以下の狭窄を 25％
26〜50％の狭窄を 50％

> 51〜75％の狭窄を 75％
> 76〜90％の狭窄を 90％
> 91〜99％の狭窄を 99％
> 完全閉塞を 100％

　冠動脈の部位を AHA のセグメントに分ける．冠動脈の狭窄度は，LMT（#5）のみ 50％以上，他の部位は 75％以上を有意とする．

　ただし，この評価は血管造影による形態的な判定であって，実際に血行再建が必要かどうかについては functional flow reserve（FFR）などの別の指標を用いて判断の補助とすることが望ましい．平成 30 年度の診療報酬改定から，安定狭心症における 90％未満の狭窄病変に対する経皮的冠動脈インターベンション（PCI：percutaneous coronary intervention）の施行にあたってはなんらかのモダリティを用いた機能的虚血の存在証明が必須となった．

■ 冠動脈の部位と名称（図 1）

```
LCA : left coronary artery              #5〜15
LMT : left main trunk                   #5
LAD : left anterior descending          #6〜10
Dx  : diagonal branch                   #9，10
LCx : left circumflex                   #11，#13
OM  : obtuse marginal                   #12
HL(IM) : high lateral/intermediate
LPL : left posterior lateral            #14
RCA : right coronary artery             #1〜4
PDA : posterior descending artery       #4
PL  : posterior lateral                 #4
```

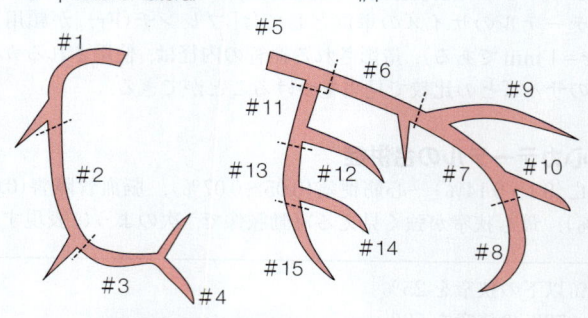

図 1　AHA 分類による冠動脈のセグメント

▌左室造影

- 左室容積，左室駆出率（LVEF），左室局所壁運動などを評価できる．僧帽弁閉鎖不全の程度の診断にも活用される
- 右前斜位30°と左前斜位60°との2方向で撮像する．左室壁を7等分し，normokinesis，hypokinesis，asynergy，akinesis，dyskinesis，asynchrony，aneurysm の表現方法で評価する（図2）

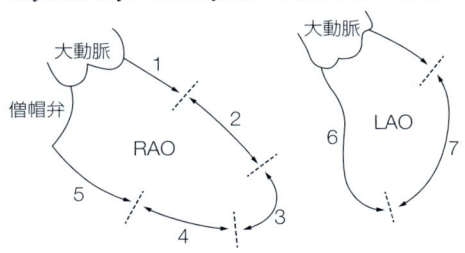

segment	normal	reduced	none	dyskinetic	aneurysmal	undefined
1. 前壁基部						
2. 前壁中部						
3. 心尖部						
4. 下壁						
5. 後壁						
6. 中隔						
7. 側壁						

図2　AHA による左室造影像の表記法

参考文献

1) Austen WG, et al：A reporting system on patients evaluated for coronary artery disease. Report of the Ad Hoc Committee for Grading of Coronary Artery Disease, Council on Cardiovascular Surgery, American Heart Association. Circulation 1975；51(4 Suppl)：5-40
2) 循環器病の診断と治療に関するガイドライン（2012年度合同研究班報告）ST上昇型急性心筋梗塞の診療に関するガイドライン（2013年改訂版）（http://www.j-circ.or.jp/guideline/pdf/JCS2013_kimura_h.pdf）
3) 循環器病の診断と治療に関するガイドライン（2011年度合同研究班報告）非ST上昇型急性冠症候群の診療に関するガイドライン（2012年改訂版）（http://www.j-circ.or.jp/guideline/pdf/JCS2012_kimura_h.pdf）

（縄田　寛）

❷ スワンガンツカテーテルの読み方

マスターポイント

✦ スワンガンツカテーテルの特徴と，代表的な圧波形を理解する

✦ スワンガンツカテーテルで測定可能な血行動態のパラメーターをいえるようにする

✦ スワンガンツカテーテルの活用方法について理解する

▍スワンガンツカテーテルの特徴

バルーン付き肺動脈カテーテルは通称スワンガンツ（Swan-Ganz）カテーテルと呼ばれる．カテーテルの先端にバルーンが付いており，先端に開口するライン（肺動脈ライン）と途中で側孔として開口しているライン（中心静脈ライン）の 2 つ以上のルートがある（**図 1**）．X 線透視下でなくとも血流に沿って肺動脈まで挿入・留置が可能だが，非透視下では内頸静脈か鎖骨下静脈からの挿入が推奨される．まず，シースイントロデューサーを上記の静脈に留置し，カテーテル先端に圧ラインを接続し，先端圧を確認しながら右心房，右心室，肺動脈へとカテーテルを進める．バルーンを膨らませた状態で肺動脈を進めると，やがて肺動脈楔入圧となる．固定する際には必ずバルーンはデフレーションしておく．スワンガンツカテーテル挿入時の各部位の圧波形を**図 2**に示す．

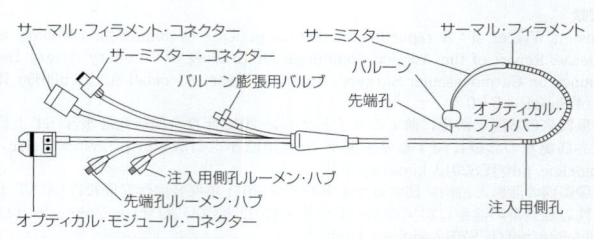

図 1　スワンガンツ CCO サーモダイリューションカテーテル（CCO/CEDV，モデル 777F8/746F8，Edwards Lifesciences 社）

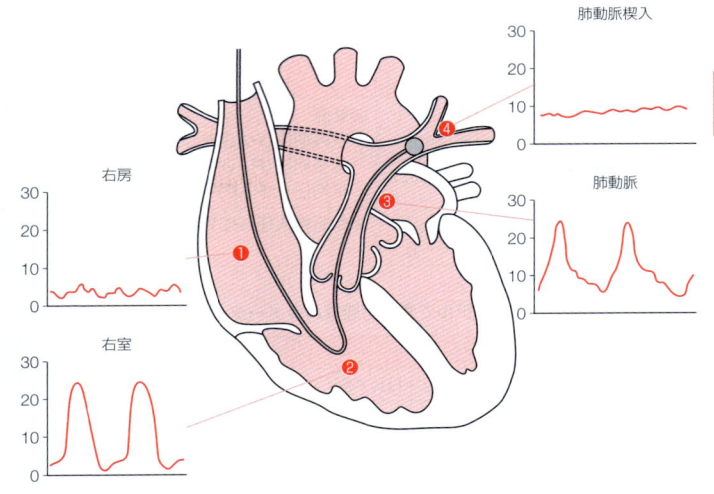

図2 スワンガンツカテーテル挿入時の各部位の圧波形

〔稲田英一（監訳）：ICU ブック（第4版）．メディカル・サイエンス・インターナショナル，2015 より引用〕〔From Disease-a-month. The Swan-Ganz Catheter. Dis Mon 1991；37（8）：509-43〕

スワンガンツカテーテルで測定可能なパラメーター（表1, 2）

(1) 右房圧（RAP），右室圧（RVSP，RVDP），肺動脈圧（PAP），肺動脈楔入圧（PCWP）

右房圧（RAP）は中心静脈圧（CVP）と連動する．肺循環，僧帽弁・大動脈弁に異常がなければ，左室拡張末期圧（LVEDV）≒左房圧（LAP）≒肺動脈楔入圧（PCWP）とみなせる．また，バルーンを膨らませても wedge しない場合には，肺動脈楔入圧（PCWP）の代わりに肺動脈拡張期圧（PADP）を用いる（肺高血圧がない場合）．

(2) 心拍出量（CO），心係数（CI）

スワンガンツカテーテルによる心拍出量の測定方法には Fick 法と熱希釈法とがある．ベッドサイドでは，熱希釈法を応用した連続心拍出量 CCO（continuous cardiac output）のモニタリングが行われる．心係数は心拍出量を体表面積（m^2）で割った値．

(3) 混合静脈血酸素飽和度（SvO$_2$）

スワンガンツカテーテルの先端から逆流採血を行い，測定する．

表1 スワンガンツカテーテルで測定可能なパラメーター(1)

圧データ	正常値 (mmHg)	圧データ	正常値 (mmHg)
右房圧 　右心房(RAP) 　平均圧(mRAP)	 2〜6 4	肺動脈 　収縮期圧(PASP) 　拡張期圧(PADP) 　平均圧(mPAP)	 15〜25 8〜15 10〜20
右室圧 　収縮期圧(RVSP) 　拡張期圧(RVDP)	 15〜25 0〜8	肺動脈楔入圧(PCWP)	6〜12

表2 スワンガンツカテーテルで測定可能なパラメーター(2)

パラメーター	計算式	正常値
心拍出量(CO)	$CO=HR\times SV$	4〜8 L/min
心係数(CI)	$CI=\dfrac{CO}{BSA}$	2.5〜4 L/min/m²
1回拍出量 (SV)	$SV=\dfrac{CO\times1,000}{HR}$	60〜100 mL/回
1回拍出量係数 (SVI)	$SVI=\dfrac{SV}{BSA}$ または $\dfrac{CI\times1,000}{HR}$	35〜50 mL/回/m²
体血管抵抗 (SVR)	$SVR=\dfrac{(mAP-mRAP)}{CO}\times80$	800〜1,200 dyne·sec/cm⁵
体血管抵抗係数 (SVRI)	$SVRI=\dfrac{(mAP-mRAP)}{CI}\times80$	1,600〜2,400 dyne·sec·m²/cm⁵
肺血管抵抗 (PVR)	$PVR=\dfrac{(mPAP-PCWP)}{CO}\times80$ または $PVR=\dfrac{(mPAP-PCWP)}{CO}$	<250 dyne·sec/cm⁵ <2 Wood unit
肺血管抵抗係数 (PVRI)	$PVRI=\dfrac{(mPAP-PCWP)}{CI}\times80$ または $PVRI=\dfrac{(mPAP-PCWP)}{CI}$	<300 dyne·sec·m²/ cm⁵ <2.5 Wood unit·m²
左室1回仕事量 係数(LVSWI)	$LVSWI=SVI\times(mAP-PCWP)$ $\times0.0136$	40〜60 g·m/回/m²
右室1回仕事量 係数(RVSWI)	$RVSWI=SVI\times(mPAP-mRAP)$ $\times0.0136$	5〜10 g·m/回/m²
混合静脈血酸素 飽和度(SvO₂)		70〜80%

HR：心拍数，BSA：体表面積

はじめにキャリブレーションを行うことで，持続的に SvO_2 の値をモニタリングできる．SvO_2 は，心拍出量とパラレルに変動しやすいが，酸素供給・酸素需要とも関連がある．

(4) 体血管抵抗係数（SVRI），肺血管抵抗係数（PVRI）

心拍出量（心係数）と動脈圧・肺動脈圧からそれぞれの血管抵抗を求めることができる．

■ 周術期患者のスワンガンツカテーテルの活用法

周術期の患者の血行動態を把握するのに，スワンガンツカテーテルの血行動態評価を活用し，必要な対応を行う（表3）．

表3　スワンガンツカテーテルによる血行動態の推定と対応

ABP	CI	CVP	PCWP	病態	対応
低値	低値	低値	低値	循環血液量低下	補液（輸血）
			高値	（左）心収縮力低下	カテコールアミン（β作用）
		高値	低値	右心不全	カテコールアミン（β作用）肺血管拡張薬（NO・PDE5阻害薬）
				心タンポナーデ	再開胸（エコー・ドレーン排液など確認）
	正常	正常	正常	末梢血管拡張	カテコールアミン（α作用）
高値	低値	正常	高値	afterload mismatch	血管拡張薬

〔小林修三，土井研人（編）：救急・ICU の体液管理に強くなる．羊土社，2015 より引用・改変〕

参考文献
1) 稲田英一（訳）：ICU ブック（第4版）．メディカル・サイエンス・インターナショナル，2015
2) 佐藤幸人（編著）：ここが知りたい　急性心不全の救急・集中治療管理．中外医学社，2016
3) 小林修三，土井研人（編）：救急・ICU の体液管理に強くなる．羊土社，2015

（木村光利）

6) 呼吸機能検査

マスターポイント

✦ 呼吸機能検査で計測される各測定値の理解ができる
✦ 呼吸機能検査の異常値の原因が考察できる
✦ 検査結果に基づく耐術評価ができる

■ 呼吸機能検査での主な測定項目

(1) VC(vital capacity：肺活量)
- ゆっくりと呼吸した際に測定される最大呼気位と最大吸気位の間の肺容量
- 性別，年齢，身長から求めた標準値に対する割合を%VC(対標準肺活量)という

(2) FVC(forced vital capacity：努力肺活量)
- できるだけ速く最大努力呼気をさせた際に測定される最大呼気位と最大吸気位の間の肺容量

(3) $FEV_{1.0}$(forced expiratory volume in one second：1秒量)
- 努力呼気開始から1秒間の呼出肺気量
- 性別，年齢，身長から求めた標準値に対する割合を%$FEV_{1.0}$(対標準1秒量)という

(4) 1秒率($FEV_{1.0}$%)
- $FEV_{1.0}$/FVC で求められる指標

(5) DLCO(diffusing capacity of the lungs for carbon monoxide：一酸化炭素肺拡散能)
- 間質性肺炎や肺線維症合併症例で測定を考慮する
- %DLCO は80%以上が正常値

(6) DLCO/VA(alveolar volume：肺胞換気量)
- DLCO/VA は単位肺容量あたりの DLCO を表している
  (肺切除後では DLCO/VA は保たれていても，肺容量が減少するため DLCO は低下)
- %DLCO/VA は80%以上が正常値(術前耐術能評価の指標として

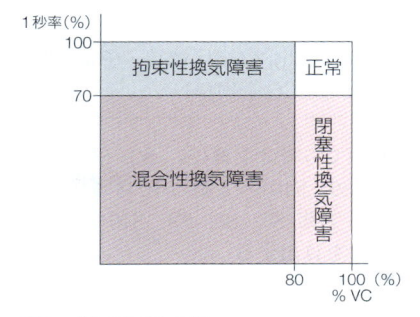

図1 換気障害の分類

は DLCO が頻用される）

換気障害の分類

肺活量が正常予測値の 80％未満である場合は拘束性換気障害，1 秒率が 70％未満の場合は閉塞性換気障害，両方が認められた場合は混合性換気障害と判定する（図1）.

(1) 閉塞性換気障害の原因
- COPD
- 気管支喘息
- 腫瘍による中枢気道の狭窄や閉塞
- 閉塞性障害は喀痰排出能力の低下に直結し，術後肺炎のリスクが高まる

(2) 拘束性換気障害の原因
- 間質性肺炎・肺線維症
- 肺切除後の肺容量の低下
- 胸郭の変形・胸膜肥厚・胸部外科手術後
- 拘束性障害は肺の硬さ（拡がりにくさ）に直結し，肺切除後の間質性肺炎急性増悪のリスク因子の1つである

耐術評価
- 術後予測1秒量（PPO FEV$_{1.0}$：predicted postoperative FEV$_{1.0}$）あるいは術後予測 DLCO（PPO DLCO）に基づきリスク評価を行う.

$$\text{PPO FEV}_{1.0} = \text{術前 FEV}_{1.0} \times (\text{全区域数} - \text{予定切除区域数})/\text{全区域数（DLCO も同様）}$$

- 肺葉切除術において右肺は上葉（S1，S2，S3），中葉（S4，S5），下葉（S6，S7，S8，S9，S10）の3葉と10区域に，左肺は上葉（S1+2，S3，S4，S5），下葉（S6，S8，S9，S10）の2葉と8区域に分け切除肺容量の割合を算出する
- 肺全摘術の場合は，肺血流シンチグラフィーによる左右肺の割合に基づき算出する
- PPO FEV$_{1.0}$>800 mL が耐術能の目安となる（体格によってはこの限りではない）
- PPO %FEV$_{1.0}$<30％あるいは PPO %DLCO<30％は周術期死亡あるいは心肺合併症の高リスクとなる
- 中等度あるいは高度COPDを合併した肺切除例では，肺切除術直後より肺活量の改善を認めることがある（lobar volume reduction effect）

ワンポイントアドバイス　臨床所見をふまえて考察

肺活量検査結果の解釈は，患者の性別・年齢・喫煙歴および胸部 CT 所見を加味して行う．上葉優位の気腫性変化と下葉優位の線維化病変を認める症例は CPFE（combined pulmonary fibrosis and emphysema）とされる[3]．CPFE においては気腫性変化に伴う閉塞性換気障害と肺線維症に伴う拘束性換気障害の両者を合併したことにより肺活量検査での%VC や1秒率の異常は軽度であるが，DLCO の低下が顕著にみられる．また肺高血圧症の合併頻度が高く予後不良である．画像上間質性肺炎や肺線維症を疑う所見を認める際は，積極的に DLCO の測定および血清 KL-6，SP-D 採血を考慮すべきである．

参考文献

1) Brunelli A, et al：Physiologic evaluation of the patient with lung cancer being considered for resectional surgery：Diagnosis and management of lung cancer, 3rd ed：American College of Chest Physicians evidence-based clinical practice guidelines.

Chest 2013：e166S-e190S

2）日本呼吸器学会肺生理専門委員会：呼吸機能検査ガイドライン—スパイロメトリー，フローボリューム曲線，肺拡散能力—．メディカルレビュー社，2004
3）Cottin V, et al：Combined pulmonary fibrosis and emphysema：a distinct under-recognised entity. Eur Respir J 2005；26：586-593

（吉田幸弘）

7) CT ガイド下肺生検

マスターポイント

✦ CT ガイド下肺生検の概要を知る
✦ CT ガイド下肺生検の適応，合併症を理解する
✦ CT ガイド下肺生検の周術期の管理を理解する

▌適応

末梢の肺病変がよい適応だが深部の病変も対象となる．気管支鏡による生検が難しい場合や失敗した場合に行われることが多い．呼吸状態の悪い患者や意思疎通が困難な患者，肺高血圧症例では適応を慎重に判断する．

▌合併症

大きな合併症（介入が必要な気胸，血胸など）の頻度は約5％である[1]．気胸が最多だが保存的に経過観察できることが多い．肺気腫がよく知られたリスク因子である．出血（喀血，血胸など）の頻度がこれに次ぐ．空気塞栓症や穿刺経路の播種はごくまれである．

▌手技の概要と管理

(1) 術前

● 血小板数と凝固能異常の有無をチェックする．抗血小板・抗凝固薬内服中であれば休薬を検討する

(2) 術中

● 血圧，酸素飽和度のモニターを行う．必要に応じてマスクで酸素を投与する
● CT を撮影し穿刺経路の計画を行う．含気のある肺の穿刺は回避可能なときは避ける
● 葉間の貫通や中枢側の太い肺動脈・肺静脈・気管支の穿刺は避ける
● 23 G 程度の針で胸膜まで局所麻酔した後，CT ガイド下に生検針

で病変を穿刺して生検を行う

- 胸腔全体を含めて CT を行い，気胸，肺出血，血胸，空気塞栓のチェックを行う

(3) 術後

- 1時間程度の床上安静を指示する．数時間後に胸部 X 線写真で気胸の評価を行う

■ その他

- 悪性腫瘍に対する感度は9割以上との報告が多いが，生検結果が陰性の場合には必ずしも悪性を除外できないので適宜経過観察する
- 病変のサイズ，部位により難易度が変動するので生検の術者と適応決定の段階で協議するのが望ましい

参考文献
1) Heerink WJ, et al：Complication rates of CT-guided transthoracic lung biopsy：meta-analysis. European Radiology 2017；27：138-148

（佐藤次郎）

8) 核医学検査

❶ 呼吸器外科

マスターポイント

- ✦ それぞれの核医学検査が，臓器のどのような機能を画像に反映するか理解する
- ✦ FDG-PET がどのような場合に偽陽性となるか理解する
- ✦ 換気血流シンチの用途，特に通常の呼吸機能検査との違いについて理解する

FDG-PET

- ^{18}Fluorodeoxi glucose を静注し，組織への集積をみる検査．癌で取り込まれるほか，生理的に脳，心臓などグルコース消費の多い臓器や，排泄に伴い腎・尿路に取り込まれる．したがって，特に脳転移の検索には向かない（頭部 MRI や造影 CT が必要）

- 血糖値が高いと結果が不正確になる→検査数時間前からの糖分摂取制限が必要．糖尿病患者は血糖コントロールしたうえでの検査が必要

- 癌組織に FDG が取り込まれる理由：癌組織の代謝は嫌気性＞好気性（ワールブルグ効果）→癌組織は糖分を大量消費する組織．嫌気性代謝は ATP（エネルギー）産生だけをみれば非効率だが，急激に増殖する胎児組織同様，細胞膜や細胞質などの「バイオマス」を効率的に生成するしくみでもある

- 炎症でも FDG は取り込まれる→PET 陽性なら悪性とは限らない（非常に重要．炎症性のリンパ節腫脹でも陽性となる．肺部分切除後のステープルライン沿いの PET 陽性所見は局所再発と異物反応としての炎症性肉芽腫形成の鑑別が問題となる）

- PET/CT の肺癌における縦隔リンパ節の陽性予測率（検査結果が陽性のとき，実際に陽性である確率）は 40% 程度，陰性予測率は 85% 程度→CT 単独よりも優れているが，ほかの検査（たとえば

EBUS-TBNA）と組み合わせて使うことが重要．結果を妄信して
はならない
- 肺癌の骨転移の検出では，骨シンチよりも優れていることが示されている[1]

換気血流シンチ

- 血流シンチでは^{99m}Tc-MAA を使う
- 換気シンチでは^{133}Xe が使われていたが入手が難しくなった．^{81m}Kr が使われる
- 肺塞栓などでは，換気はあるが血流が欠損している（VQ ミスマッチの局在を見られる）
- 低肺機能患者では，血流分布を知ることで，どこまで肺切除が可能かを予測する一助となる．血流が切除標的部位に多ければ，多くの肺機能（ガス交換能）を失うことになる．逆に切除標的部位の血流が乏しければ，切除による悪影響は少ない
- 呼吸器疾患に 2 次性肺高血圧を伴う場合，血流豊富な部分を切除することで血管床が減少し，さらに増悪する可能性がある
- 肺気腫において血流シンチで上葉で有意に血流が乏しい場合，lung volume reduction surgery の適応を考えるうえで重要である
- ^{133}Xe は半減期＞5 日，^{81m}Kr は半減期が 13 秒であり，^{133}Xe は残気量や洗い出しを検出し末梢気道の閉塞（例：肺移植後の慢性拒絶）の評価に適していたが，^{81m}Kr は逆に短時間で反復した検査ができるので，喘息などで経時的に変化する換気障害の検査に適する

参考文献

1) Bury T, et al：Fluorine-18 deoxyglucose positron emission tomography for the detection of bone metastases in patients with non-small cell lung cancer. Eur J Nucl Med 1998；25：1244-1247

（佐藤雅昭）

❷ 心臓外科

マスターポイント

✦ 心筋への血流量や心筋の機能の画像的評価として核医学が
ある
✦ 心臓の核医学検査の原理を理解する
✦ 虚血性心疾患の血行再建を行うかの重要な判断基準となる

█ 心臓核医学検査の臨床的意義

代表的な心臓核医学検査として心筋血流シンチグラフィーが挙げ
られる．心筋 viability（生存能）を評価することができ，以下の目的
で施行される．

- 虚血性心疾患の部位診断
- 冠動脈血行再建の妥当性の判断・治療効果判定
- 心筋炎や心筋症，心サルコイドーシスなどの心筋障害の評価

█ 使用される核種の種類と挙動

(1) ^{201}Tl（タリウム）

- Tl による心筋血流シンチグラフィーは心臓核医学検査の中心的
な存在である
- Tl は K（カリウム）と同じ挙動を示し，Na-K ポンプから心筋細胞
内に能動的に取り込まれる
- そのため壊死心筋には摂取されず，早期分布（5〜10 分）は心筋血
流を反映する
- 摂取された Tl は時間とともに細胞外に洗い流されるがその速度
は障害の度合いにより異なる
- 虚血領域は後期像（3〜4 時間後）で再分布像として観察される

(2) ^{99m}Tc（テクネチウム）

- Tc 製剤は脂溶性で，細胞膜やミトコンドリアを介した受動拡散
により心筋細胞内に取り込まれ集積する
- 取り込みは Tl 製剤と同様に冠動脈血流量によるが Tl 製剤と比べ
て半減期が短いため投与量を調節でき，良好な画質を得られる

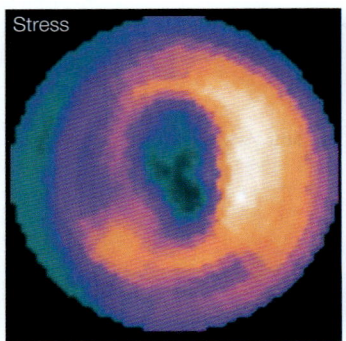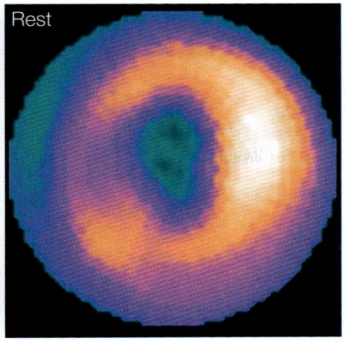

図1　負荷心筋シンチの例

左：負荷時　右：安静時

前壁から中隔の中上部・後下壁の中～下部で負荷時に集積が低下→心筋虚血部位に相当.

心尖部は安静時, 負荷時ともに集積を認めない→心筋梗塞部位に相当.

(3) ^{123}I-BMIPP（ヨウ素の放射性同位体で標識された脂肪酸）

- 心筋の主なエネルギー源は糖と脂肪酸である
- 通常は酸素を利用しながら脂肪酸代謝を行っているが, 心筋が障害されると酸素消費が少ない糖代謝に移行する
- ^{123}I-BMIPP を投与すると正常心筋細胞に取り込まれて細胞内にとどまる

▌負荷心筋シンチ

^{201}Tl, ^{99m}Tc の集積は冠動脈血流に依存する. 安静時と心筋負荷時の集積を比較する. 実際にトレッドミルなどの運動で心臓に負荷をかける場合と薬剤で疑似的に負荷をかける方法がある.

安静時に集積があり, 負荷時には集積がない部位は viability がある心筋, すなわち虚血部位と考えられ, 血行再建により心機能の改善が見込まれる. 安静時・負荷時ともに集積を認めなければ viability がない心筋, すなわち梗塞部位と診断できる（図1）.

▌安静心筋シンチ

安静時は ^{123}I-BMIPP と ^{201}Tl を同時に用いて検査することが多

い，^{201}Tl の集積の低下はみられないが，^{123}I-BMIPP の集積は低下している場合，心筋障害の可能性が示唆される．

参考文献

1) 心臓核医学検査ガイドライン（2010 年改訂版）（http://www.j-circ.or.jp/guideline/pdf/JCS2010tamaki.h.pdf）

（小前兵衛）

9) 動脈血液検査

マスターポイント

- ✦ 動脈血液検査で評価する項目を理解する
- ✦ 検査を考慮すべき状態を理解する
- ✦ ガス交換能の評価ができる
- ✦ 酸塩基平衡から病態を理解できる

動脈血液検査で何がわかるか？

①体内のガス交換能，②酸塩基平衡や代謝状態，③電解質，④ヘモグロビン値，⑤血糖値など生命の維持に直結する項目を迅速に把握できる．それゆえ呼吸機能評価・術後の定期的なモニタリング以外に，ショック，敗血症，意識障害，不整脈など状態が切迫した際に検査を行う．また経時的な検査値の推移は病態の把握（治療により状態が改善しているか）に有用である．

動脈血液検査で測定する主な項目

(1) 動脈血酸素分圧：PaO_2

- $PaO_2 < 60\ mmHg$ は呼吸不全となる
- $SaO_2 = 90\% \rightarrow PaO_2 = 60\ mmHg$ に相当する（生命維持に必要な最低値）
- 酸素化の程度は吸入酸素濃度との比（PaO_2/FIO_2 比：P/F ratio）で判断（表1）
  - ・P/F ratio＝200〜300→急性肺傷害（ALI：acute lung injury）*
  - ・P/F ratio＜200→ARDS（acute respiratory distress syndrome）*

(2) $PaCO_2$：正常値 35〜45 mmHg

- $PaCO_2$ 値は肺胞換気量に依存する

＊胸部 X 線で両肺浸潤影があり，左心不全が否定できるもの

表1 酸素流量と FIO_2 の関係

鼻カニューレ		酸素マスク	
酸素流量(L/分)	FIO_2	酸素流量(L/分)	FIO_2
1	25%	5～6	40%
2	29%	6～7	50%
3	33%	7～8	60%
4	37%		

- $PaCO_2$ ↑：呼吸性アシドーシス，$PaCO_2$ ↓：呼吸性アルカローシス
- $PaCO_2$＞45 mmHg は高炭酸ガス血症となる
- 高炭酸ガス血症では呼吸数・呼吸パターン・換気量に注意
- CO_2 ナルコーシスは意識消失・呼吸停止のリスクがある

(3) pH：正常値 7.35～7.45

- pH は肺での呼吸性調整(PCO_2)と腎臓での代謝性調整(HCO_3^-)で決定される
- pH＜7.35：アシデミア(acidemia：酸血症)
- pH＞7.45：アルカレミア(alkalemia：アルカリ血症)
- pH をアシデミアへ移動させる変化をアシドーシス，pH をアルカレミアへ移動させる変化をアルカローシスと呼ぶ
- 代償性変化を考慮し，病態を理解する(例：呼吸性アシドーシスは，代償性変化として代謝性アルカローシスを伴う)

(4) BE(base excess)：正常値 −2～ +2 mmol/L

- pH の異常がある場合，代謝性調整が作用しているかを判断する材料(HCO_3^- は呼吸性調整の代償性変化として値が変化することもあるため，BE による評価がより簡便)
- BE＜ −2.0 mmol/L：代謝性アシドーシス
- BE＞ −2.0 mmol/L：代謝性アルカローシス

(5) HCO_3^-：正常値 21～27 mmol/L

- BE とともに代謝性変化の指標
- HCO_3^- ↓：代謝性アシドーシス，HCO_3^- ↑：代謝性アルカローシス

(6) anion gap（AG）：正常値 $10 \sim 14$ mEq/L

- $AG = Na^+ - (Cl^- + HCO_3^-)$ で計算
- AG が上昇する代謝性アシドーシス
  - ・乳酸アシドーシス
  - ・糖尿病性ケトアシドーシス
  - ・尿毒症
  - ・毒物・薬剤
- AG が上昇しない代謝性アシドーシス
  - ・尿細管性アシドーシス
  - ・重篤な下痢

(7) lactate（乳酸）

- 乳酸アシドーシスにおける予後の指標（＞2 mmol/L で死亡リスク上昇）
- 乳酸アシドーシスは，①組織の低酸素に起因するタイプ A と，②その他の原因のタイプ B に区別される
- タイプ A（乳酸アシドーシスの大半を占める）
  - ・心原性ショック・重症心不全
  - ・循環血漿量減少に伴うショック（出血など）
  - ・重症外傷
  - ・敗血症
- タイプ B
  - ・薬剤（メトホルミン）
- 治療開始後も定期的にモニターし，値が低下（病態の改善）しているかを評価する

ワンポイントアドバイス　アシドーシスには要注意

アシドーシスは心拍出量・血圧の低下，不整脈の誘発，カテコールアミンの反応性の低下など心血管系への影響を与えうるため原因の究明と適切な治療が必要である．過度な代謝性アシドーシス（pH＜7.1）の際には pH 値を正常化させる目的で重炭酸イオンの投与を考慮する．

> 炭酸水素ナトリウム必要量(mEq) = 上昇させる BE 値(mmol/L) × 0.2 × 体重(kg)

　メイロン®静注8.4%は 20 mEq/20 mL となる．まず必要量の半分を投与後，pH を再評価する．重炭酸イオンを用いて代謝性アシドーシスの補正を行った場合，代償性に呼吸性アシドーシス($PaCO_2$ 値の増加，換気量・呼吸数の低下)が誘発されるため呼吸補助を考慮する．

参考文献
1) 日本呼吸器学会肺生理専門委員会：呼吸機能検査ガイドラインII—血液ガス，パルスオキシメーター．メディカルレビュー社，2006

（吉田幸弘）

3 胸部外科疾患にかかわる手技

1) 胸腔穿刺

マスターポイント
- ✦ 胸水貯留の原因となる主たる疾患をいえるようにする
- ✦ 胸腔穿刺の手技の流れを理解する
- ✦ 胸水検査に必要な項目を覚える

胸腔穿刺とは？

胸水を吸引する目的で胸壁に穿刺すること．病因を判定する目的の診断的胸腔穿刺と，胸水を吸引して症状改善をはかる目的の治療的胸腔穿刺がある．

胸水貯留の鑑別疾患

- 漏出性：うっ血性心不全，腎不全，ネフローゼ症候群，肝硬変，無気肺など
- 滲出性：悪性腫瘍（肺癌，乳癌，胸膜中皮腫など），感染性（肺炎，結核，膿胸など），肺塞栓症，薬剤性，急性膵炎，血胸，乳び胸，膠原病など

手技

① 体位：仰臥位ないし座位．SpO_2 モニターを装着
② 画像：X線，CTを確認．超音波検査でスペースの最終確認
③ 部位：スペースが十分ある肋間を選ぶ（図1）
④ 消毒：イソジン® などで穿刺部位周囲を消毒し，無菌状態で行う
⑤ 麻酔：1%キシロカイン®（23G針）で皮膚および壁側胸膜に麻酔する
⑥ 穿刺：18〜20Gの長い留置針に50mL注射器を装着し，陰圧をかけながら進める

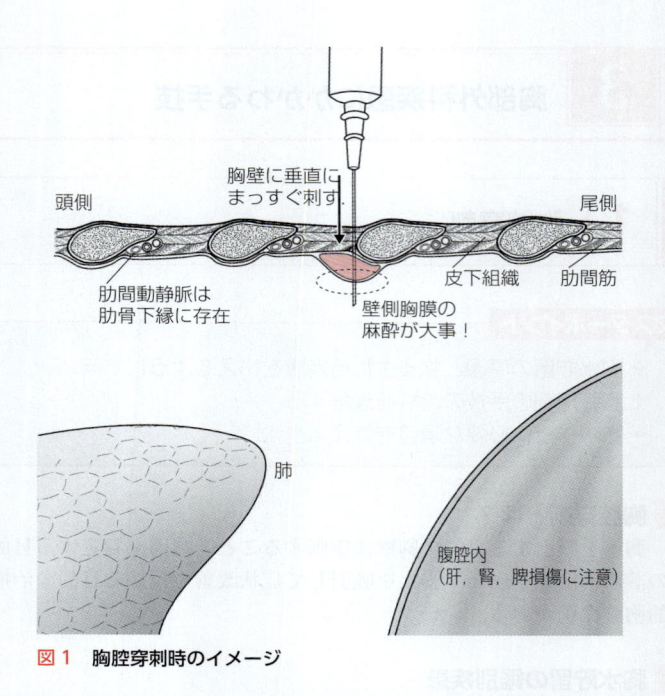

図1 胸腔穿刺時のイメージ

⑦検査：診断目的であれば50〜100 mLで十分．治療目的なら1.5 L/日まで

⑧抜去：深呼気で息止めをしてもらい，一気に抜く．ガーゼなどで数分押さえる

> **ワンポイントアドバイス　胸腔穿刺時のポイントは？**
>
> 出血・肺損傷などを予防するため，穿刺は胸壁に垂直に，肋骨上縁に沿って最短距離で行うのが原則である．治療目的に胸水を吸引するなら，①三方活栓を使って用手的に吸引するか，②延長チューブなどを利用して別容器に自然滴下させる（図2）．

▋胸水検査

- 提出すべき検査：TP，Alb，LDH，糖，pH，比重，WBC（細胞分

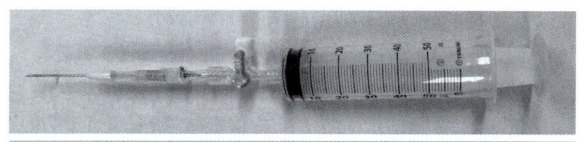
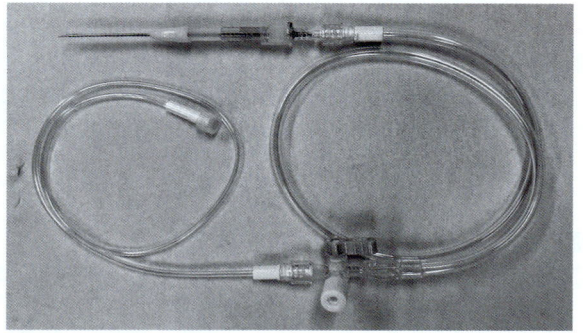

図2　穿刺器具の一例

画），細胞診，細菌検査（グラム染色，培養）
- 想定される疾患に応じて追加を検討：抗酸菌検査（塗抹・培養・PCR），ADA，アミラーゼ，RF，腫瘍マーカー（CEA など），ヒアルロン酸など

想定される疾患と代表的な異常値

- ・結核→ADA 高値，抗酸菌検査陽性
- ・肺炎・膿胸→好中球上昇，糖低下，細菌検査陽性
- ・悪性胸膜中皮腫→ヒアルロン酸高値，細胞診で悪性所見（＋）
- ・肺癌→CEA 高値，細胞診で悪性所見（＋）
- ・乳び胸→TG，T-Chol 高値

参考文献
1) 幕内雅敏（監），呉屋朝幸（編）：一般外科医のための呼吸器外科の要点と盲点（Knack & Pitfalls）．文光堂，2001
2) 河野　茂，早田　宏（編）：レジデントのための呼吸器診療マニュアル（第2版）．医学書院，2014

（長野匡晃）

2) 胸腔ドレナージとドレーン管理の基本

マスターポイント

✦ 胸腔ドレナージの適応となる疾患，状態を理解する
✦ トロッカーカテーテルの挿入方法を実践できるようにする
✦ チェストドレーンバッグのしくみについて理解する

■ 胸腔ドレナージの目的と対象疾患は？

- 胸腔内にドレーンを留置し，貯留した気体や液体を持続的に排除し，呼吸・循環器系の症状改善，機能回復をはかること
- 対象疾患：術後，中等度以上の気胸，血胸，膿胸，中等量以上の胸水貯留など

■ 胸腔ドレーン挿入の手技の流れ

① 体位：仰臥位ないし患側上の側臥位
② 画像，消毒，麻酔は「胸腔穿刺」の項（63頁）参照
③ 挿入部位：図1で示した範囲から挿入するのを基本とする。この範囲は胸壁が薄く，血管や神経の損傷リスクも少ない[1]
④ 切開：メス（尖刃刀）で1～2cm横に切開．ドレーン固定糸をあらかじめかけておくとよい
⑤ 剥離：ペアン鉗子で，肋骨上縁に沿って胸壁に垂直にまっすぐ剥離する（壁側胸膜は硬いので，破るときに抵抗を感じる）．皮膚～壁側胸膜までの距離を測定する
⑥ 挿入：トロッカーカテーテルを皮膚～壁側胸膜までの距離＋2～3cmほど剥離したトンネルに沿って進め，内筒を少し引き抜き，先端を留置したい方向に向けて外筒チューブを挿入する（図2）内筒を抜いて，ドレーンをクランプする
⑦ 接続：チェストドレーンバッグに無菌状態で接続し，呼吸性変動を確認する
⑧ 固定：隙間ができないようにしっかりと縫合閉鎖する（図3）

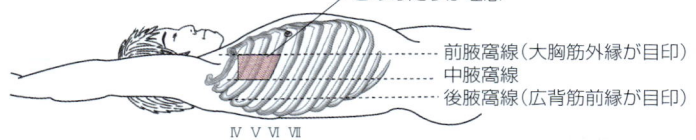

図1　胸腔ドレナージの際の目安となる範囲

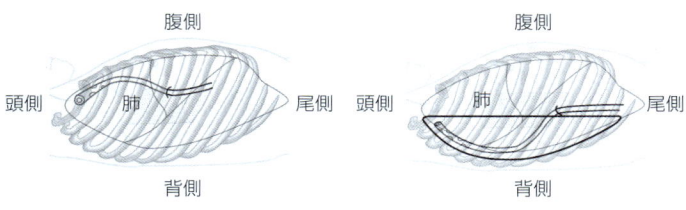

図2　カテーテル挿入のイメージ図
左：空気のみを抜きたいときは腹側を経由して肺尖方向へ挿入する.
右：胸水を抜きたいときは背側を経由して肺尖方向へ挿入する.

⑨確認：排液やエアリークを目視で確認する. X線（2方向）でドレーンの位置を確認する

ワンポイントアドバイス　カテーテルの種類の選び方は？

疾患によって太さや種類を変える. ①自然気胸で胸水がない場合は 12〜20 Fr の比較的細いカテーテルで十分. ②血胸や膿胸などはドレーンが閉塞しやすいため 28〜36 Fr の太いカテーテルがよい. ③癌性胸水・続発性気胸などの場合は胸膜癒着術を考慮してダブルルーメンチューブを選ぶとよい. ④軽度〜中等度の気胸や, 背側に限局した胸水ドレナージなどはアスピレーションキットを使用することもある.

抜去の基準は？

　疾患によってさまざまであり抜去の明確な基準はないが, 下記事項を指標とする.
①術後→エアリークがなく, 排液が 200 mL/日以下. X線で肺の拡

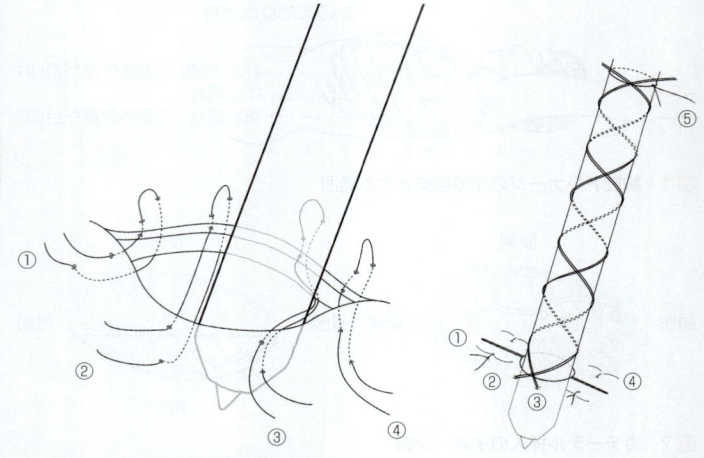

図3　カテーテル固定方法の1例
左図のように糸をかける（①〜④）隙間がなければ④は不要.
②と③の間からカテーテルを挿入する.
①，④の糸は結紮してカテーテルを固定する.
②と③の糸は結紮せずにカテーテルへ巻きつける.
②と③の糸を固定する（⑤）.
ドレーン抜去時には②と③の糸を結紮する.

　　張が良好
②気胸→エアリークが消失．X線で肺の拡張が良好
③膿胸→X線やCTでドレナージスペースが消失．胸水細菌培養検査が陰性
④乳び胸→「乳び胸」の項目（502頁）を参照

■ 抜去の方法は？

①消毒：ドレーン刺入部を消毒する
②麻酔：1％キシロカイン® でドレーン刺入部付近の皮膚に局所麻酔する
③抜去：固定糸を外して深呼気で息止めしてもらい，一気に抜去する．息止めを継続している間に素早く糸を結んで閉創
④縫合：もし結紮糸の間に隙間を認めるなら，ナイロン糸などで追加縫合

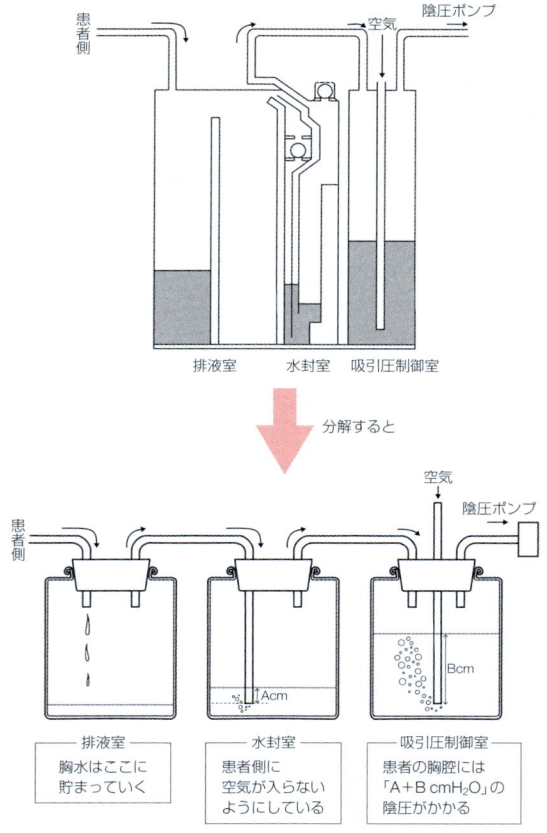

図4 チェストドレーンバッグ（3ボトルシステム）のしくみ

ドレーン管理

3ボトルシステムが基本（図4）.

チェックすべき項目は,

①呼吸性変動の有無（変動が消失している場合は閉塞を考慮する）

②排液の性状と量（急に排液量が減少した場合などは閉塞も考慮する）

③エアリークの有無(特に肺切除後，気胸での使用時)など

■合併症と対策

①再膨張性肺水腫：肺の虚脱が高度で虚脱期間が長かった場合に起こりやすい．水封での緩徐な除圧が予防に有効

②出血：肋間動静脈の損傷が多い．肋間上縁からのドレーン挿入を徹底する

③肺損傷：難治性気瘻となるため注意が必要．事前にX線，CT，超音波検査でスペースを確認する

④異所性留置：皮下にドレーンが迷入してしまう場合がある．呼吸性変動の有無，X線(2方向)などで胸腔内に留置されていることを確認する

⑤逆行性感染：刺入部の感染から膿胸になることがある．無菌操作を徹底する

⑥血管迷走神経性失神：痛みや緊張から起こる．手技時は適度に声掛けをし，バイタル測定を行う

参考文献

1) Laws D, et al：BTS guidelines for the insertion of a chest drain. Thorax 2003；58 Suppl 2：ii53-9
2) 幕内雅敏(監)，呉屋朝幸(編)：一般外科医のための呼吸器外科の要点と盲点(Knack & Pitfalls)．文光堂，2001
3) 長尾大志：レジデントのためのやさしイイ呼吸器教室—ベストティーチャーに教わる全27章(第2版)．日本医事新報社，2015

(長野匡晃)

3）心嚢穿刺

マスターポイント

✦ 心膜の解剖を理解する
✦ 心嚢穿刺の適応を理解する
✦ 心嚢穿刺時の注意点・合併症をいえるようにする

心膜と心嚢

心臓は漿膜性心膜と線維性心膜に包まれている．心嚢とは線維性心膜を指し，漿膜性心膜は心外側から順に壁側心膜，心膜腔，臓側心膜から構成される（図1）．いわゆる，心外膜（epicardium）とは臓側心膜を指す．心膜腔には 15〜50 mL の心膜液が貯留しているが，この範囲を超えて貯留したとき心嚢水と診断する．心嚢穿刺とは，線維性心膜を穿刺し，心嚢水を吸引・排液する侵襲的医療行為である．

心嚢穿刺が必要な病態

心嚢穿刺は合併症を起こすと致命的になりうる侵襲的処置であるため，その適応はポンプ失調が主である（心タンポナーデ）．
- 心筋梗塞
- 大動脈解離
- 急性心不全
- 心膜炎
- 悪性腫瘍の心膜転移

実際の心嚢穿刺（図2）

処置の安全な施行，また合併症の早期発見を目的に，心電図・酸素飽和度・血圧をモニターする必要があり，また，低血圧時の輸液や投薬のための静脈ライン確保は必須である．本医療行為は局所麻酔下に施行できる．超音波ガイド下に剣状突起下から穿刺するのが

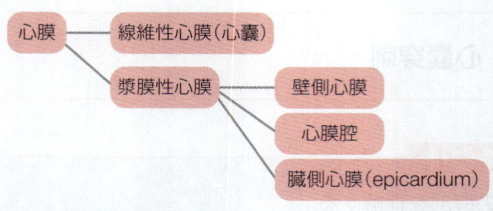

図 1　心膜の構成

心膜 ─── 線維性心膜（心囊）

　　　　漿膜性心膜 ─── 壁側心膜

　　　　　　　　　　─── 心膜腔

　　　　　　　　　　─── 臓側心膜（epicardium）

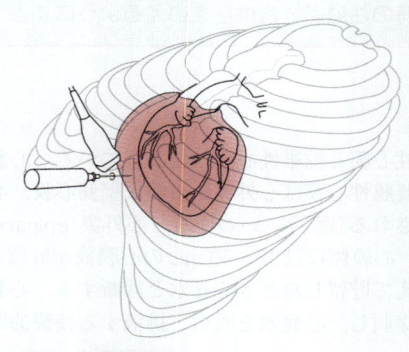

図 2　心囊穿刺

一般的である．試験穿刺の後，セルディンガー法にてカテーテルを心膜腔に留置する．このとき心囊水の性状検査（血算，生化学）や細胞診による病理学的検索が行える．

■ 心囊穿刺の合併症

- 穿刺部の出血・血腫
- 迷走神経反射（徐脈，血圧低下）
- 不整脈
- 気胸，血胸，肝損傷，消化管穿孔
- 心筋および冠動脈損傷

参考文献
1) 川島康生（編）：心臓血管外科．朝倉書店，2000：610-614

（星野康弘）

4) CV カテーテル挿入

マスターポイント

- ✦ 中心静脈(CV)カテーテル挿入の適応を理解する
- ✦ 各アクセスサイトの解剖および長所・短所を理解する
- ✦ CV カテーテル挿入の基本的手技を理解する
- ✦ CV カテーテル挿入時に起こりうる合併症を理解する

▌適応

　一般に CV カテーテルの挿入は，経口摂取や経腸栄養が困難な場合や末梢静脈の確保が困難な場合が多いが，胸部外科領域においては，呼吸・循環が不安定な患者に対して複数の薬剤(麻酔薬・昇圧薬・降圧薬など)を同時に投与する目的で挿入する場合が多い．また，病態に応じて中心静脈圧の測定に用いる．

▌CV カテーテル穿刺部位の解剖

- ● 内頸静脈(図 1)

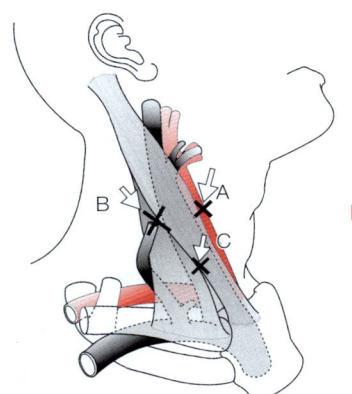

図 1　頸部の解剖

A：胸鎖乳突筋前縁中央(×)を刺入点とし，針先は同側乳頭方向に向ける．

B：胸鎖乳突筋後縁と外頸静脈が交差する部位(×)を刺入点とし，針先は頸切痕方向に向ける．

C：胸鎖乳突筋の鎖骨頭を胸骨頭および鎖骨で形成される三角形の頂点(×)を刺入点とし，針先は同側乳頭方向に向ける．

- 鎖骨下静脈（図2）
- 大腿静脈（図3）

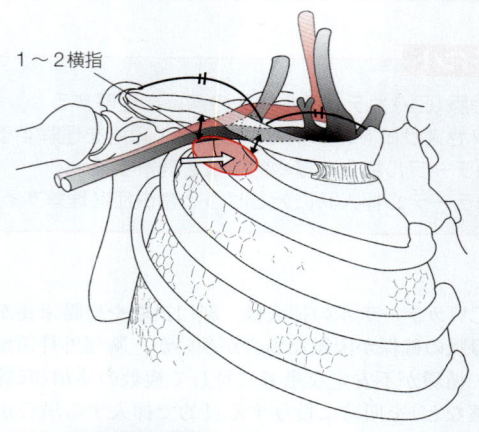

1～2横指

図2　鎖骨下静脈の穿刺
胸管穿刺を避けるため，右側を第1選択とする．鎖骨中央〜
鎖骨外側1/3，かつ，鎖骨下方1〜2横指の位置（●）を刺入
点とし，針先は頸切痕方向に向ける．

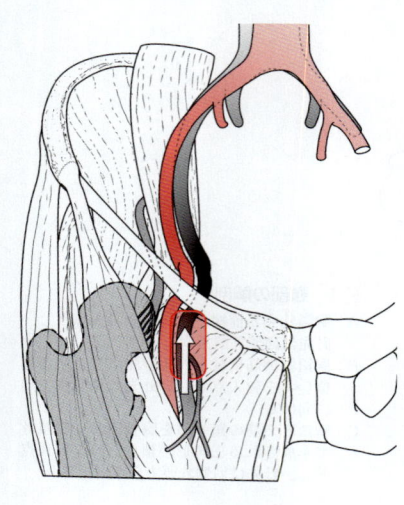

図3　大腿静脈の穿刺
鼠径靱帯の2横指尾側，大腿動脈の内
側（●）を刺入点とし，針先は頭側に
向ける．
穿刺針が鼠径靱帯を越えて頭側に進
まないよう十分注意する．

各アクセスサイトの長所・短所

	長所	短所
内頚静脈	・超音波ガイド法が容易 ・外的圧迫が可能 ・機械的合併症が少ない ・血栓，狭窄のリスクが低い	・違和感が強い
鎖骨下静脈	・違和感が少ない	・超音波ガイド法が困難 ・外的圧迫が困難 ・長期使用による血栓，狭窄のリスクが高い ・長期使用による pinch-off syndrome の可能性
大腿静脈	・超音波ガイド法が容易 ・外的圧迫が可能	・血栓のリスクが高い ・違和感が強い

〔Frykholm P, et al：Clinical guidelines on central venous catheterization. Swedish Society of Anaesthesiology and Intensive Care Medicine. Acta Anaesthesiol Scand 2014；58：508-524 より引用〕

ワンポイントアドバイス　安全な CV カテーテル挿入

通常，胸部外科医による CV カテーテル挿入は，病棟で行うことが多く，手術室での整った環境と比べて手技が難しいことがある．また，抗血小板薬・抗凝固薬を内服していることも多いため出血のリスクが高い．

手技に際しては準備が重要であるため，①トレンデレンブルグ位（内頚静脈・鎖骨下静脈）や逆トレンデレンブルグ位（大腿静脈）など適正な体位をとる，②エコーガイド下による real-time approach に習熟する，などに留意して行うと安全・確実な挿入が可能となる．

CV カテーテル挿入における基本的手順

詳細は他書に譲るがポイントは押さえておきたい．

- 準備（モニタリング，救急カートの準備）
- 患者の体位の徹底（ワンポイントアドバイス参照）
- 感染予防（マスク，キャップ，滅菌手袋，滅菌ガウン，大きな滅菌ドレープ）

- 消毒（1%クロルヘキシジンアルコールまたは10%ポビドンヨード）
- 穿刺（超音波ガイド下穿刺が安全性・確実性に優れる）

■ 合併症と対応

- 早期合併症：動脈穿刺，血腫，気胸，血胸，カテーテル迷入など
- 遅発性合併症：気胸，血胸，カテーテル位置異常，感染など

　上記合併症の予防のために，処置前のバイタルサイン・胸部X線画像・血液検査・薬歴を把握し，また処置直後のバイタルサインの確認や胸部X線でのカテーテル先端位置の確認が重要である．

参考文献

1) Frykholm P, et al : Clinical guidelines on central venous catheterization. Swedish Society of Anaesthesiology and Intensive Care Medicine. Acta Anaesthesiol Scand 2014 ; 58 : 508-524

（岡村賢一）

5）バスキュラーカテーテル挿入

マスターポイント

✦ バスカテの基本的原理を理解する
✦ 各アクセスサイトの特徴を理解する
✦ 留置期間と感染リスクについて理解する
✦ カテーテルロック溶液の違いを理解する

▌バスカテの基本原理

　透析用短期型バスキュラーカテーテル（以下バスカテ）は，赤色ポートと青色ポートのダブルルーメンカテーテルを基本構造としている．通常，赤色ポートはカテーテル側管から血液を脱血し，青色ポートはカテーテル先端から浄化した血液を送血する．これらの色分けは，慢性維持透析において，一般的に動脈側から脱血し，静脈側から送血することに由来する．なお，バスカテでは流量が制限される場合などに，送脱血ポートを入れ替えることも可能である．

▌アクセスサイトの特徴

● 右内頸静脈：上大静脈に直線的に到達するため，機械的トラブル・感染がより少ない
● 左内頸静脈：上大静脈に至る過程で解剖学的にカテーテルが二度の曲線を描くため，右内頸静脈に比べて血栓閉塞・感染のリスクが高いことが知られている
● 鎖骨下静脈：主に，頸静脈や大腿静脈が閉塞などで使用できない場合に用いられるが，狭窄や血栓閉塞の頻度が高い
● 大腿静脈：両側の内頸静脈および鎖骨下静脈が使用できない場合に必要となる．内頸静脈・鎖骨下静脈に比べて気胸や空気塞栓のリスクが低い

▌アクセスサイトと留置期間による感染リスク

　留置期間1・2・3・4週間における感染リスクは，下記のごとくア

クセスサイトによらず留置期間 2 週間以上で上昇するため，2 週間未満が望ましい[1]．

- 内頸静脈アクセスは，1.7%・4.6%・5.4%・10.3%
- 大腿静脈アクセスは，3.1%・10.7%・18.1%・29.1%

> **ワンポイント アドバイス　適切なカテーテルロック溶液の処理**
>
> 持続的血液濾過透析（CHDF）などの持続的腎代替療法（CRRT）を開始・終了する際に，ふだんなにげなく行っているカテーテルロック溶液の操作にも，血栓・感染の観点から注意すべきポイントがある．
> ・CRRT 治療時は，各ポート内からロック溶液を十分に吸引し，各ルーメンを新たな生理食塩水で充填する
> ・CRRT 終了時は，各ルーメンを 10 mL の生理食塩水でフラッシュした後に，適切なカテーテルロック溶液で充填する

■ 主なカテーテルロック溶液の特徴

　一般的に，カテーテルロック溶液としてヘパリン加生理食塩水が用いられるが，これまでに生理食塩水・ヘパリン（低濃度・高濃度），クエン酸，組織プラスミノーゲン活性化因子（t-PA）など種々の溶液が検討されてきた．しかし，現状強いエビデンスのある方法は存在しない．そのため，代表的な溶液の特徴を理解する必要がある．

- **ヘパリン**：現状，100 単位/mL ヘパリン（いわゆる，ヘパリンロック製剤）の充填が血栓予防とコスト面で妥当だと考えられている．1,000 単位/mL を超える高濃度ヘパリンの使用は出血の観点から避けるべきとされる．一方，ヘパリン起因性血小板減少症（HIT：heparin-induced thrombocytopenia）の発生率が，透析患者で多いことを十分理解しておく必要がある
- **4%クエン酸**：わが国では，専用の透析液が存在しないため使用頻度は少ないが，ヘパリン関連の出血性合併症を認めず，またHIT を回避しうる．その他，抗感染性に優れることも知られている．2012 年 3 月に発表された Kidney Disease：Improving Global Outcomes（KDIGO）ガイドラインでは，禁忌がない限りヘパリン

に優先して推奨されている[2]

参考文献

1) Oliver MJ, et al：Risk of bacteremia from temporary hemodialysis catheters by site of insertion and duration of use：a prospective study. Kidney Int 2000；58：2543-2545
2) Kidney Disease：Improving Global Outcomes（KDIGO）Acute Kidney Injury Work Group. KDIGO Clinical Practice Guideline for Acute Kidney Injury. Kidney Int Suppl 2012；2：1-138

（岡村賢一）

6) IABP 挿入

マスターポイント

✦ IABP の基本原理・構造を理解する
✦ IABP の適応・禁忌・離脱基準をいえるようにする
✦ IABP の設定を理解する
✦ IABP 挿入時および使用中また抜去時の注意点・合併症をいえるようにする

IABP とは？

IABP とは，Intra-Aortic Balloon Pumping の略である．カテーテルに付着した 30〜40 mL 容量のバルーンを胸部下行大動脈内に留置し，心拍動に同期して収縮・拡張させることで心臓仕事量の圧補助を行う，また心筋への酸素供給を増加させ心筋の酸素消費量を減少させる効果がある循環補助装置である．

カテーテルは一般的に鼠径部の大腿動脈から挿入留置され，シースがあるものとないものがある．応答性のよいヘリウムガスが用いられ，バルーン収縮・拡張のタイミングはバルーン先端圧または末梢動脈圧波形，心電図をトリガーとして用いる．

心臓の拡張期にバルーンを膨張させる．冠血管の拡張期圧が上昇し，冠動脈血流量が増加，平均動脈圧の上昇効果がある（diastolic augmentation）．心臓の収縮期にはバルーンを収縮させ，左室の後負荷が減少し，心筋酸素消費量を減少させる（systolic unloading）．

IABP の適応・禁忌・離脱基準

(1) 適応

- 心原性ショック
- 急性心筋梗塞による機械的合併症（心室中隔穿孔，僧帽弁閉鎖不全）
- 人工心肺からの離脱時の循環補助

- 低心機能症例手術時の循環補助

(2) 禁忌
- 重症大動脈弁閉鎖不全症
- 胸部大動脈瘤，大動脈解離

(3) 相対的禁忌
- 大動脈の高度屈曲
- 末梢動脈疾患
- 凝固異常

(4) 離脱基準
- 収縮期圧＞90 mmHg
- 肺動脈楔入圧＜20 mmHg
- 心係数＞2.2 L/min/m²
- 安定した臨床所見（不整脈がないまたは少ない，安定した体液管理など）

▌IABP の設定

(1) トリガーの選択
- 心電図トリガーを優先する．動脈圧波形は心収縮の結果が反映されたものである．心電図は心収縮のもととなる電気的信号である
- 電気メス使用時は動脈圧トリガーを考慮する
- 人工心肺中の脈圧発生やバルーン血栓形成予防には internal mode が有用である

(2) バルーン収縮・拡張のタイミング
- 大動脈弁閉鎖時にできる dicrotic notch にバルーンを拡張させ，バルーン動作時の拡張末期圧が最低値を示すようにバルーンを収縮させる
- 動脈圧波形から IABP のアシストが最大限生かされているか確認

(3) バルーンの選択と適正留置
- 患者の身長が 170 cm では 40 mL，160 cm では 35 mL，150 cm では 30 mL が目安
- 先端が左鎖骨下動脈から 2 cm 末梢，バルーン末梢側が腹腔動脈の血流を阻害しないようにする
- 常に透視下挿入できるわけではない．体表を目安に挿入長を決めることもある

(4) オーグメンテーションボリュームとアシスト比
- オーグメンテーション，アシスト比を変え離脱可否の参考にする
- 常に離脱の時期を考慮する

■ 合併症
(1) 下肢虚血
- カテーテル抜去時の仮性瘤・血腫形成
- カテーテル挿入時の動脈損傷
- バルーンによる分枝血流阻害
(2) 消費性血小板減少
- カテーテル感染
- バルーン破裂
- カテーテルキンク

参考文献
1) 四津良平(監)：決定版　病棟必携！　カラーで診る　補助循環マニュアル　CIRCU-LATION Up-to-Date 2010 年増刊．メディカ出版，2010

（星野康弘）

7) ECMO 挿入（VA，VV）

マスターポイント

- ✦ ECMO 挿入（VA：veno-arterial, VV：veno-venous）の適応を理解する
- ✦ ECMO 挿入に必要な解剖学的知識を説明できるようになる
- ✦ 外科的および経皮的な ECMO 挿入の手順を理解する

ECMO とは？

- 体外式膜型人工肺（extra-corporeal membrane oxygenation）の略語である
- 「静脈血を体外に脱血して，人工肺で酸素化して二酸化炭素を除去した後に，ポンプで機械的に体内に戻す装置」の通称である
- 心臓や肺の機能が著しく損なわれた場合に，それらの機能が回復するまでの間，一時的に全身の呼吸循環をサポートする補助システムである

VA-ECMO（図 1A）と VV-ECMO（図 1B）

- VA-ECMO：心臓の機能，または心臓と肺の両方の機能が悪い場合に用いる．通常は大腿静脈から脱血し，大腿動脈に送血する．外科的に挿入する場合も，経皮的に挿入する場合もある．経皮的心肺補助（PCPS：percutaneous cardiopulmonary support）ともよばれる
- VV-ECMO：心臓の機能が維持されており，肺の機能のみが悪い場合に用いる．通常は大腿静脈から脱血し，内頸静脈に送血する．経皮的に挿入することが多い

VA-ECMO の適応

- カテコールアミンや IABP を最大限に使用しても循環が維持できない場合

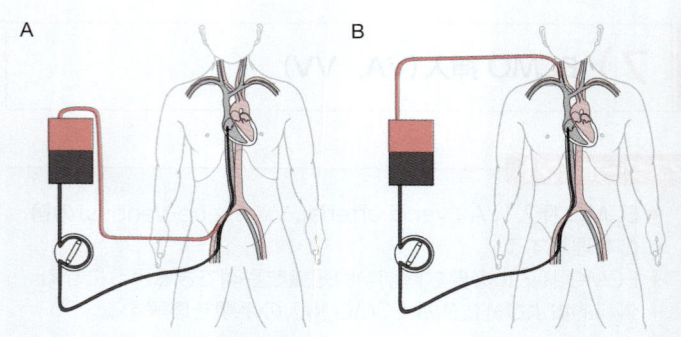

図1　VA-ECMO と VV-ECMO
A：VA-ECMO（femoral drain and femoral artery return）
B：VV-ECMO（femoral drain and jugular return）

- 急性心筋梗塞，急性心筋炎，開心術後の急性心肺不全，重篤な肺塞栓症など

VV-ECMO の適応
- 人工呼吸器を最大限に使用しても呼吸が維持できない場合
- 「呼吸が維持できない」とは，①酸素化が悪い，②二酸化炭素が蓄積してしまう（呼吸性アシドーシス）の2パターンがある
- 重症肺炎，ARDS など

ECMO の禁忌
- 活動性出血（ECMO には抗凝固療法が必須になるため）
- 不可逆的疾患の場合（末期癌など）
- 高度の大動脈弁逆流がある場合は，VA-ECMO は禁忌（左室の過伸展をきたす）
- 75歳以上の高齢患者では，適応を慎重に評価する必要がある

VA-ECMO 挿入で知っておくべき大腿動静脈周囲の解剖（図2）
- 送血管の挿入は，鼠径靱帯直下の大腿動脈よりやや遠位側から
- さらに遠位側には，背側やや外側に分枝する大腿深動脈を認め，大腿動脈は浅大腿動脈となって細くなる

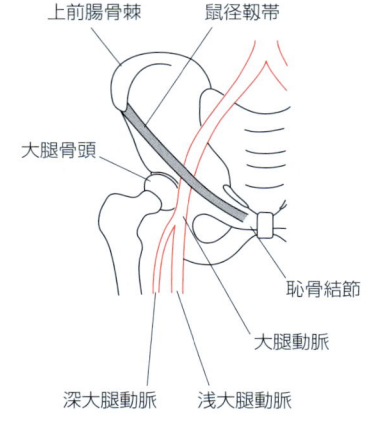

図2　大腿動静脈周囲の解剖

- 脱血管は大腿動脈の内側やや背側に位置する大腿静脈から
- 大腿動静脈周囲には，リンパ管が主に縦方向に走行している

■ 外科的 VA-ECMO 挿入の手順（概要）

- 鼠径靱帯直下で大腿動脈を触知，縦（または横）に皮膚切開
- リンパ漏を避けるため，大腿動脈周囲組織は縦方向に剥離して大腿動脈を露出
- 大腿動脈の内側にて大腿静脈を露出
- 5-0 の非吸収性モノフィラメント糸にて，動脈には 2 重に，静脈には 1 重にタバコ縫合
- 3,000〜5,000 単位のヘパリンを投与，動静脈にガイドワイヤーを挿入
- 体格により，送血管は 16〜20 Fr，脱血管は 22〜24 Fr のサイズを選択してカニュレーション
- 回路と接続して ECMO 開始（送血回路への空気の迷入がないように配慮する）
- 遠位側の下肢虚血を予防するため，8 Fr の送血管/シースを浅大腿動脈に留置して灌流する
- 経皮的に挿入する場合は，血腫形成を予防することが重要であ

る．先に皮膚を穿刺して，大腿動静脈にガイドワイヤーを留置した後にヘパリン投与，それからカニュレーションする

■ 経皮的 VV-ECMO 挿入の要点

- 皮膚を穿刺して，内頸静脈と大腿静脈にガイドワイヤーを留置したのちにヘパリン投与
- VV-ECMO の目的はガス交換であるため，VA-ECMO に比較すると低流量で十分である
- 体格により，送血管は 16〜18 Fr，脱血管は 20〜22 Fr のサイズを選択
- 送血管の先端は上大静脈内，脱血管の先端は下大静脈/右房合流部に留置する
- VV-ECMO で送血管と脱血管の先端の位置が近すぎると，送血管から送り出された酸素化された血液が脱血管に流入して(リサーキュレーション)，ガス交換の効率が低下する
- VV-ECMO 開始後，脱血管から赤い酸素化血が脱血されるようであれば，送血管と脱血管の先端の距離をとって，再留置する必要がある

ワンポイントアドバイス　合併症なく ECMO を開始するには？

・ガイドワイヤーの留置/操作が肝である．可能であれば，経食道エコーなどを用いてガイドワイヤーの位置を確認する．動脈へのカニュレーションの際は，ワイヤーが下行大動脈内にあることを確認．静脈へのカニュレーションの際は，大静脈内にあることを確認する．

・カニュレーションの際には，ダイレーターを用いて血管や周囲組織を徐々に拡張させる手技が必要になる．ダイレーターを進める際に抵抗があれば，ガイドワイヤーの迷入や屈曲を疑う．この場合，細めのダイレーターを再留置して，ガイドワイヤーが屈曲なく適切な位置にあることを再確認しなくてはならない．

・ダイレーターや送血管/脱血管内を，ガイドワイヤーが抵抗なくスムーズに動くようであれば，ワイヤーは屈曲なく適切

な位置にあることが多い.

参考文献
1) White A, et al：What is ECMO? Am J Respir Crit Care Med 2016；193：9-10
2) Jayaraman AL, et al：Cannulation strategies in adult veno-arterial and veno-venous extracorporeal membrane oxygenation：Techniques, limitations, and special considerations. Ann Card Anaesth 2017；20(Supplement)：S11-S18

（安藤政彦）

8) 気管切開

マスターポイント

- ✦ 気管切開の適応と禁忌を理解する
- ✦ 気管切開に必要な準備と手技を理解する
- ✦ 気管切開の合併症（短期・長期）を理解する
- ✦ 輪状甲状膜切開の手技について理解する

気管切開の適応と禁忌，注意すべき症例

- 長期（およそ2週間以上）の人工呼吸管理を要する症例
- 意識障害，両側反回神経麻痺などで気道確保・誤嚥防止が必要な症例
- 頻回の気管支鏡・吸痰が必要となる症例

相対的禁忌：胸骨正中切開直後→創が近く胸骨骨髄炎のリスクが高い．1か月は待つべき．

準備と解剖・手技

- 第2～3気管軟骨輪で行う（第1気管軟骨より上だと肉芽形成→出血・狭窄が起きやすい）
- 図1の解剖を熟知し，CTで左腕頭静脈や腕頭動脈の前頸部への蛇行がないか確認
- 肩枕を入れて頸部を伸展させた姿勢をとる（図2）．セルディンガー法で行う場合はベッドを固くするかCPRボードを背中に入れる（柔らかいと力がうまく伝わらない）
- 待機的な場合は電気メス，吸引を用意し確実に止血する
- 必ず防護用にメガネ着用（気道が開くと，血液まじりの分泌物が吹きあがることあり）
- オープンで気管切開する場合には，止血しつつ前頸筋群を横方向に開排しながら気管前鞘に到達する．甲状腺が邪魔なときは峡部を切離する．挿入予定のチューブの大きさにあわせて孔の大きさ

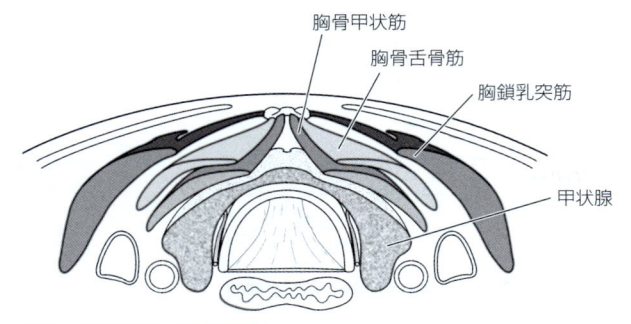

図1　気管切開に必要な解剖

胸骨甲状筋
胸骨舌骨筋
胸鎖乳突筋
甲状腺

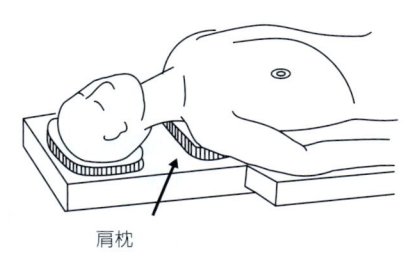

肩枕

図2　気管切開の体位

を決める．完全にくり抜く方法，U字切開にする方法，さらに皮膚に縫い付ける方法などいろいろある．糸針をかけてから尖刃メスで切るとよい

● セルディンガー法を用いる場合には，気管支鏡を併用し，正しい位置に挿入されているかを確認しながら行うべき．かなりの力が加わるので，気管膜様部〜食道損傷にならないよう注意（経口気管挿管中なら気管チューブを，気切チューブ挿入予定部の少し中枢まで引き抜き，これを気管内腔を保持するスタイレットとしながらダイレーターを挿入していくと膜様部を損傷しにくい

▌気管切開の合併症

● 短期：皮下縦隔気腫，出血，反回神経麻痺，食道損傷（特にセルディンガー法で）

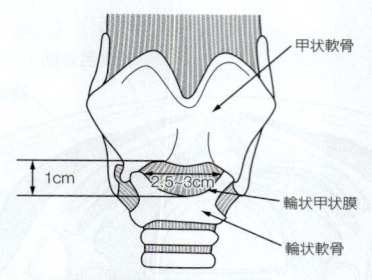

図3 輪状甲状膜と周囲の解剖

- 長期：肉芽形成による狭窄，気管腕頭動脈瘻形成*

■ 輪状甲状膜切開

　輪状甲状膜（図3）を通してのトラヘルパー®，ミニトラック® の留置．

　適応：術後，喀痰が多い・または喀出困難な症例で人工呼吸管理は不要な症例．または緊急時の気道確保．

- 3～4 mm 径のチューブを留置することで，気管切開同様，直接気道内から吸痰し効果的に気道浄化をはかる．一方，気管切開のように気管支鏡や誤嚥予防はできない
- 輪状甲状膜を穿刺し，直接またはセルディンガー法を用いて留置する
- 輪状甲状膜を触診で確認する．余裕があれば気管支鏡で内腔を確認するほうが安全（粘膜内挿入や，深く入ると気管膜様部～食道損傷のリスクあり）

参考文献
1) 野村岳志：緊急気道確保：器具と外科的処置②輪状甲状膜穿刺（切開）．日臨麻会誌 2014；34：613-621
2) 畠中陸郎，他：呼吸器外科手術書（第6版）．金芳堂，2015

（佐藤雅昭）

---

*カフによる長期圧迫により気管と腕頭動脈の間に erosion が生じ，あるとき大出血を起こす（致命的）→カフ圧の管理．必要に応じて長いチューブ（アジャストフィットなど）へ変更し，圧がかかるポイントをずらす．

9) 気管支鏡

マスターポイント

- ✦ 気管支鏡に必要な準備・段取りを理解する
- ✦ 気管支鏡の手順を理解する
- ✦ 気管支鏡に伴う合併症を理解する

　気管支鏡は呼吸器疾患の診断および治療だけでなく，近年，術前準備として肺表面のマーキングを行う際にも使用されている．気管支鏡は比較的侵襲の大きい手技であり，種々の要因で循環器・呼吸状態の変動をきたす可能性がある(1.1%)[1]．総合的に判断して適応を決定する必要があり，近年，入院管理で検査を行うことが多くなってきているが，出血性素因のない気管支鏡検査は，基本的に外来で検査を実施することが可能である．気管支鏡を安全に行うために，その手技の特性を十分理解して行うことが重要である．

▌適応

(1) 診断的適応：気管支鏡検査
①症状(喀血，血痰，原因不明の咳嗽など)を認める場合
②放射線画像にて肺や気管支に異常陰影を認められ，肺癌，感染症，炎症などが疑われる場合
③喀痰細胞診陽性の場合
④その他，肺・気管支に異常が疑われる場合

(2) 治療的適応：気管支鏡下治療
①気管・気管支閉塞および狭窄(腫瘍，異物，感染)
②難治性肺瘻

(3) 手術補助的適応：気管支鏡下マーキング
①virtual assisted lung mapping(VAL-MAP)[2]
②ICG 気管支注入
③気管支内マイクロコイル留置

禁忌

明らかに禁忌とされる病態は少ない．適応を慎重に検討するのは，①制御不能な不整脈，重症心不全，②気管支鏡中に低酸素血症が予想される場合，③出血傾向を有する患者の組織採取，④非協力的な患者などである．

必要な環境・機器・用具

(1) 環境：安全管理の視点から，①人員の確保（2名以上が望ましい），②感染症診療に対応が可能（十分な換気能力），③合併症発生時に対応が可能な環境（救急カートなど）を備えることが重要である．

(2) 感染および放射線被曝対策：①検査着：予防衣（ガウン），マスク（結核菌を疑う場合にはN95マスク装着），帽子，手袋，フェイスシールド，②X線透視下検査時：プロテクター，甲状腺プロテクター，放射線防護メガネなど．

(3) 施設：①X線透視室：X線透視はTBLBやVAL-MAPを行う場合や合併症（気胸・出血）の早期発見にも必須である．②抗酸菌感染症診断：十分な換気能力が必要である．③吸引装置：2系統備えることが望ましい（気管支鏡用，口腔内吸引用）．

(4) 設備：モニタリング機器（心電図，血圧，呼吸数，経皮的酸素飽和度：SpO$_2$），救急カート（急変時に備えて）．

(5) 気管支鏡システム：気管支鏡（電子スコープまたはファイバースコープ），内視鏡タワー〔画像モニター，光源，記録装置（電子媒体）〕，超音波気管支鏡システム．

(6) 薬剤：キシロカイン®（1%，2%），生理食塩水，ミダゾラム，フルマゼニル，（アトロピン硫酸塩）．

(7) 検体処置用具：生検鉗子，ブラシ，キュレット，経気管支吸引生検針，撒布チューブ，検体容器（洗浄細胞診用，生検用），プレパラート，固定用アルコール，ホルマリンなど．

(8) その他の器具：マウスピース，ジャクソン型手動スプレー，注射器各種，吸引装置，ガーゼ，キシロカイン® ゼリーなど．

検査の実際

①問診：既往歴の聴取，現在治療をされている疾患名，投薬内容に

気をつけながら問診を行う．呼吸器疾患(気管支喘息, COPD)，循環器疾患(不整脈, 狭心症)，脳血管疾患, 肝疾患, 血液疾患(凝固異常, 出血傾向)などの合併に気をつける．抗血栓薬(抗血小板薬, 抗凝固薬)の内服, その他の薬剤の内服, 局所麻酔薬に対するアレルギーの有無に気をつける．年齢によって気管支鏡検査が制限されることはない．

②同意書の取得：気管支鏡施行前に患者に検査目的や内容をわかりやすく説明することは，気管支鏡検査の忍容性を高めるとされている[3]．診断は確実に得られるわけではないことも患者さんに十分に説明し，同意を得ておく必要がある．

③内服薬チェック：抗血小板薬(アスピリン, チクロピジン塩酸塩, クロピドグレル硫酸塩, イコサペント酸エチル, シロスタゾールなど)，抗凝固薬(ワルファリン, ヘパリンなど)．

▌気管支鏡前検査

①血液検査：血液一般検査(血小板数)，生化学検査(肝機能, 腎機能など)，炎症反応，凝固線溶系(PT, APTT)，感染症(HBV, HCV, HIV, 梅毒検査)，抗原特異的インターフェロン-γ遊離検査(IGRA：QFT や T-Spot)．

②呼吸機能検査：肺機能検査, パルスオキシメーター(経皮的酸素飽和度)，動脈血ガス分析(必要時)．

③心電図．

④喀痰検査(肺結核が疑われる場合)．

▌基本手技

(1) 前処置

①絶飲食(絶食：検査前4時間程度, 絶飲：検査前2時間程度)，降圧薬, 抗不整脈薬は少量の水で内服．

②点滴ライン確保, バイタルの確認(血圧, 呼吸数, 経皮的酸素飽和度)．

③前投薬：次頁参照．

④モニターの装着：心電図：血圧, 呼吸数, パルスオキシメーター．

⑤酸素投与：カニューレ, マスク．

(2) 麻酔・鎮静

①前投薬：硫酸アトロピンに代表される抗コリン薬は咳嗽を減らし，気道分泌物の減少，血管迷走神経反射を防ぎ，気管支攣縮反射を減らすとされ，頻用されていたが，複数のランダム化比較試験では気管支鏡検査時の有効性が証明されておらず，現在，硫酸アトロピンの投与は必須とされていない[3)~7)]．(禁忌：緑内障，重症不整脈．注意：サルコイドーシス)

②鎮静：ミダゾラムを生理食塩水にて 1 mg/mL に希釈し，反応をみながら少量ずつ投与．拮抗薬としてフルマゼニルが使用される．プロポフォールは過剰投与により容易に全身麻酔となり，拮抗薬はないので，麻酔科医により使用することが推奨される．オピオイドは咳嗽反射の減少，リドカイン使用量減少，患者の気管支鏡に対する忍容性が向上するなどの観点から併用を考慮すべきもしくは推奨されている[8)]．

③局所麻酔：リドカインによる局所麻酔は咳嗽を抑え，鎮静薬の量を減らすことができる[9)]．経鼻挿入の場合は潤滑油的に 2% リドカインゲルが使用されている．経口挿入の場合，口腔咽頭の局所麻酔は 1% リドカインもしくは 2% リドカインによる噴霧(ジャクソン型手動スプレーなど)を行い，喉頭，気管，気管支の局所麻酔には気管支鏡を進めながらワーキングチャンネルから 1% リドカインもしくは 2% リドカインの撒布・噴霧を行う(BTS ガイドラインでは 1% が推奨されている)[4)]．リドカインの過剰投与は自覚的，他覚的中毒徴候(中枢神経系・心血管系異常)をきたす．

(3) 挿入・観察

①術者は患者の頭側に立ち，口または鼻から気管支鏡を挿入する(経鼻挿入の場合には鼻出血・疼痛を伴うことがある)．気管支鏡を屈曲させない．

②咽頭・喉頭・声帯の観察：声帯の動き(反回神経麻痺など)，腫瘍の有無の確認．声帯を通過後，気管前壁にあたらないように気管支鏡先端をダウンさせる(解剖を理解する)．全体が観察しやすいように気管・気管支内腔の中心に気管支鏡が来るように操作する．

③気管・気管支の観察：咳嗽を抑えるために，気管(上方・下方)，気管分岐部，左主気管支，第二分岐部，左右上葉入口部，中葉入口部にキシロカイン® をゆっくり噴霧(勢いよく噴霧すると刺激

となり咳が出るので注意). 10 mL シリンジを使用し，2 mL のキシロカイン，8 mL の空気で後押しする.

(4) 気管支鏡検査
①気管支鏡
②蛍光気管支鏡
③超音波気管支鏡

(5) 検体採取法
①組織採取：直視下：経気管支鏡生検(TBB：transbronchial biopsy)，透視下：経気管支肺生検(TBLB：transbronchial lung biopsy)
②細胞採取：
(ア) 病巣擦過(ブラシ擦過)，擦過細胞診(直視下，透視下).
(イ) 針穿刺吸引：経気管支針生検(TBNA)，超音波気管支鏡ガイド下針生検(EBUS-TBNA).
(ウ) 洗浄：気管支洗浄，気管支肺胞洗浄：BAL(気管支肺胞洗浄)

(6) 気管支鏡下治療
①気管支鏡下喀痰吸引
②気道内異物摘出
③気管支瘻・肺瘻閉鎖：EWS(endobronchial Watanabe spigot)
④気道ステント留置
⑤光線力学的治療(PDT：photodynamic therapy)
⑥焼灼術：レーザー焼灼(高出力ダイオードレーザー)，アルゴンプラズマ焼灼(APC：argon plasma coagulator)
⑦高周波スネア(ポリペクトミー)
⑧マイクロ波凝固療法
⑨密封小線源治療
⑩気管支熱形成術(bronchial thermoplasty)：喘息治療

(7) 気管支鏡下マーキング
小型肺癌，他癌肺転移などの部分切除，区域切除，複雑区域切除のマーキングする場合に行う.
①VAL-MAP：インジゴカルミンを肺表面に撒布し，切除範囲，腫瘍位置を同定する方法
②ICG 気管支注入：切除する区域・亜区域に ICG を注入し，蛍光胸

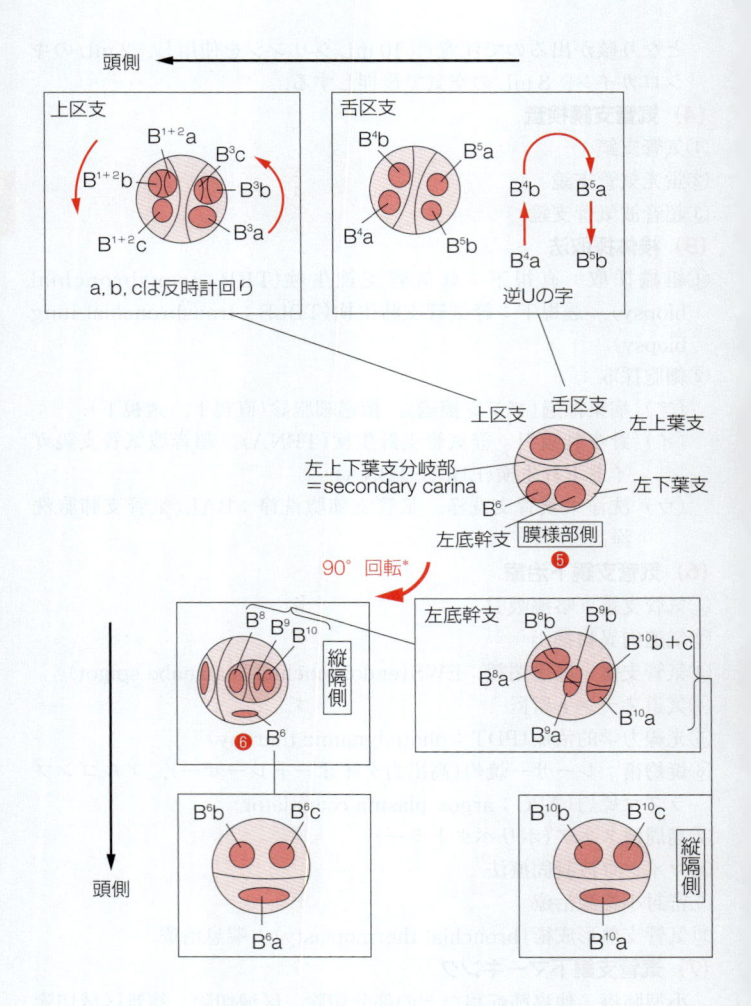

*気管支鏡を❷→❸, ❺→❻に進めるときに気管支鏡
　の角度が90°回転するため見え方が変わることに注意する

図1　気管支鏡の進め方と枝の読み方

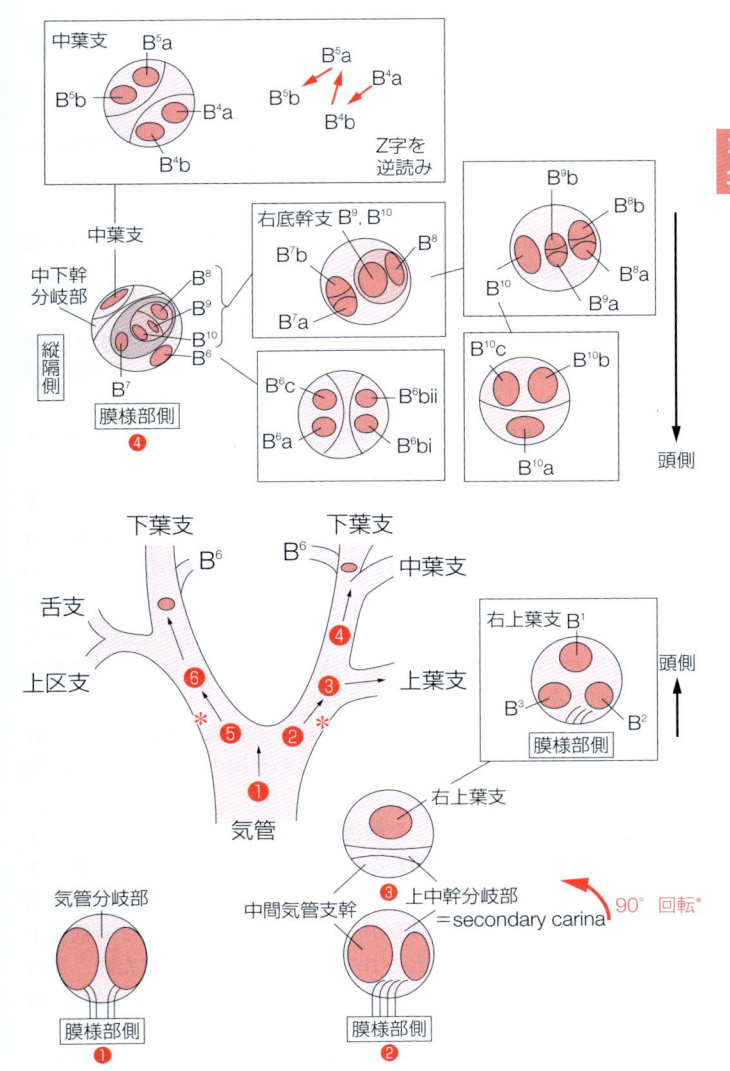

腔鏡にて可視化し切除範囲を決定する方法

③気管支内マイクロコイル留置：深部情報を可視化

(8) 検査後

①安静，絶飲食2時間以上

②抗菌薬の投与は基本的に必要でない（無脾症，人工弁移植術後，心内膜炎の既往歴がある場合には投与が推奨されている）

(9) 合併症

2010年のわが国の全国調査では，びまん性肺疾患に対して行われた気管支鏡検査時の合併症は2.04%，死亡は0.004%に認められている[1),10)].

肺・気管支からの出血（0.66%），気胸（0.4%），リドカイン中毒（0.04%），発熱や肺炎（0.22%），低酸素血症，心合併症，不整脈，感染などがある.

①出血：重篤な出血は鉗子生検の0.66～0.85%程度起こると報告されている[10)]．生検にて出血した場合，出血した気管支に楔入後，冷やした生理食塩水を10～20 mL注入し圧迫止血する．その処置後，止血が得られない場合にはボスミン生理食塩水の撒布を行う．それでも止血が得られない場合，出血量が多い場合には，バルーンを用いる．出血のコントロールが得られない場合，出血側を下にした側臥位をとり，対側肺の気道確保を行いながら，挿管の準備および挿管（片肺挿管）を行う．必要時には気管支動脈塞栓術，肺切除を考慮する.

②気胸：末梢病変を採取する際，生検鉗子が臓側胸膜に達してこれを破ると気胸が起こるとされている．わが国の鉗子生検後の気胸の発症率は0.4～0.63%であった[10)].

気胸を避けるために，①X線透視で胸膜と鉗子の距離を確認する，②生検時に患者に胸痛がないことを確認することが重要である．気胸の有無の確認のために気管支鏡検査の1時間後に胸部X線写真撮影を行うことがあるが，気胸の40%は検査後2時間以上経ってから明らかになるとされている[1)]．気胸が生じた際，進行しない場合には保存的に経過観察となるが，改善しない場合（Ⅱ度以上）の場合には胸腔ドレーン挿入を行う.

③リドカイン中毒：リドカインの過剰投与は意識障害，血圧低下，けいれんなどをきたす．リドカインは濃度1～2%であること，使

用上限を 250 mg 程度にすることとなっている．しかし，個人差が非常に大きく注意が必要である．リドカイン毒性のリスクは肝障害，心機能障害，腎障害で増加し，高齢者では注意が必要である．酸素投与，循環動態，意識状態の経過観察を行い，けいれんを認める場合はジアゼパムを使用し，けいれん発作を鎮静化させることに努める．

参考文献

1) Facciolongo N, et al：Incidence of complications in bronchoscopy. Multicentre prospective study of 20,986 bronchoscopies. Monaldi Arch Chest Dis 2009；71：8-14
2) Sato M, et al：Use of virtual assisted lung mapping(VAL-MAP), a bronchoscopic multispot dye-marking technique using virtual images, for precise navigation of thoracoscopic sublobar lung resection. J Thorac Cardiovasc Surg 2014；147：1813-1819
3) Cowl CT, et al：The role of anticholinergics in bronchoscopy. A randomized clinical trial. Chest 2000；118：188-192
4) Du Rand IA, et al：British Thoracic Society guideline for diagnostic flexible bronchoscopy in adults：accredited by NICE. Thorax 2013；68 Suppl 1：i1-i44
5) Bolton CE, et al：British Thoracic Society guideline on pulmonary rehabilitation in adults. Thorax 2013；68 Suppl 2：ii1-30
6) Malik JA, et al：Anticholinergic premedication for flexible bronchoscopy：a randomized, double-blind, placebo-controlled study of atropine and glycopyrrolate. Chest 2009；136：347-354
7) Williams T, et al：The role of atropine premedication in fiberoptic bronchoscopy using intravenous midazolam sedation. Chest 1998；113：1394-1398
8) Stolz D, et al：Cough suppression during flexible bronchoscopy using combined sedation with midazolam and hydrocodone：a randomised, double blind, placebo controlled trial. Thorax 2004；59：773-776
9) Antoniades N, et al：Topical lidocaine through the bronchoscope reduces cough rate during bronchoscopy. Respirology 2009；14：873-876
10) Asano F, et al：Deaths and complications associated with respiratory endoscopy：a survey by the Japan Society for Respiratory Endoscopy in 2010. Respirology 2012；17：478-485
11) 呼吸器内視鏡学会　安全対策委員会(編)：手引き書—呼吸器内視鏡診療を安全に行うために—(ver. 4.0)2017 年 10 月改訂 (http://www.jsre.org/medical/anzen_tebiki_4.pdf)

（似鳥純一・佐藤雅昭）

10) 縦隔鏡

マスターポイント

✦ 縦隔鏡の適応
✦ 縦隔鏡を行う際に必要な解剖と手技
✦ 合併症について

縦隔鏡の適応

　縦隔鏡の目的（適応）は，主に気管周囲・気管分岐部に位置するリンパ節もしくは腫瘍性病変の生検である．直視タイプの縦隔鏡と，いわゆるビデオ縦隔鏡がある．ビデオ縦隔鏡は，視野がテレビモニターに映し出されるため，助手や麻酔科医，看護師と手技や視野を共有できてよい．しかし近年は超音波気管支鏡ガイド下針細胞診（EBUS-TBNA）が普及して行われなくなってきた．

(1) 肺癌の縦隔ステージング

　複数のリンパ節ステーションから系統的にサンプリングする．縦隔リンパ節転移を疑う症例の手術適応決定や，化学放射線療法後の縦隔ステージングなど．

(2) 気管周囲の腫瘍性病変の生検

　ターゲットとする病変を CT 画像で確認して生検する．術中迅速診断を併施して，診断に足る検体が採取されているか確認することが多い．

縦隔鏡を行う際に必要な解剖と手技

　縦隔鏡の解剖は，EBUS-TBNA でリンパ節のステーションを同定する際の知識として有用である．手技のコツは，①吸引嘴管で丁寧に，十分に鈍的剝離して解剖を同定する，②左反回神経の同定を行う，③止血はガーゼパッキングを用いる，などである．

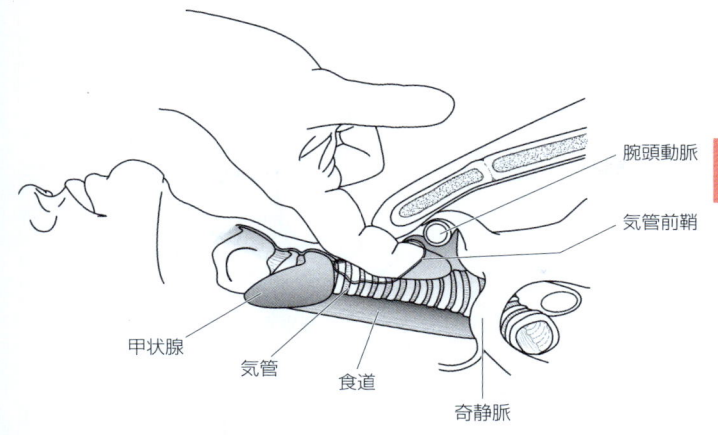

腕頭動脈

気管前鞘

甲状腺
気管
食道
奇静脈

図 1　縦隔鏡挿入前の剥離手技
前頸部から 2〜3 cm 程度の小切開創から気管前面に到達する. 気管前鞘を切開して気管前壁に到達し, 気管前鞘と気管前壁の間の層に示指を挿入して愛護的に鈍的剥離を行い, 縦隔鏡挿入スペースをつくる.

▌合併症について
(1) 出血
　特に上大静脈や奇静脈をリンパ節と誤認して血管壁を損傷すると大出血となるので細心の注意が必要である. 出血した際はとにかくガーゼを 2〜3 枚挿入・パッキングし, 次に行うべきことを考える時間を確保する.
(2) 左反回神経損傷
　左傍気管のリンパ節生検後の出血には, 吸引嘴管の通電による止血操作を避ける. ガーゼパッキングによる圧迫止血が安全で有効である.

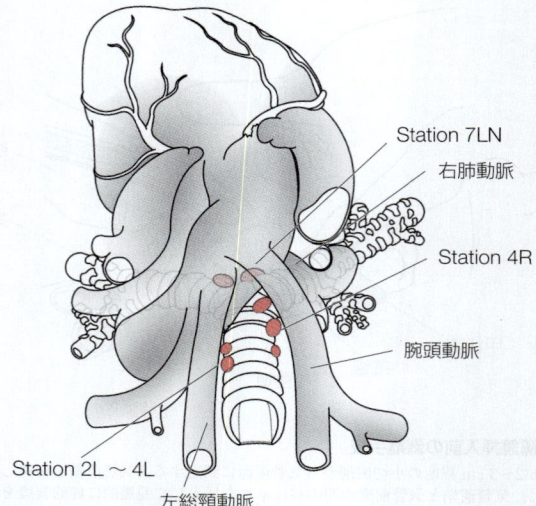

Station 7LN

右肺動脈

Station 4R

腕頭動脈

Station 2L 〜 4L

左総頸動脈

図2　縦隔鏡で到達可能なリンパ節

縦隔鏡を挿入して，右腕頭動脈の下（背側）を潜るように進む（Station 2L，2R）．吸引嘴管で鈍的に剝離しつつ尾側に進むと気管周囲のリンパ節が縦隔脂肪織中に見えてくる（Station 4L，4R）．視野右側の上大静脈および奇静脈，正面に見えてくる右主肺動脈壁を同定する．右主肺動脈の下を潜って気管分岐部に到達する（Station 7）．リンパ節は十分剝離のうえ，血管でないことを確認してサンプリングする．

参考文献

1) Nesbitt JC, et al：Thoracic surgical oncology：exposures and techniques. Lippincott Williams & Wilkins, Philadelphia, 2003

（安樂真樹）

11) 胸腔鏡検査

マスターポイント
✦ 胸腔鏡検査で観察・生検可能な病変を理解する
✦ 全身麻酔下・局所麻酔下胸腔鏡検査の特徴を理解する

胸腔鏡検査とは？

気管支鏡が気管内・肺野中枢性病変の観察・生検を対象とするのに対して，胸腔鏡検査は肺野末梢・縦隔・胸膜・横隔膜の病変や胸水の観察・生検を対象とする．全身麻酔下・局所麻酔下で観察・生検可能部位が異なるため適応を考慮する．

全身麻酔下胸腔鏡検査

方法：全身麻酔下で1〜2cmの創を2〜3か所作成して行う．

特徴：肺野末梢・縦隔・胸膜・横隔膜の病変を観察・生検が可能であるが，①高度な癒着や，②微小な肺野末梢性病変の症例では，癒着剥離や触知困難であるため，2〜4cmの小開胸創を併用することがある．また，③全身状態不良や，④呼吸状態不良の全身麻酔が困難となる症例でも施行が難しいことがある．

> **ワンポイントアドバイス** 微小な末梢肺野病変は検索可能か？
>
> 多くの場合，病変が1〜2cm程度の充実性結節で胸膜直下より1〜2cm程度の深さであれば，触知可能であることが多い．病変がすりガラス陰影であったり，触知困難が予想される場合，CTガイド下マーキング，VAL-MAPを考慮する．

適応疾患：肺・縦隔・胸膜

(1) 肺

■びまん性肺疾患

　特発性間質性肺炎，肺線維症，膠原病性間質性肺炎，過敏性肺炎，サルコイドーシスなど．

　上・中・下葉間面に沿って辺縁を切除し，2〜3か所の肺生検を行う．

ワンポイントアドバイス　間質性肺炎生検に伴うリスクとその対応

　間質性肺炎の術後合併症として①肺の脆弱性を背景とした肺瘻遷延や，②急性増悪などが問題となる．特に，後者の急性増悪は致死的であるため，術直後から少なくとも術後 1 週間までの観察が重要である．

　術前と比較して①呼吸苦の増悪（特に労作時），②血清 LDH 上昇，③KL-6 上昇を認めた場合，呼吸器内科医師と連携して画像評価を行い，ステロイドの投与など，治療導入を検討する．

■肺癌

　肺・胸膜・リンパ節生検によりステージングを確定して治療方針を決定する．また，分子標的治療薬・化学療法後の再発症例に対して，再生検を行うことで遺伝子検索を行い，治療方針を再検討する．

■腫瘍性病変

　転移性肺腫瘍，器質化肺炎，多発血管炎性肉芽腫症（ウェゲナー肉芽腫症）など．

　生検により診断を確定する．孤立性の転移性腫瘍においては切除による治療が可能．

(2) 縦隔

　縦隔リンパ節腫脹，悪性腫瘍転移，悪性リンパ腫・胸腺癌・胚細胞性腫瘍，縦隔型肺癌，胸腺腫など．〔その他の縦隔腫瘍は，「その他の縦隔腫瘍」（483 頁）参照〕

　生検により診断を確定し，治療方針を検討する．悪性リンパ腫が疑われる場合，約 1 cm^3 ほどの検体を採取して，ホルマリンに漬けずに病理に提出する．

(3) 胸膜
■ 悪性中皮腫
　アスベスト曝露歴のある胸水貯留例・胸膜肥厚症例が対象となる. 胸水検査による細胞診・ヒアルロン酸の測定が診断の補助となる. 線維形成型は胸壁側部組織への浸潤像や, zonation の所見(胸膜の胸腔側で細胞密度が高く, 胸膜壁の深部で細胞密度が低くなる所見)が線維性胸膜炎との鑑別に重要であるが, はっきりしない. そのため, 胸腔鏡下胸膜生検に加えて, port 部を 2〜3 cm ほど切開して, 同部より壁側胸膜を切除することも勧められる.

■ 癌性胸膜炎
　悪性腫瘍の胸膜病変は正確な診断が必ずしも容易ではない. しかし, 病変として胸膜肥厚や隆起性病変を認める症例では診断率が高く, 胸腔鏡下での観察下生検が有用である.

■ 結核性胸膜炎
　胸膜生検材料で結核特異的病理所見(乾酪性類上皮肉芽腫), 結核菌検出(塗抹鏡検, 培養, 核酸増幅法)で診断を確定する. 結核性胸膜炎の治療では耐性の有無を確認することが重要であるが, 胸膜生検による組織培養陽性率は局所麻酔下・全身麻酔下を問わず高値である.

▌ 局所麻酔下胸腔鏡検査
　方法：局所麻酔下で 2〜3 cm ほど 1 か所切開して, 胸腔鏡または気管支鏡を用いる.
　特徴：胸水貯留腔や胸膜・胸壁疾患の観察・生検が可能であり, 全身麻酔が困難となる全身状態不良症例・呼吸不良症例でも施行可能であることが多い.

▌ 適応疾患
(1) 胸膜疾患
　適応疾患と詳細は前述.

(2) 急性膿胸症例
　急性期には, フィブリンが析出することで隔壁が形成されて, ドレナージ不良となることがある. 局所麻酔下胸腔鏡は比較的簡便に隔壁を搔爬し, ドレナージ効率を改善することが可能である. しか

し，腔が連続していない場合や縦隔・肺門部近傍である場合は，肺損傷・血管損傷の危険性があるため慎重に適応を検討する．

参考文献

1) Boutin C, et al : Thoracoscopy in pleural malignant mesothelioma : a prospective study of 188 consecutive patients. Part 1 : Diagnosis. Cancer 1993 ; 72 : 389-393
2) 三村剛史，他：悪性胸膜中皮腫確定診断のための胸膜生検．肺癌 2010 ; 50 : 130-135
3) 石井　聡，他：当院にて局所麻酔下胸腔鏡を施行した結核性胸膜炎—組織培養の有用性の検討—．日呼吸誌 2014 ; 3 : 366-371
4) 白日高夢：イラスト胸腔鏡下手術．医学書院，2001
5) 日本呼吸器学会：新呼吸器専門医テキスト．南江堂，2016
6) 鏑木孝之：局所麻酔下胸腔鏡．気管支学 2015 ; 37 : 587-592
7) 石井芳樹：局所麻酔下胸腔鏡の適応とその限界．気管支学 2004 ; 26 : 322-325
8) 日本肺癌学会（編）：肺癌診療ガイドライン（2018年度版）．金原出版，2018

（土屋武弘）

4 胸部外科疾患と救急外来

1）肺塞栓症

マスターポイント

- ✦ どんなときに肺塞栓症を疑うか（症状，危険因子）
- ✦ 救急外来で肺塞栓症を疑ったときの初期対応（図1）をいえるようにする

▌肺塞栓症（ここでは急性肺血栓塞栓症を扱う）

- 主に下肢あるいは骨盤内の深部静脈血栓が塞栓源となり，血栓塞栓子が肺動脈を閉塞することで発症する．塞栓子のサイズや患者の心肺機能の予備能により重症度はさまざま
- 急性期を乗り切れば予後は良好．したがって，常に本疾患の可能性を念頭において早期診断治療を行うことが重要

▌危険因子

- 血流停滞：長期臥床，肥満，妊娠，全身麻酔など
- 血管内皮障害：手術，外傷，骨折，カテーテル留置，深部静脈血栓症の既往など
- 血液凝固能亢進：悪性腫瘍，感染症，薬物（経口避妊薬など），脱水，アンチトロンビン欠乏症，プロテインC欠乏症，プロテインS欠乏症など

▌症状

- 呼吸困難，胸痛，頻呼吸，発熱，失神，咳嗽，動悸など
- 特異的な症状はないため，危険因子のある症例で上記症状を呈する場合，本疾患を疑い検査を進める

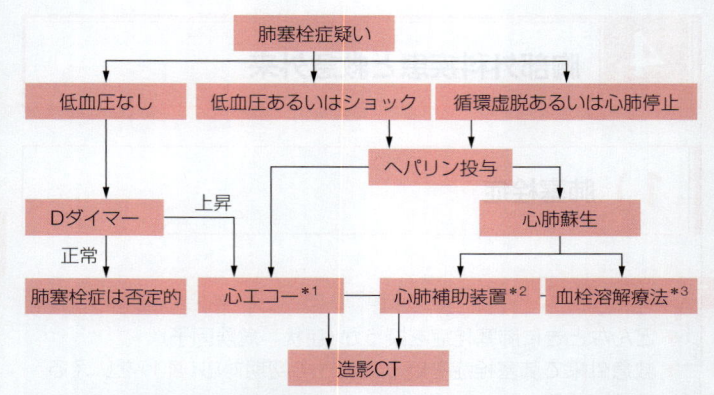

図 1　救急外来で肺塞栓症を疑ったときの初期対応

*1　深部静脈血栓症の評価も同時に行う
*2　脱血管の血栓閉塞に注意
*3　血栓溶解療法は出血性合併症増加のリスクもあり，直ちに心肺補助ができない場合
　　などに限る

検査

- 胸部 X 線
  - ・心拡大や肺動脈中枢部の拡張
  - ・他の心疾患の除外に有用
- 心電図
  - ・右心負荷所見（S1Q3T3，右脚ブロック，肺性 P 波など）（図 2）
- 動脈血ガス分析
  - ・低酸素血症，低二酸化炭素血症，呼吸性アルカローシス
- D ダイマー
  - ・感度は高いが特異度が低いため，診断の除外に有用
- 心臓バイオマーカー
  - ・BNP，トロポニン T，トロポニン I
  - ・心筋障害の程度を評価できる
- 心エコー
  - ・右心負荷所見と推定肺動脈圧の上昇，McConnell 徴候
- 造影 CT
  - ・肺動脈内の塞栓子の証明による確定診断に有用

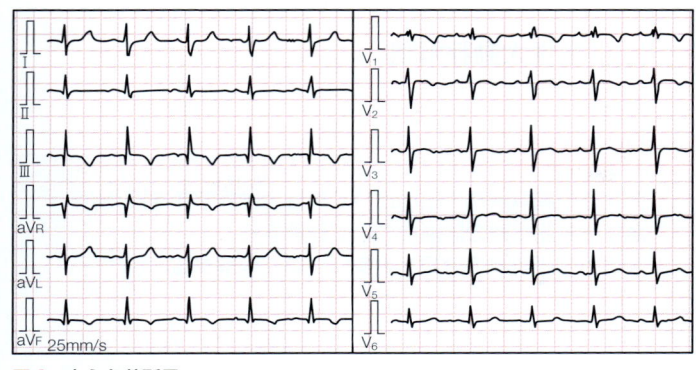

図2　右心負荷所見

- 肺シンチグラフィー
  - ・CT の診断能の向上に伴い，使用頻度は減少している
  - ・造影剤を使う必要がない点で有利

参考文献

1）肺血栓塞栓症および深部静脈血栓症の診断，治療，予防に関するガイドライン（2017 年改訂版）（http://j-circ.or.jp/guideline/pdf/JCS2017_ito_h.pdf）

（嶋田正吾）

2) 急性大動脈解離

マスターポイント

✦ 突発性の胸背部痛の鑑別として急性大動脈解離を疑う
✦ 急性大動脈解離の診断について理解する
✦ 急性大動脈解離の分類と治療について理解する

▌大動脈解離の定義

大動脈壁の内膜亀裂により中膜が剝離し 2 腔(内膜に囲まれた本来の血流腔＝真腔と，剝離により新たに生じた腔＝偽腔)となった状態〔「大動脈解離」の項(277 頁)を参照〕.

▌症状

強い胸背部痛(90 %)，意識障害，下肢麻痺，無症状(解離範囲により異なる)

▌診断(図 1)

● 病歴聴取
● バイタル(ショック有無)，血圧差(左右差・上下肢)，奇脈(動脈ライン)
● 聴診(弁逆流の心雑音)
● 胸部 X 線写真(縦隔陰影拡大・胸水)
● 心電図(虚血性変化)
● 心エコー(心囊液貯留，左室機能，大動脈弁閉鎖不全の評価)
  腹部エコー(腹腔・上腸間膜動脈，腎動脈の血流評価)
● 造影 CT(解離範囲，エントリー部位，偽腔血流の有無，破裂・灌流障害の評価)
  ※経食道エコーにて基部〜上行大動脈の解離の精査，下行の真腔圧迫，偽腔血流の評価が可能だが侵襲的であるため緊急手術の麻酔導入時に評価でも可能.

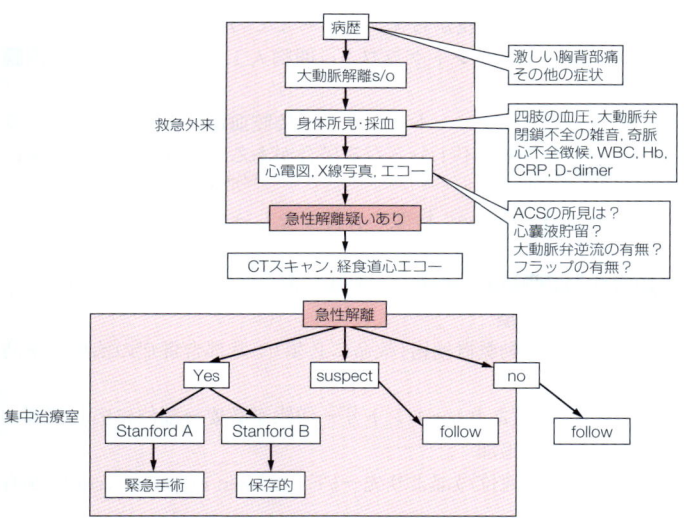

図1　急性大動脈解離診断・治療のフローチャート

〔日本循環器学会．循環器病の診断と治療に関するガイドライン：大動脈瘤・大動脈解離診療ガイドライン（2011 年改訂版）．（http://www.j-circ.or.jp/guideline/pdf/JCS2011_takamoto_d.pdf），2019 年 9 月閲覧）〕[1]

急性大動脈解離の分類と治療方針〔「大動脈解離」の項（277 項）を参照〕

(1) Stanford A 型（上行大動脈に解離がある）

- 偽腔開存型（ULP 型を含む）：大動脈基部合併症（大動脈弁閉鎖不全症，心タンポナーデ，急性心筋梗塞）が致命的（1%/時間）→緊急手術（開胸人工血管置換）
- 偽腔閉塞型（上行大動脈径＜50 mm，偽腔厚＜11 mm）→保存的治療（増悪所見あれば手術）

(2) Stanford B 型（上行大動脈に解離がない）

- complicated type：解離の合併症（破裂・切迫破裂・臓器灌流障害）あり
  →緊急手術：ステントグラフト治療
  ・解剖学的要件：下行大動脈エントリーの中枢末梢側に十分なステント接合領域がある

- ・非破裂で弓部分枝からエントリーまでの距離＜20 mm
  - →debranch＋ステントグラフト，開胸人工血管置換，または内膜開窓術
- ・破裂症例ではリエントリーからの偽腔血流によりステントグラフト治療効果が不十分となる場合がある→開胸人工血管置換に変更・追加
- uncomplicated type：解離の合併症なし→保存的治療

■ 急性大動脈解離の手術〔「大動脈解離」の項（277項）を参照〕

(1) 人工血管置換
- 基本は上行大動脈置換術（救命に必須）：基部合併症の治療，予防目的
- 臓器灌流障害（あり）→エントリー切除が必要→部位に応じ基部・弓部置換術を追加
- エントリーが遠位弓部より先→FET（frozen elephant trunk）が有用
- 患者状態に対し手術侵襲過大とみられる場合→上行置換のみ，または腕頭動脈のみ再建する部分弓部置換→非開胸で二期的にステントグラフト治療が可能

(2) ステントグラフト治療〔「大動脈瘤」の項（285項）を参照〕
- 人工血管置換に比べ低侵襲→高齢者や手術ハイリスク症例
- 解剖学的条件（エントリーの中枢側に十分な landing zone がある）を満たす必要がある

参考文献
1) 日本循環器学会. 循環器病の診断と治療に関するガイドライン：大動脈瘤・大動脈解離診療ガイドライン（2011年改訂版）. （http://www.j-circ.or.jp/guideline/pdf/JCS2011_takamoto_d.pdf），2019年9月閲覧）

（山内治雄）

3）急性冠症候群

マスターポイント

✦ 急性冠症候群とは，「冠動脈プラークの破綻とそれに伴う血栓形成により冠動脈内腔が急速に狭窄，閉塞し，心筋が虚血，壊死に陥る病態を示す症候群」で，「ST 上昇型急性心筋梗塞」（図1）と「非 ST 上昇型急性冠症候群（＝不安定狭心症）」（図2）および「心臓突然死」が含まれる．（日本循環器学会のガイドラインによる）

急性冠症候群とは？

- 病態：冠動脈の閉塞により心筋虚血，心筋壊死をきたす疾患
- 症状：胸痛，胸焼け，上腹部の不快感（心窩部痛），上肢，肩，頸部，背部，顎などに放散する痛み
- 生理検査：心電図，心エコー
- 血液検査：白血球数上昇，CK/CK-MB 上昇，AST（GOT），LDH の上昇，トロポニン値の上昇
- 鑑別診断：急性大動脈解離による冠動脈血流障害から来る心筋梗塞，大動脈弁狭窄症による冠虚血，冠攣縮による心筋梗塞，冠動脈塞栓症，特発性冠動脈解離，肺動脈血栓塞栓症など
- 治療：culprit 病変に対する治療と心不全に対する治療を行う．原則として初動が遅い CABG ではなく，PCI が適応．PCI を施行できない施設では，PCI 可能な施設への迅速な搬送手配とともに血栓溶解療法も検討する

  急性冠症候群では緊急での介入を要し，機械的合併症（心室中隔穿孔，乳頭筋断裂による急性僧帽弁閉鎖不全，左室破裂）を合併する場合は原則として緊急手術を要する．
- 急性心筋梗塞では再灌流療法を早期に施行できるかどうかにより患者の生命予後が左右されるため，正しい診断を下すまでの時間が限られている．近頃は first medical contact（または door）to

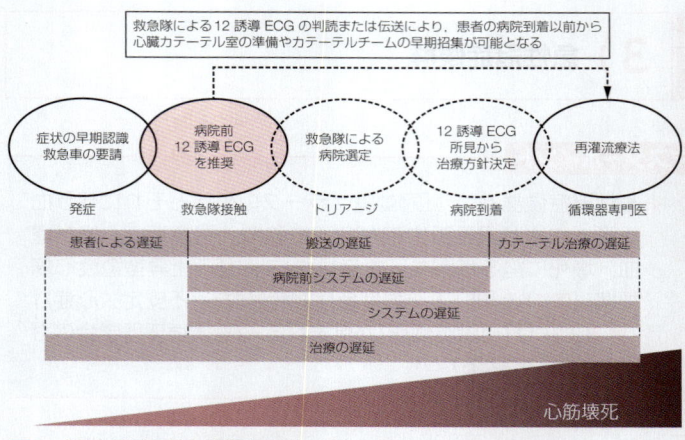

図1　ST 上昇型急性心筋梗塞患者に対する再灌流までの時間目標

再灌流療法の目標：発症から再灌流達成＜120 分
　　　　　　　　　救急隊接触から血栓溶解薬静脈内投与＜30 分
　　　　　　　　　救急隊接触から PCI＜90 分

〔日本蘇生協議会（JRC）（編）：JRC 蘇生ガイドライン 2015（https://www.japanresuscita
tioncouncil.org/wp-content/uploads/2016/04/4f63e3aa0fcd083d92435f391d343f16.pdf）よ
り引用〕

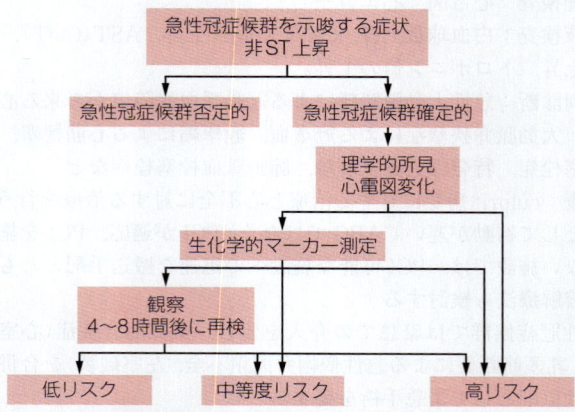

図2　非 ST 上昇型急性冠症候群の診断フローチャート

〔日本蘇生協議会（JRC）（編）：JRC 蘇生ガイドライン 2015（https://www.
japanresuscitationcouncil.org/wp-content/uploads/2016/04/4f63e3aa0
fcd083d92435f391d343f16.pdf）より引用〕

表1 初期評価項目のチェックリスト

問診	簡潔かつ的確な病歴聴取	**胸部症状**，関連する徴候と症状，**冠危険因子**，**急性大動脈解離・急性肺血栓塞栓症の可能性**，**出血リスク**，脳血管障害・狭心症・心筋梗塞・冠血行再建の既往
身体所見	バイタルサイン（大動脈解離を疑う場合は四肢の血圧も）	
	聴診	**心音，心雑音**，呼吸音（**湿性ラ音の有無とその聴取範囲**），心膜摩擦音，血管雑音（頸動脈，腹部大動脈，大腿動脈）
	眼瞼所見	貧血
	頸部所見	頸静脈怒張
	腹部所見	圧痛，腹部大動脈瘤，肝腫大
	下腿所見	浮腫
	神経学的所見	
心電図	**12誘導心電図**	T波の先鋭，増高（hyperacute T），T波の陰転化，R波の減高，ST上昇/下降，異常Q波
	右側胸部誘導（V_4R誘導）	右室梗塞の合併
採血（血液生化学検査）	**心筋バイオマーカー**	心筋トロポニン，CK，CK-MB，ミオグロビン，心臓型脂肪酸結合蛋白（H-FABP）
	血算，生化学，電解質	
心エコー	**局所壁運動異常**（左室壁運動，下壁梗塞の場合は右室壁運動も）	
	左室機能	
	機械的合併症	左室自由壁破裂（心膜液貯留，右室拡張期の虚脱），心室中隔穿孔（シャント血流），乳頭筋断裂（僧帽弁逆流）
	左室壁在血栓	
	他の疾患との鑑別	急性大動脈解離（上行大動脈や腹部大動脈の内膜フラップ，大動脈弁逆流，心膜液貯留），急性肺血栓塞栓症（右房および右室の拡大，左室の圧排像），急性心膜炎（局所壁運動異常のない心膜液貯留）など
胸部X線写真	心陰影	拡大
	肺野	**肺うっ血，肺水腫**，胸水
	肋骨，胸膜，縦隔陰影	

注：太字の項目は特に優先度が高いもの.
〔日本蘇生協議会（JRC）（編）：JRC 蘇生ガイドライン 2015（https://www.japanresuscitation council.org/wp-content/uploads/2016/04/4f63e3aa0fcd083d92435f391d343f16.pdf）より引用〕

表 2　早期の侵襲的治療を考慮すべき高リスク患者

a．十分な薬物療法下でも安静時狭心症を再燃させる，あるいは低レベル負荷でも狭心症を生ずる患者
b．心不全の徴候を有し，狭心症を生ずる患者
c．非侵襲的な検査で高リスクと判断された患者
d．低左心機能の患者
e．血行動態が不安定な患者
f．持続性心室頻拍を有する患者
g．6 か月以内に PCI を施行した患者
h．冠動脈バイパス術の既往がある患者
i．心筋バイオマーカー上昇を認める患者
j．新たな ST 低下，または新たに出現したと考えられる ST 低下を認める患者

〔日本蘇生協議会（JRC）（編）：JRC 蘇生ガイドライン 2015（https://www.japanresuscitation council.org/wp-content/uploads/2016/04/4f63e3aa0fcd083d92435f391d343f16.pdf）より引用〕

device time を 90 分以内におさめることが予後改善のポイントといわれている（図 1，表 2）
- 心電図で ST 上昇があり，心筋梗塞に特有の症状を示す患者では，血液検査の結果を待ってはならないとされている（クラス I，エビデンスレベル C）

参考文献
1) 日本蘇生協議会（JRC）（編）：JRC 蘇生ガイドライン 2015（https://www.japanresuscitation council.org/wp-content/uploads/2016/04/4f63e3aa0fcd083d92435f391d343f16.pdf）
2) 急性冠症候群ガイドライン（2018 年改訂版）（http://www.j-circ.or.jp/guideline/pdf/JCS2018_kimura.pdf）

（縄田　寛）

4）自然気胸

マスターポイント

✦ 自然気胸の初期対応について理解する

▌臨床症状・所見
- 胸痛，呼吸困難，咳嗽
- 患側の呼吸音減弱
- SpO_2 の低下
  胸腔内が陽圧となる緊張性気胸では血行動態が不安定となり緊急性を要する．

▌検査所見
胸部単純 X 線写真（図 1）
- 軽度（1）：肺尖が鎖骨レベルまたはそれよりも頭側にある．またはこれに準ずる程度
- 中等度（2）：軽度と高度の中間程度
- 高度（3）：完全虚脱またはこれに近いもの
- ブラや索状の癒着が見えることがある（4）
- 癒着で肺尖が虚脱しなくても，横隔膜上のニボーで気胸と診断可能．胸水は量が多ければ自然血気胸の可能性も念頭におく（5）
- 人工呼吸器管理中など臥位では肋骨横隔膜角が深くなる deep sulcus sign（6）を見逃さない
  胸部単純 CT は再発性/続発性で高度癒着の症例ではドレーン挿入スペースの確認のために行ってもよいが，完全虚脱に近い例ではブラを見落とすだけなので不要．

▌治療
- 軽度の気胸で呼吸困難なし→安静指示（日常生活は可），翌日専門外来を受診させる

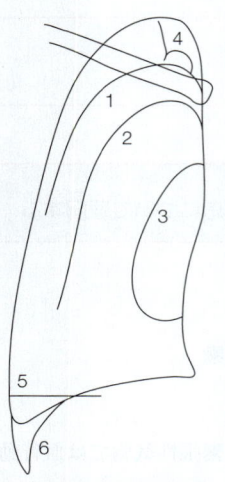

図1 胸部単純X線写真の読影ポイント
※図内の数字は本文のカッコ内の数字に対応

- 中等度以上で発症から3日以上経過したもの，または完全虚脱例
  →胸腔ドレーン挿入して入院
- それ以外→胸腔ドレーン挿入か，穿刺脱気を試してもよい（2.5 L以上の脱気をしても抵抗なく吸引し続けられるときはドレーン挿入に切り替える）．脱気に成功して肺の拡張が得られたら外来で経過観察とする

> **ワンポイントアドバイス　自然血気胸**
>
> 肺尖部ブラと胸壁との癒着は索状で肋間動脈や気管支動脈由来の新生血管を伴うことが多く，肺虚脱により引きちぎられ出血する．動脈性の出血であり，短時間で出血性ショックに至ることがある．初療時に胸腔内ニボーを認める場合はドレナージ後の排液の性状に注意し，血性の場合は輸血が必要となる前に手術を行う．

- ドレナージチューブは広背筋や大胸筋を避けて第4〜5肋間中〜前腋窩線上から肺尖部に向けて挿入．その後の手術でVATSポートとして使用する可能性も考慮して側胸部に．第2肋間鎖骨中線上は穿刺脱気にはよいが，大胸筋が厚くチューブ留置には向かない．脱気だけなら8〜14 Frの細径で，胸水貯留例では20 Fr以上のドレーンを入れる
- 胸腔ドレーン挿入後はすぐに陰圧をかけない．まず水封式ドレナージバッグに接続して胸部単純X線写真を再撮影し，ドレーン先端の位置を確認する．リークがなければ水封だけでも咳込みに伴い急激に肺が膨らむので，再膨張性肺水腫の予防のため一時クランプして，咳嗽が落ち着いたら再度開放する．翌日以降に−5〜−10 cmH$_2$Oで持続吸引をかける
- 胸腔ドレーンを挿入したら通常は入院管理が望ましいが，合併症がなければ携帯用一方向弁（ハイムリッヒ弁）を装着して外来治療も可能

I–4

ワンポイントアドバイス **再膨張性肺水腫**

長期虚脱例（3日以上）で肺を急速に拡張させると発症しやすい．初期症状はドレーン挿入直後から生じる咳嗽と淡血性泡沫状痰で，重症例では呼吸困難，頻脈や血圧低下もみられ，人工呼吸管理が必要となることもある．治療はARDSに準じてステロイドパルス，好中球エラスターゼ阻害薬などを使用する．

参考文献
1) 日本気胸・囊胞性肺疾患学会（編）：気胸・囊胞性肺疾患規約・用語・ガイドライン2009年版，金原出版，2009
2) MacDuff A, et al：Management of spontaneous pneumothorax：British Thoracic Society Pleural Disease Guideline 2010. Thorax 2010；65：ii18–ii31.

（檜山紀子）

5）胸部外傷

マスターポイント

- ✦ 胸部外傷の診察方法を理解する
- ✦ 胸部外傷の診断のための画像診断について理解する
- ✦ 胸部外傷に伴う胸壁の損傷・臓器損傷の治療について理解する

❶ 総論

胸部外傷とは？

　胸部外傷とは胸部の外傷である．刺さることによって起こる鋭的外傷と，ぶつけることによって起こる鈍的外傷に分類され，わが国では鈍的外傷が圧倒的に多い．

　胸部と腹部の境界は横隔膜であるが，患者は肋骨のある部分を胸と表現することも多いので胸部外傷として受診した患者で腹部臓器損傷があることもある．

胸部外傷の原因

　交通外傷，転倒，転落，暴力，スポーツなどが主な原因である．転倒は高齢者に多く，スポーツは若年者に多い．自動車・バイクにかかわる交通外傷や高所からの転落は高エネルギー外傷であり重症である可能性が高いので注意が必要である．

胸部外傷の診察

　重症外傷では出血や気胸などにより循環動態や呼吸動態に異常をきたすことがある．また，外傷，特に鈍的外傷は胸部単独でなく多部位にわたることも多い．したがって，胸部外傷が主訴である外傷患者であっても，まずは循環・呼吸動態のチェックを行い，次に全身の外傷の有無のチェックを行う．その後に胸部の診察を行う．

　胸部外傷の診察は内科の診察と同様に視診・触診・打診・聴診を

組み合わせて行う．視診は創傷や出血にまず注目する．活動性の出血のある場合には診察中でも圧迫止血の処置を行う．胸郭の動きの異常や呼吸数は気胸や気道閉塞を疑う症状であり重要である．触診では疼痛の部位を確認して骨折の部位を予測する．打診や聴診によって血胸や気胸の存在を予測する．

> **ワンポイントアドバイス** **胸部外傷の診察のポイント**
>
> 視診：出血，創傷，胸郭の動き（特に左右差），呼吸数
> 触診：疼痛，皮下気腫，胸郭動揺
> 打診：胸水貯留（血胸）
> 聴診：胸水貯留（血胸），気胸

▌診断のための画像検査

診察の結果に応じて必要な画像検査を決定する．

(1) 胸部単純X線

気胸・血胸の有無や胸部臓器・胸壁の損傷の有無を検索する目的で行う．少ない被曝量で簡単に行える検査であるが，立位がとれない場合には診断精度は低くなる．

(2) 肋骨X線

肋骨骨折の有無を診断する目的で撮影する．骨折が疑われる部位を2方向から撮影する．肋骨骨折の診断精度は胸部単純X線よりはるかに高い．

腹部臓器・心大血管に重なる部分の肋骨の診断精度は他の部位と比べてやや劣る．

(3) 胸部CT

肋骨・胸骨などの胸壁損傷を検索するとともに，胸部臓器の損傷の有無や気胸・血胸の有無も同時に検査することができる．胸部臓器損傷を疑った場合に行うべき検査である．ただし，重症例で息止めができない場合には肋骨骨折の診断精度が落ちる．

(4) 超音波検査

初療時に腹部の超音波検査に引き続いて行い，心タンポナーデや血胸の有無を検索する．気胸についても超音波検査で検索可能である．ただし，皮下気腫がある場合には胸腔内の検索が困難になる．

肺の内部は空気を多く含むので超音波検査での観察は困難であるが，胸膜を観察することによって気胸の有無を超音波で診断することが可能なことが多い.

肺エコーを行うときにはリニアプローブを用いる．肋骨と垂直にプローブを当てる．図のように肋間を中心にして肋骨が入るようにプローブを当てる．肋骨の少し深いところに壁側胸膜が存在する.

胸腔に癒着がなく気胸・出血もない場合には臓側胸膜が呼吸によって動くのが認識できる（lung sliding）．心臓の近くでは心拍動に合わせて臓側胸膜が動くのが認識できる（lung pulse）．臓側胸膜直下には短い垂直な線（comet tail）がみられることがあり，この動きで臓側胸膜の動きを確かめてもよい．肺水腫など肺に水分を多く含む場合は B-line とよばれる臓側胸膜から垂直な長い線がみられる.

仰臥位で肺エコーを行う場合，最も高くなる位置で臓側胸膜の動きを確認できれば気胸はかなり高い確率で否定できる．逆に最も高い位置で臓側胸膜の動きを確認できず，側胸部へとプローブを移動していって臓側胸膜の動きを確認できる位置（lung point）をみつけられれば，気胸の可能性が高い.

ただし，これらは皮下や筋層に気腫があると描出が困難にな

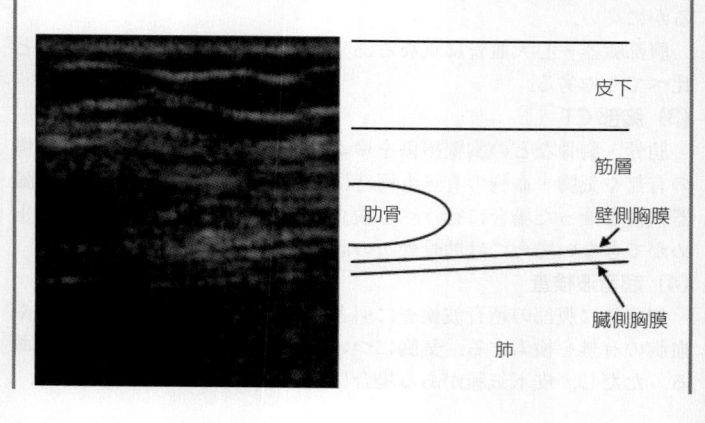

皮下

筋層

肋骨　壁側胸膜

臓側胸膜

肺

る．また，胸腔内に癒着があると，気胸との区別が困難であるので要注意である．

この肺エコーは肺手術前の検査として癒着の有無のチェックにも使える．ふだんから術前に肺エコーを行い臓側胸膜の動きの描出に慣れておくよい．

❷ 気道損傷（気管・気管支損傷）

■ 診断
- 鋭的外傷・鈍的外傷のいずれも起こりうる
- 頸部の刺創・皮下気腫・縦隔気腫・喀血・血痰などが気道損傷（気管・気管支損傷）を疑う症状である
- 診断には気管支鏡検査や CT を行う
- HRCT や仮想気管支鏡は有用であるが，息止めができない状態で CT を撮影した場合は診断精度が落ちる

■ 治療
- 軽症の場合には気管内挿管して気道内圧を減少させて保存療法を行うこともある
- 皮下気腫の増大や呼吸状態の悪化があるようなら外科治療を行う．損傷部位に応じて頸部アプローチ・胸骨正中切開・側方開胸から選択する．損傷部位をデブリードマンし，縫合閉鎖する

❸ 気胸，血胸，肺挫傷

▍気胸
■ 診断
- 鋭的外傷による臓側胸膜の損傷，外傷による胸腔の開放，気道内圧の上昇，骨折した骨による臓側胸膜の損傷などで起こる
- 呼吸数の増加，浅呼吸，皮下気腫・縦隔気腫は外傷性気胸を疑う症状である．聴診で呼吸音の低下を認める
- 胸部 X 線・胸部 CT で診断する．重症であり立位がとれない場合には胸部 X 線では軽度の気胸を見逃すことがあるため，積極的に胸部 CT を選択する

- 超音波検査は初療時のスクリーニングには有用である
- 外傷患者は受傷後すぐに来院することが多いため，診察時には気胸と診断されなかったものの，のちに気胸が顕在化することがあるので要注意である

■ 治療
- 軽症例では経過観察が可能であることもある
- 中等度以上の気胸，呼吸不全を伴う場合，血胸を伴う場合には入院して胸腔ドレナージを行う
- 開放性気胸の場合には胸腔ドレナージを行った後に胸壁の開放部を閉鎖する
- 自然気胸とは違い，肺疾患のない部分の肺からの気漏であるため，気漏は止まりやすい．気漏の遷延する場合は手術を行う

■ 血胸
■ 診断
- 胸腔への出血である．筋肉・骨・肺・心臓・大動脈・肋間動脈などから起こる．鋭的外傷でも鈍的外傷でも起こりうる
- 頻脈・血圧低下・貧血症状などが血胸の症状である
- 胸部 X 線や胸部 CT で診断する．重症の血胸であり出血部位を特定したい場合には造影 CT を行う
- 気胸と同様に受傷直後の診察時に血胸がみられなかったものの，出血が続いてのちに血胸が顕在化することがある

■ 治療
- 少量の血胸や受傷後時間のたった血胸では経過観察が可能なこともある
- ある程度の量の出血がみられる場合，胸腔ドレナージを行う
- ドレナージを開始してすぐに 1 L の出血がみられた場合や 1 時間あたり 100〜200 mL の出血がみられた場合は手術適応とされているが，循環状態や全身状態を考慮して適応を決定する

■ 肺挫傷
■ 診断
- 鈍的外傷によって肺が衝撃を受けて肺実質の損傷が起こるのが肺挫傷である

- 血痰・喀血の症状がみられる
- 胸部 X 線や胸部 CT で診断する

■治療
- 呼吸不全を伴う場合には入院して酸素投与を行う
- 出血が続く場合には輸血・手術などを考慮する
- 軽症の場合には経過観察して出血が吸収されるのを確認する

④ 胸壁損傷，肋骨骨折，胸骨骨折

▌胸壁損傷
- 胸部は胸壁とよばれる肋骨・胸骨・胸椎・肩甲骨・鎖骨に囲まれている．胸壁損傷はそれらの外傷である
- 胸椎の損傷については中に存在する脊髄神経の損傷の有無が重要であり，整形外科で扱われる
- 肩甲骨・鎖骨の骨折についても整形外科で治療が行われるが，同時に起こることのある外傷性気胸は整形外科の手術時にも重要であるので胸部外科医が注意しておく必要がある

▌肋骨骨折
■診断
- 胸壁の多くの部分を構成するのが肋骨であるため，胸部外傷では肋骨骨折の頻度が高い
- 主に鈍的外傷で起こる
- 強い外傷で肋骨骨折は起こるが，骨腫瘍などの病変があった場合（病的骨折）や全身性の骨の脆弱化がある場合（脆弱性骨折）は弱い外傷でも起こりうる
- 診察で創傷や疼痛から受傷部位を確認し，肋骨 X 線（2 方向）や胸部 CT で診断する
- 胸部単純 X 線は気胸・血胸の有無を調べる目的で同時に撮影するが，肋骨骨折の診断には向かない
- 胸部 CT で診断する場合には骨条件の画像も出力する
■治療
- 変位のない肋骨骨折は手術による固定は不要であり，胸部固定帯（商品名：リブバンド）を用いて固定する

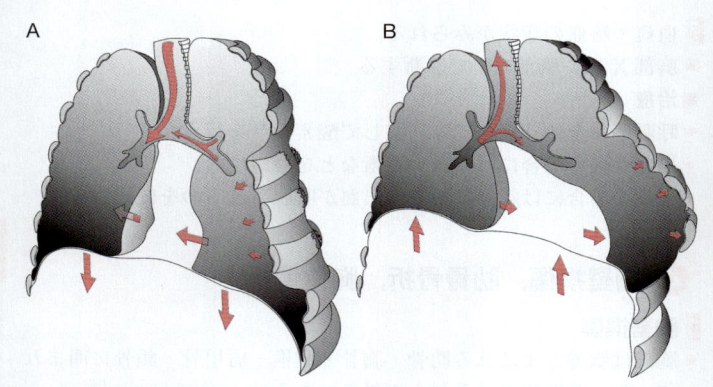

図 1　フレイルチェスト

A：吸気時
①息を吸うために横隔膜を下げる.
②胸腔が陰圧になり，通常は鼻・口から空気が吸い込まれる.
③複数箇所の肋骨骨折があると胸壁が動揺し，胸腔が陰圧になるのに伴って胸壁が凹む
ため十分な吸気ができなくなる.
B：呼気時はその逆で，胸壁が膨らむため十分に呼気ができなくなる.

- 疼痛は呼吸を制限するので，鎮痛薬は十分に使う
- 胸壁の変形が強い場合・フレイルチェスト（図 1）を伴う場合・骨折端が鋭利で周囲臓器を損傷しそうな場合・血胸や気胸での手術を行う場合には肋骨骨折に対する手術を行う．手術は全身麻酔で行い，肋骨の固定を行う．胸部手術で使う縫合糸・肋骨ピンでの固定法以外に，肋骨固定用プレート（商品名：KANI）による固定法がある
- 肋骨骨折の本数は胸部外傷の重症度に比例し，肋骨骨折が多いほど気胸・血胸を併発する可能性が高い．診断時に気胸・血胸がなくても複数肋骨の骨折の場合には入院による経過観察を考慮すべきである
- 下位の肋骨骨折は上腹部臓器損傷（肝臓・腎臓・脾臓・十二指腸など）を併発することがあるので要注意である

▌胸骨骨折

■診断

- 前胸部の強い打撃で起こる
- 自動車事故では衝突時にハンドルに前胸部をぶつけて骨折が起こりうるため，自動車事故による胸部外傷ではエアバッグ作動の有無は聴取しておくべきである
- 診察は前胸部の創傷・疼痛・変形を確認する
- 胸部単純 X 線側面像でも診断可能であるが，胸骨骨折を疑う場合には胸骨側面像を指定したほうがより診断精度が高くなる
- 胸部 CT で診断する場合には骨条件の画像も出力する

■治療

- 変形が小さい場合には手術は不要であり，鎮痛および胸部固定帯による固定を行う
- 変形が強い場合には手術で固定する．胸部手術で使う胸骨ワイヤー・縫合糸・ピンなどで固定する
- 胸骨は厚い骨であるので，胸骨骨折が起こるほどの強い外傷の場合，心臓・大血管損傷や気胸・血胸を併発することが多いので注意する

❺ 横隔膜損傷，ヘルニア

- 鈍的外傷・鋭的外傷によって横隔膜が損傷するのが外傷性横隔膜損傷であり，外傷性横隔膜損傷により胸腔と腹腔が交通して腹腔内臓器が胸腔に迷入するのが外傷性横隔膜ヘルニアである
- ヘルニア嚢をもたないため正確にはヘルニアではないが，昔から慣習的に横隔膜ヘルニアとよばれている

■診断

- 胸部下部の刺創は横隔膜損傷の可能性を考える
- 横隔膜ヘルニアでは片側呼吸音の低下がみられる
- 右横隔膜下は周囲と固定された肝臓が存在するため，横隔膜ヘルニアは右より左に多く，消化管が胸腔へ迷入することが多い
- 画像診断は胸部単純 X 線や胸部 CT を行う
- 胸部単純 X 線や CT の水平断で横隔膜ヘルニアか横隔膜挙上かの判別が難しいときには CT の矢状断・前額断の画像を作成すると

有用である

■ 治療

- 横隔膜ヘルニアについては手術を行う
- 腹腔内で消化管の整復が必要であるので，必ず開腹（腹腔鏡を含む）する
- 開胸については必ずしも必要ではないが，胸腔に癒着のある場合や他の胸部臓器の損傷を伴う場合には開胸（胸腔鏡も含む）を行う

❻ 食道損傷

- 食道は解剖学的に奥深くにあるため外傷性食道損傷はまれである．鈍的外傷で食道損傷が起こることはきわめてまれであり，外傷性食道損傷は鋭的外傷のほうが多い
- 食道の鋭的外傷では食道の穿孔・穿通が起こることが多く，その場合は保存的治療よりも外科手術を選択すべきである
- 受傷後24時間以内の手術の場合は穿孔部の一期的閉鎖を選択してもよいが，受傷後24時間以降の手術では一期的閉鎖を行うと縫合不全を高率に起こす．受傷後，時間のたった手術ではドレナージ術によりまず感染のコントロールを行うべきである

参考文献
1) 日本外傷学会（編）：第5章　胸部外傷. In 外傷初期診療ガイドライン―JATEC（改訂第5版），へるす出版，2016
2) 長谷川伸之（編）：胸部外傷診療．救急医学　2014；38(4)
3) 鈴木昭広（編）：こんなに役立つ肺エコー．メジカルビュー社，2015

（佐野　厚）

❼ 心大血管損傷

マスターポイント

- ✦ どんなときに心大血管損傷を疑うか
- ✦ 心大血管損傷を疑ったときの検査項目をいえるようにする
- ✦ 心大血管損傷の好発部位をいえるようにする
- ✦ 心大血管損傷と診断した場合の，状況に応じた治療選択肢を
  いえるようにする

▌心大血管損傷とは？

- 心損傷と大血管損傷
- 刺創，銃創など直接臓器に外力が加わることで損傷される穿通性
  外傷と交通外傷や転落などによる胸腔内圧の急激な変化や胸郭内
  臓器の急減速によって2次的に損傷される非穿通性外傷

▌心損傷の分類（心損傷分類 2008）[1]

- 心膜や心表面の損傷：心外膜損傷，心筋挫傷，心嚢損傷
- 心筋や心内構造物の非全層性損傷：心筋裂傷，心内損傷，冠動脈
  損傷
- 心筋の全層性損傷：単純型，複雑型

▌大血管損傷の分類（大血管損傷分類 2008）[2]

- 局所的な損傷：内膜損傷，外膜損傷
- 非全層性損傷：内膜損傷解離，外膜損傷解離
- 全層性損傷：仮性瘤，破裂，非全周性離断，全周性離断

▌心大血管損傷の好発部位（図1）

- 心損傷では前面に位置し胸骨に近い右室，弁では三尖弁が損傷さ
  れやすい
- 大血管では動脈管索で固定された大動脈峡部が損傷されやすい

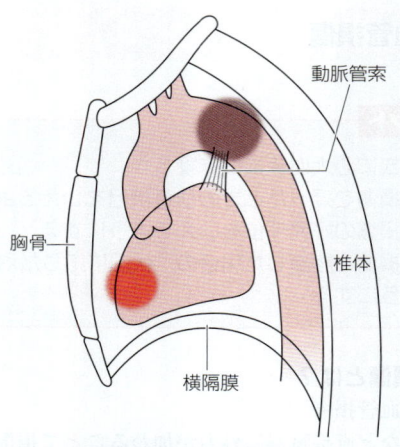

図1　心大血管損傷の好発部位
右室前面と大動脈峡部

▌心大血管損傷を疑う所見

- 交通事故，転落などの高エネルギー外傷や刺創，銃創を契機に発生した胸痛，呼吸苦，血行動態不安定，ショック，不整脈，心電図異常，上下肢の圧較差，対麻痺など

▌診断のための検査

■心電図，心筋トロポニン I
- ともに正常なら心損傷は否定的

■胸部 X 線
- 縦隔陰影の拡大や心陰影の拡大，胸水貯留などから心大血管損傷を疑う

■経胸壁心エコー
- 一部を除く胸部大動脈を観察可能でかつ，心嚢液貯留，弁膜症の有無，左室壁運動異常も評価できる

■経食道心エコー
- 経胸壁で描出不良な場合，より詳細に心大血管の異常を評価できる

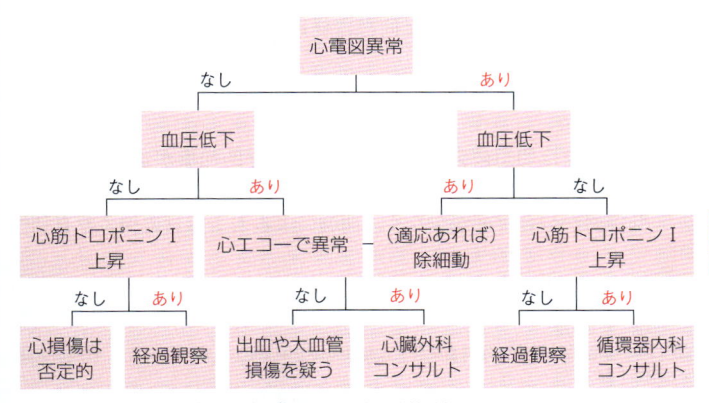

図2　非穿通性（鈍的）心損傷が疑われる際の対処法

（Bock JS, et al：Blunt cardiac injury. Cardiol Clin 2012；30：545-555，より引用）

■CT
- 感度が高く，脳や腹部臓器を含めた全身検索ができる

▌治療方針
■穿通性外傷
- 刺創や銃創で，生きて病院に来ることはまれ
- 通常出血性ショックおよび心タンポナーデを呈している
- 大血管全層性損傷により，胸腔内出血したものは救命困難
- 緊急手術の適応であり，すみやかに挿管，輸液，輸血，胸腔ドレーン挿入，心嚢ドレーン挿入を考慮
- 術式としては胸骨正中切開あるいは左前側方開胸で用手的に出血をコントロールしながら損傷部の縫合閉鎖，必要なら冠動脈バイパス

■非穿通性外傷
- 非穿通性心損傷
  - 交通外傷例，重症胸部外傷や多発外傷の際に疑う（図2）
  - 逸脱酵素，心電図，心エコーなどで評価
  - 遅発性の出血やタンポナーデに注意
  - まれだが僧帽弁や大動脈弁の損傷で急性心不全となることがある

・心筋挫傷は心筋梗塞後と同様に経過観察する
- 非穿通性大血管損傷
  ・多量の後縦隔内血腫や左血胸，仮性動脈瘤，大動脈切迫破裂が治療適応
  ・B型解離は切迫破裂や複雑例を除き保存的加療が選択される
  ・解剖学的に適応であれば，ステントグラフトによる血管内治療が低侵襲かつ合併症が少なく，開胸による人工血管置換より有利

参考文献
1) 日本外傷学会臓器損傷分類委員会：心損傷分類 2008（日本外傷学会）．日外傷会誌 2008；22：272
2) 日本外傷学会臓器損傷分類委員会：大血管損傷分類 2008（日本外傷学会）．日外傷会誌 2008；22：273
3) Bock JS, et al：Blunt cardiac injury. Cardiol Clin 2012；30：545-555

（嶋田正吾）

5 術前評価, 他科コンサルタント, 周術期に中止すべき薬剤

1) 呼吸器疾患

マスターポイント

- ✦ 胸部手術を実施する際に問題となりうる呼吸器疾患を知る
- ✦ 術前の呼吸機能評価に必要な検査を知る
- ✦ 検査結果と, 手術適応や術式選択の関係を知る
- ✦ 術前の禁煙指導, 可能であれば減量指導をする

▌呼吸器合併症

　肺気腫, 慢性気管支炎, 気管支喘息, 間質性肺炎, 陳旧性肺結核, 肺切除の既往など：ステロイド使用例ではステロイドカバーを検討.

▌術前検査

- ●胸部 X 線検査：必須の検査
- ●呼吸機能検査：大動脈瘤破裂の懸念がある際や重症心不全症例などでは割愛することもあるが, 原則必須の検査
- ●血液ガス分析：必要に応じて実施. 仰臥位採血が基本
- ●その他の検査：CT, 肺換気血流シンチグラフィーなど

▌術前呼吸機能と心血管手術の術式選択

- ●開心術に際して注意を要する呼吸機能障害

> ①$FEV_{1.0}$% または %VC が 50% 以下
> ②room air で $PaO_2 \leq 70$ mmHg または $PaCO_2 \geq 50$ mmHg

- ●手術侵襲が大きい胸腹部置換術では $FEV_{1.0} \leq 1.2$ L が危険因子
　上記やそのほかのリスクも考慮して疾患によっては開心, 開胸手術以外の選択肢も検討.

術前呼吸機能と呼吸器外科手術の術式選択

図1のフローチャートに従う.

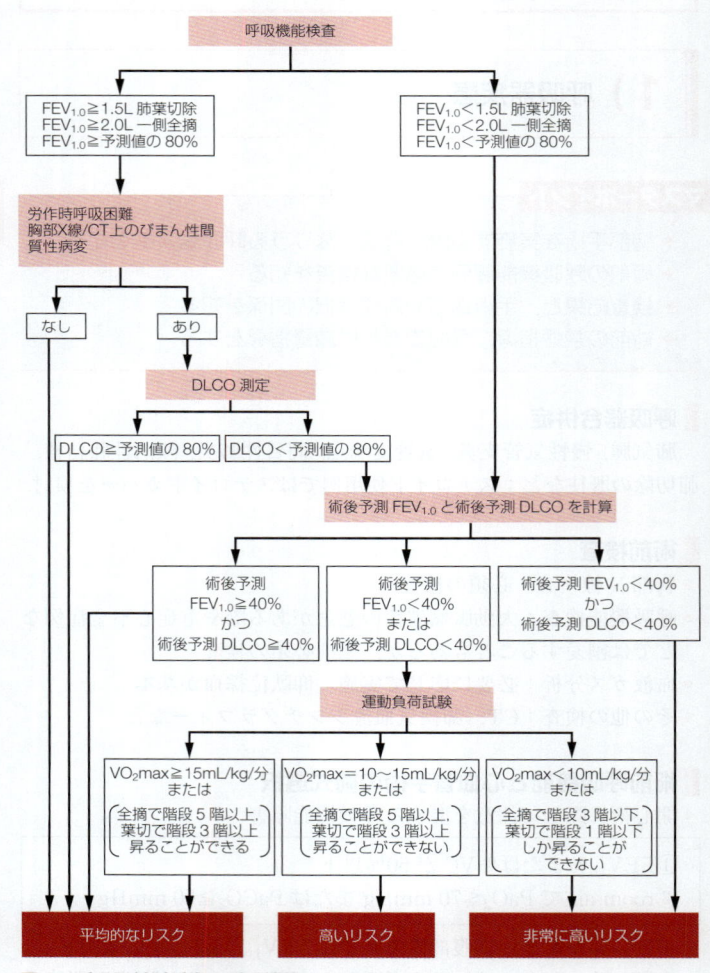

図1　呼吸器外科手術の呼吸機能からのリスク評価

■ 術前管理

- 喫煙患者には禁煙指導. 肥満患者には減量指導
- 可能であれば術前呼吸訓練

参考文献

1) 弁膜疾患の非薬物治療に関するガイドライン(2012 年改訂版):45(http://www.j-circ.
   or.jp/guideline/pdf/JCS2012_ookita_h.pdf)
2) 日本肺癌学会(編):肺癌診療ガイドライン(2017 年度版). 金原出版, 2017:5
3) 高本眞一(監):弁膜症外科の要点と盲点. 文光堂, 2005:42-42
4) 高本眞一(編):大動脈外科の要点と盲点. 文光堂, 2013:104-106
5) Svensson LG, et al:A prospective study of respiratory failure after high-risk surgery
   on the thoracoabdominal aorta. J Vasc Surg 1991:14:271-282

(峯岸祥人)

I
-
5

2) 心疾患

マスターポイント

✦ 胸部手術を実施する際に問題となりうる心疾患を知る
✦ 術前の心機能評価に必要な検査を知る
✦ 循環器内科・麻酔科と緊密に連携する

循環器合併症

- 虚血性心疾患，弁膜症：狭心症状や心不全症状の有無を確認．有症状時は循環器内科コンサルト
- 不整脈：房室ブロック，心室性不整脈，上室性不整脈などを認めた際は，循環器内科コンサルト
  心臓ペースメーカー留置後の症例は手術時の設定変更を手配
- 深部静脈血栓症：ガイドラインに沿ったスクリーニング・対処

術前検査

- 安静時心電図：必須の検査
- 心臓超音波検査：心電図異常がある際や心疾患の既往がある際などは実施．循環器内科コンサルト
- 負荷心電図：症例に応じて検討
- その他の検査：心臓カテーテル検査，核医学的検査，CT，運動負荷中の最大酸素消費量（VO_2max）など
  非心臓手術の適応に関しては図1参照

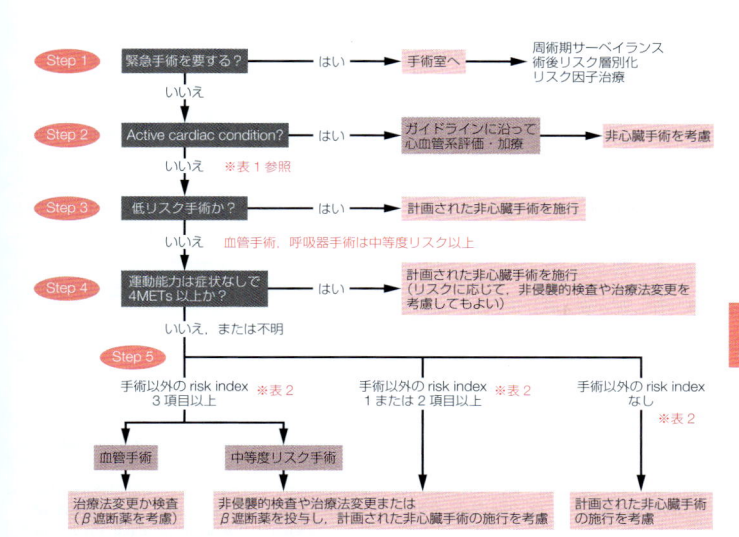

図1　非心臓手術における心臓リスク評価とケアのアルゴリズム

表1　active cardiac condition

状態	例
不安定な冠動脈疾患	不安定，高度の狭心症（CCS Class Ⅲ～Ⅳ） 最近発症の心筋梗塞（発症後7～30日）
非代償性心不全	NYHA Class Ⅳ，心不全の悪化あるいは新たな心不全
重篤な不整脈	高度房室ブロック Mobitz Ⅱ型 3度房室ブロック 有症状の心室性不整脈 心拍数が100より高い上室性不整脈（心房細動を含む） 有症状の徐脈 新たに認めた心室頻拍
高度の弁膜疾患	高度の大動脈弁狭窄症（平均圧較差>40 mmHg，AVA<1.0 cm^{2}または有症状） 症状のある僧帽弁狭窄症（進行性の労作時呼吸困難や労作時失神，心不全）

CCS：Canadian Cardiovascular Society，NYHA：New York Heart Association，AVA：大動脈弁口面積

表2　手術以外の risk index

虚血性心疾患(急性心筋梗塞の既往, 運動負荷試験で陽性, 虚血によると考えられる胸痛の存在, 亜硝酸薬の使用, 異常 Q 波)
心不全の既往
脳血管障害(一過性脳虚血, 脳梗塞)の既往
インスリンが必要な糖尿病
腎機能障害(Cre>2.0 mg/dL)
高リスク手術(大血管手術)

Cre：クレアチニン

参考文献
1) 非心臓手術における合併心疾患の評価と管理に関するガイドライン(2014 年改訂版)；6, 7(http://www.j-circ.or.jp/guideline/pdf/JCS2014_kyo_h.pdf)
2) 肺血栓塞栓症および深部静脈血栓症の診断, 治療, 予防に関するガイドライン(2009 年改訂版)(http://www.j-circ.or.jp/guideline/pdf/JCS2009_andoh_h.pdf)
3) Fleisher LA, et al：ACC/AHA 2007 Guidelines on Perioperative Cardiovascular Evaluation and Care for Noncardiac Surgery：Executive Summary：A Report of the American College of Cardiology/American Heart Association Task Force on Practice Guidelines(Writing Committee to Revise the 2002 Guidelines on Perioperative Cardiovascular Evaluation for Noncardiac Surgery)Developed in Collaboration With the American Society of Echocardiography, American Society of Nuclear Cardiology, Heart Rhythm Society, Society of Cardiovascular Anesthesiologists, Society for Cardiovascular Angiography and Interventions, Society for Vascular Medicine and Biology, and Society for Vascular Surgery. J Am Coll Cardiol 2007；50：1707-1732

(峯岸祥人)

3）腎疾患

- ✦ 腎機能障害単独では胸部外科手術の絶対禁忌とならない
- ✦ 術前の腎機能評価に必要な検査を知る
- ✦ 腎臓内科・透析科との緊密な連携が必要

腎臓合併症

(1) 慢性腎不全(透析導入前)：腎機能障害の程度と手術侵襲によっては術後に血液透析を要することがある．必要に応じて術前に腎臓内科・透析科に連絡をする．周術期や造影検査時には脱水予防に留意

(2) 透析導入後の症例：入院前に維持透析病院から透析情報を入手する．腎臓内科・透析科，臨床工学技士などと連携．手術日や造影検査日に合わせて透析スケジュールを調整．腹膜透析患者も手術侵襲によっては術後に血液透析を要することがあるため，事前に準備をしておく

術前検査

(1) 採血：必須の検査〔BUN，クレアチニン(Cre)，糸球体濾過量，カリウム値など〕

(2) 尿検査：症例に応じて実施〔尿定性，クレアチニンクリアランス(Ccr)など〕

開心術に際して注意を要する腎機能障害

①Cre≧1.5 mg/dL
②Ccr＜30 mL/分
③抗凝固薬や抗血小板製剤投与中の慢性透析症例
④糖尿病性腎症による慢性透析症例
⑤腎移植後

■ 術後腎不全の予測因子
- 高齢
- うっ血性心不全の既往
- 再手術
- 糖尿病
- 腎疾患の既往

■ 腎機能障害悪化の対策
- 腎毒性のある薬剤を使わない
- クレアチニンクリアランスに応じた薬剤投与量の調節
- 少量のドーパミン投与による腎血流量の増加
- hANP の使用
- IABP の併用，拍動流体外循環の使用による周術期の低拍出量症候群（LOS）や低血圧の回避

参考文献
1) 弁膜疾患の非薬物治療に関するガイドライン（2012 年改訂版）；46, 47（http://www.j-circ.or.jp/guideline/pdf/JCS2012_ookita_h.pdf）

（峯岸祥人）

4）糖尿病（術前血糖管理）

- ✦ 術前血糖管理の意義を理解する
- ✦ 術前血糖管理目標をいえるようにする
- ✦ 術前血糖管理法を理解する

術前血糖管理の意義

厚生労働省の平成 28 年「国民健康・栄養調査」の報告では糖尿病が強く疑われる者は約 1,000 万人と推計されている．心臓大血管手術患者で糖尿病に罹患している患者は少なくない．細胞機能の面で高血糖による白血球の接着能・貪食能・殺菌能の低下が示されており，術前血糖管理が不良な症例では術後縦隔炎発生の頻度が高いことや，術後入院期間が長くなるなどの術後合併症増加と関連がある．

術前血糖管理目標について

（1）心臓手術周術期血糖管理に関する The Society of Thoracic Surgeons の報告

- 術前 12 時間以上の期間，血糖値 180 mg/dL 未満となるように管理
- 術前 HbA1c 7％未満となるように管理

術前血糖管理法について

- 経口血糖降下薬は手術 24 時間前に中止
- インスリン使用中で手術当日に入院の場合は基礎インスリンのみ使用
- 術前目標血糖値を得るために，持続静注または皮下注の基礎および速効型インスリンを使用するべき

参考文献

1) Lazar HL, et al：The Society of Thoracic Surgeons practice guideline series：Blood glucose management during adult cardiac surgery. Ann Thorac Surg 2009；87：663-669

（星野康弘）

5) 甲状腺機能亢進症，甲状腺機能低下症

マスターポイント
- ✦ 心臓は甲状腺ホルモンに対する感受性の高い臓器である
- ✦ 甲状腺ホルモンが過剰でも不足でも周術期に影響が出る

甲状腺ホルモン

心筋細胞の甲状腺ホルモン受容体に結合し，心筋収縮力を増強させる．また，交感神経系の活性化により心拍数増加，心収縮力増強，興奮伝導促進などに作用する．

甲状腺機能亢進症

甲状腺機能亢進症が原因となる不整脈や心不全もあるので術前に評価する．

抗甲状腺薬は効果の発現までに数か月かかるので病態が安定していれば先に治療を行う．

術後は手術侵襲やカテコールアミン使用で増悪の可能性があることを念頭におく．

- 高心拍出状態が持続して心不全
- 交感神経刺激により心房細動や冠動脈攣縮，たこつぼ型心筋症の原因
- 未治療では甲状腺クリーゼを術後に引き起こす可能性

甲状腺機能低下症

甲状腺機能低下症では脂質代謝が低下するため若年でも動脈硬化が進行しやすい．ホルモン補充療法で治療されている場合が多く，可能になれば術後すみやかに補充を再開する．

一部の抗不整脈薬（アミオダロン）など甲状腺機能低下症を発症する薬剤もある．

術後，患者の活気がなく回復が進まない場合は甲状腺ホルモンを

測定すると低下している場合もある.
- 動脈硬化が進行しやすく，虚血性心疾患のリスク
- 液体貯留傾向により心囊液が貯留
- リハビリテーションを含めた術後の回復が遅れる要因

参考文献

1) 不整脈薬物治療に関するガイドライン（2009年改訂版）（http://www.j-circ.or.jp/guideline/pdf/JCS2009_kodama_h.pdf）
2) 本田絢子，他：術後に甲状腺クリーゼが判明した人工心肺非使用冠動脈バイパス手術の一例．日集中医誌 2016；23：69-70

（小前兵衛）

6） その他の内分泌疾患

マスターポイント

✦ 甲状腺疾患を除いた主な内分泌疾患を知る
✦ 内分泌疾患の術前管理を理解する

▌主な内分泌疾患

- クッシング症候群（慢性のコルチゾール分泌過剰症）
- アルドステロン症（アルドステロン分泌増加）
- 副腎皮質機能低下症（コルチゾール，アルドステロン，副腎アンドロゲンの欠落）
- 先端肥大症・下垂体性巨人症（成長ホルモンの分泌過剰）
- 副甲状腺機能亢進症（腫瘍，過形成により副甲状腺ホルモンが過剰に分泌され高 Ca 血症をきたす）
- 副甲状腺機能低下症（副甲状腺ホルモンの産生低下あるいは標的組織の不応性によって低 Ca 血症，高 P 血症をきたす）
- 褐色細胞腫（副腎髄質や傍神経節に存在するクロム親和細胞の腫瘍化）

▌内分泌疾患の術前管理のポイント

- クッシング症候群：高血圧・糖尿病の管理，低 K 血症の補正
- アルドステロン症：高血圧の管理，低 K 血症の補正
- 副腎皮質機能低下症：低 Na 血症・高 K 血症の補正，ステロイドカバー・急性副腎不全の対応を術前にコンサルト，インスリンに高感受性のため低血糖に注意
- 先端肥大症・下垂体性巨人症：高血圧・心不全・糖尿病の管理，副腎不全の合併に注意
- 副甲状腺機能亢進症：QT 短縮・高 Ca 血症クリーゼに注意．血清 Ca 濃度を 12 mg/dL 以下にしておく．術前に hydration．低 P 血症の補正

- 副甲状腺機能低下症：QT 延長・torsades de pointes に注意．過換気でテタニー出現．高 P 血症・低 Mg 血症の補正
- 褐色細胞腫：血圧・血糖・不整脈管理．ペンタゾシンで血圧上昇．β 遮断薬単独では使用しない

参考文献
1) 西山美鈴：麻酔科レジデントマニュアル（第 3 版）．ライフリサーチ・プレス，2008

（星野康弘）

7） 抗血小板薬・抗凝固薬の周術期管理

マスターポイント

✦ 血栓症，塞栓症のリスクに応じて抗血小板薬・抗凝固薬を中止する
✦ 十分な休薬期間が取れない場合，拮抗薬の使用や十分量の輸血を準備する
✦ 術後は抗凝固療法が必要な場合は再出血に注意する

I-5

抗血小板薬・抗凝固薬の周術期の休薬

抗血小板薬・抗凝固薬は術前に基本的に休薬するが，血栓症，塞栓症のリスクを伴う．

必要があればAPTTやACTを指標にヘパリン化を行い，リスクにもよるが一般的には手術開始6時間前を目安に中止することが多い．

抗凝固療法は術後出血が落ち着いていれば再出血に注意しながら再開する．心臓術後に新たに必要となる抗凝固療法については「術後の抗凝固・抗血小板療法」の項（247頁）を参照．

ワルファリンの休薬

PT-INRを指標としてコントロールする．一般的には術前3〜5日前に中止しヘパリン化する．術前のPT-INRが延長している場合はビタミンK製剤やFFP使用で対応する．

抗凝固薬（ワルファリン以外）・抗血小板薬の休薬

心房細動や脳梗塞に対して使用される．種類が多いので代表的なものを表1にまとめる．

抗血小板薬は一般的に半減期が長く休薬推奨期間も長い．特にPCIの既往がある患者は使用していることが多く要注意である．十分に休薬できない場合は血小板輸血で対応する．

表 1 　代表的な抗凝固薬・抗血小板薬と術前休薬推奨期間

	一般名	商品名	術前休薬推奨期間
抗凝固薬	ダビガトラン	プラザキサ®	24〜96 時間
	エドキサバン	リクシアナ®	24〜48 時間
	リバーロキサバン	イグザレルト®	24〜48 時間
	アピキサバン	エリキュース®	24〜48 時間

	一般名	商品名	術前休薬推奨期間
抗血小板薬	アセチルサリチル酸	アスピリン®	7〜14 日
	チクロピジン	パナルジン®	7〜14 日
	クロピドグレル	プラビックス®	7〜14 日
	プラスグレル	エフィエント®	14 日
	シロスタゾール	プレタール®	3 日
	イコサペント酸エチル	エパデール®	7〜10 日
	ベラプロスト Na	ドルナー®	1 日
	サルポグレラート	アンプラーグ®	1〜2 日

　その他の血管拡張薬や循環改善薬の類は添付文書などを参考に判断する.

参考文献

1) 循環器疾患における抗凝固・抗血小板療法に関するガイドライン(2009 年改訂版)(http://www.j-circ.or.jp/guideline/pdf/JCS2009_hori_h.pdf)
2) 心房細動(薬物)ガイドライン 2013 年改訂版(http://www.j-circ.or.jp/guideline/pdf/JCS2013_inoue_h.pdf)

(小前兵衛)

8） 免疫抑制中の患者

I–5

マスターポイント
- ✦ 免疫抑制中の病態にはどのようなものがあるか理解する
- ✦ 周術期の免疫抑制剤管理を理解する
- ✦ どのような術後合併症に注意する必要があるか理解する

免疫抑制を要する病態
- 臓器移植後
- 膠原病，血管炎などの自己免疫性疾患
- 気管支喘息などのアレルギー性疾患
- 術前検索として，免疫抑制を要する病態の既往があるか，また現在の病勢，治療中かどうかを確認する
- 免疫抑制中であれば，当該疾患の診療科へコンサルトし，周術期の免疫抑制剤のコントロールについて聞いておく
- コンサルトのポイント
- ・現在の病勢
- ・免疫抑制剤の用量，至適血中濃度
- ・休薬可能かどうか，および再開のタイミング
- ・ステロイドカバーについて
- 一般的に
- ・膠原病など自己免疫疾患に対する免疫抑制剤は休薬可能
- ・移植後早期や活動期の膠原病など，高用量のステロイドを使用している際は，ステロイドを減量できるまで待機するのが望ましい

注意すべき術後合併症とその対策
- ・SSI：日和見感染にも留意する必要がある
- ・予防的抗菌薬の長期使用
- ・感染症内科とも相談のうえ，日和見感染対策を行う
- 創傷治癒遅延，縫合不全，弁周囲逆流，仮性瘤形成

- ・丁寧な手術操作
- ・抜糸は通常より遅めに行う
- ・吻合部や弁縫着部の補強操作を加える
- ステロイド使用による抗炎症作用や白血球数上昇(好中球増加)が起こりうるため，感染の発見が遅れる可能性に留意が必要
- 遅発性の仮性瘤形成などのリスクがあり，中長期にわたる画像フォローが必要

参考文献

1) 国立循環器病研究センター心臓血管部門(編)：新心臓血管外科管理ハンドブック(改訂第2版). 南江堂, 2016

(嶋田正吾)

9) 口腔衛生，歯科スクリーニング

✦ 周術期の口腔に関連する合併症を理解する
✦ 特に歯科的注意が必要な疾患や病態を理解する

周術期の口腔に関連する合併症とは？

①気管挿管時の歯の損傷，②経口気管チューブの圧迫による褥瘡性潰瘍，③術後肺炎など．また，人工弁や人工関節など異物を留置する手術では，遠隔部位感染として，歯周炎など口腔に由来する菌血症によって感染を生じるリスクがある．

周術期の口腔機能管理によって得られるメリット

術後肺炎発症を抑制することがわかっており，高リスク群（免疫抑制が必要な患者や長期挿管の可能性のある患者など）では特に重要と考えられる．また，人工物を留置する手術では，抜歯などに伴う菌血症を手術「後」に生じないようにするため，できるだけ手術「前」に菌血症を生じるリスクの高い処置を済ませるべきである．

胸部外科領域で特に術前歯科スクリーニングが必要な疾患および病態

- 感染性心内膜炎の患者
  感染源となっている可能性もあり必須
- 心臓弁の手術：弁置換術および弁形成術
  弁形成予定であっても，術中弁置換へと変更になる可能性がある
- 人工物の植込み手術（人工弁，人工心臓など）
- 免疫抑制が必要な患者（易感染性）：臓器移植手術（心移植，肺移植）など
- その他，術後長期の挿管管理が予想される場合など

█ 術前歯科スクリーニングを省略可能な疾患および病態

　前述以外の比較的定型的な手術（多くの肺手術，冠動脈バイパス術，人工血管置換術など）では，手術前の整備は必要最小限とし，残りは手術後に再開しても問題ないことが多い．

参考文献
1) 梅田正博（編著）：周術期口腔機能管理の基本がわかる本．クインテッセンス出版，2013

（嶋田正吾）

10) 麻酔科コンサルテーション

マスターポイント

✦ 麻酔科医との良好なコミュニケーションを日頃から心がける
✦ 術前に麻酔科のコンサルトが必要となる患者をいえるようにする
✦ 麻酔が困難な患者として挙げられている疾病・病状を理解する

術前に麻酔科のコンサルトが必要な患者

術前に麻酔科のコンサルトを検討すべき患者には以下のようなものが挙げられる.

● 気道確保困難：挿管困難とマスク換気困難とがあり，後者のほうがより重篤

挿管困難の予測因子

①開口制限の有無：2横指(4～6 cm)
②Mallampati 分類：クラスⅢ(口を開けて発声させずに舌を突出してもらったときに，口蓋垂の基部と軟口蓋しか見えない)以上
③肥満，小顎症の有無
④下顎の可動域制限：下顎を前方に移動し，下の歯列を上の歯列より前方に移動できない
⑤頸部の後屈制限がある：(例)関節リウマチの頸椎病変
⑥首が短い：オトガイ-甲状切痕間隔(6 cm 以下)，オトガイ-胸骨切痕間隔(12.5 cm 以下)
⑦挿管困難の既往
⑧気道閉塞症状(睡眠時無呼吸，いびきなど)，気道周囲の病変の有無

〔川口昌彦, 他(編)：チーム医療による周術期管理まるわかり. 羊土社, 2015 より一部改変〕

- ライン確保困難
- 悪性高熱症の既往，家族歴
- 麻酔薬や消毒薬・ラテックスなどに対してアレルギーの既往

　このほかにも病態に応じて，全身麻酔などのリスクが高いと考えられる患者に対しては麻酔科への術前コンサルトを検討する．重要なことは，麻酔科医と良好なコミュニケーションを常にとっておき，気になる患者についてお互いに相談できる雰囲気をつくっておくことである．

> **ワンポイント アドバイス　休日入院・手術当日入院**
>
> 胸部外科の領域でも術前の入院日数はどんどん短くなっている．手術当日入院を採用している医療施設はまだ少ないが，術前日の休日入院が可能な病院は少なくない．このような場合には，あらかじめ麻酔科に術前コンサルトを行うなどのプロトコールが各病院で定まっているので，そのプロトコールに従う．

▍麻酔が困難な患者

　医科診療報酬点数表に全身麻酔が困難な患者として加算がとれる疾病・病態が一覧となっている．胸部外科の患者は，これらの病状に当てはまる患者が多い．これらすべての症例を術前に麻酔科コンサルトするべきではないが，重要臓器障害が生じるリスクが高い患者を推定する参考とし，必要に応じて術前コンサルトを検討する．

参考文献
1) 川口昌彦，他（編）：チーム医療による周術期管理まるわかり．羊土社，2015

（木村光利）

6　輸血療法（自己血貯血を含む）

マスターポイント

✦ 輸血療法の目的・効果とリスクを理解し，患者ないし家族に説明できるようにする
✦ 手術に備えて，必要な輸血準備を行えるようにする

▌輸血療法の目的
細胞成分（赤血球，血小板），蛋白質成分（凝固因子など）の補充.

▌輸血方法
成分輸血：全血輸血を避けて，量的・機能的に必要となる血液成分のみを補う.
- 赤血球製剤（RBC）→血液の酸素運搬能の維持
- 新鮮凍結血漿（FFP）→凝固因子の補充
- 濃厚血小板製剤（PC）→血小板不足による出血の予防・治療
- 血漿分画製剤（アルブミンなど）→膠質浸透圧の維持（循環不全の予防・治療）

▌異型適合血輸血
異なる型の血液でも副作用のリスクがない場合や，異なる血液型を用いたほうがより安全，または治療効果が高いと考えられる場合に行う.

▌自己血輸血
待機手術において同種血輸血の回避，減量をはかる.
免疫学的反応がなく，同種血輸血によるウイルス感染リスクを回避できる
(1) 貯血式：術前に自己の血液をあらかじめ採取，保存
- ○：適した症例　予測出血＞20％循環血液量，まれな血液型，不

規則抗体陽性
- ×：適さない症例　菌血症，4週以内の水様性下痢，高齢，不安定狭心症，高度大動脈弁狭窄
- **(2) 希釈式**：手術開始直前に採血し，人工膠質液を輸液
- 単独での効果は限定的，貯血式・回収式と併用，人工心肺離脱後の凝固因子補充
- **(3) 回収式**：術中，術後の出血を回収洗浄（セルセーバー）
- 赤血球を回収，凝固因子は出血とともに失われる
- **(4) 自己クリオプレシピテート，クリオシール®**：術野の止血に使用

▌輸血副作用の種類とおよその頻度

①発熱やじん麻疹などの非溶血性副作用（1：10～1：100）
②アナフィラキシーやアナフィラキシー様反応（1：10,000）
③血圧の上昇や低下（重篤なもの 1：10,000）
④不規則抗体産生（1：1,000）
⑤溶血性副作用（遅発性溶血性副作用・ABO不適合輸血）（1：1,000 うち重篤なもの 1：10,000）
⑥輸血関連急性肺障害（TRALI：transfusion related acute lung injury）（1：10,000）
⑦輸血後循環過負荷（TACO：transfusion associated circulatory overload）（重篤なもの 1：10,000）
⑧輸血後ウイルス感染（1：100,000）
⑨輸血後細菌感染（1：100,000）
⑩輸血後 GVHD（放射線照射後輸血にて 2000 年以降発生なし）
⑪輸血後免疫修飾（TRIM：transfusion related immuno-modulation）（輸血後の一時的な免疫抑制，早期死亡率，多臓器不全，入院期間，術後細菌感染，腫瘍の再発や転移，などに影響する）

なお自己血輸血では上記副作用のうち，ABO不適合輸血，輸血後循環過負荷，輸血後細菌感染以外のほぼすべての副作用が防止可能．

■ インフォームドコンセント

　患者またはその家族が理解できる言葉で説明し，同意を得たうえで同意書を作成し，一部は患者に渡し，一部は診療記録に保管する．

必要な項目

---

①輸血療法の必要性
②使用する血液製剤の種類と使用量
③輸血に伴うリスク
④副作用・感染症救済制度と給付の条件
⑤自己血輸血の選択肢
⑥感染症検査と検体保管
⑦投与記録の保管と遡及調査時の使用
⑧その他，輸血療法の注意点

■ 輸血準備

(1) 血液型検査
- ABO 式，Rh（D）式　異なる時期に 2 回行う

(2) 交差適合試験（クロスマッチ），不規則抗体スクリーニング
- 同種赤血球輸血のときのみ必要
- ABO・Rh（D）亜型などまれな血液型，Rh（D）陰性，不規則抗体陽性などの場合，輸血準備に時間を要する

(3) 感染症検査
- 赤血球，新鮮凍結血漿，血小板が対象
- 輸血前 3 か月以内に検査
- HBs 抗原，HBc 抗体，HBs 抗体，HCV 抗体，HIV 抗体

(4) 遡及調査
- 病原体感染と輸血療法との因果関係を調査できるように保存する
- 赤血球，新鮮凍結血漿，血小板，アルブミンが対象

(5) 廃棄製剤を減らすために
- 血液型不規則抗体スクリーニング法（type & screen 法：T & S 法）；見込まれる出血が少なく，輸血する可能性が低い場合
- 最大手術血液準備量（MSBOS：maximal surgical blood order schedule）；準備血液量（C），術式別輸血量（T），C/T が 1.5 倍以

下になるように準備する

- 手術血液準備量計算法（SBOE：surgical blood order equation）

> 術前 Hb － 輸血開始 Hb（トリガー：Hb 7〜8 g/dL）＝出血予備量
>
> 〔術式別の平均的出血量（mL）/200〕－出血予備量/〔40/体重（kg）〕＝血液準備量（単位）

■ SSI：surgical site infection

赤血球輸血と SSI の関連が示唆されており，赤血球輸血を最小限にすることが，周術期感染合併症の減少につながる可能性がある．

■ 大量出血時の MTP：massive transfusion protocols

外傷，大量出血時に新鮮凍結血漿，血小板，赤血球の全血に近い組成での大量輸血により失血死が減少することが示唆されている．

人工心肺離脱直後など，出血が制御困難となることがある．

赤血球大量輸血に伴う希釈性・消費性の凝固障害，出血性ショックやそれに伴う低体温，アシドーシス，凝固異常，線溶亢進など，悪循環によりさらなる出血傾向となりえる．

こうした大量出血時には MTP によって早期の止血をはかる．

外科的な止血に加えて，温度管理，カルシウム補充，トラネキサム酸，各種止血剤の使用，MTP などさまざまな止血方法を使いこなすことが求められる．

参考文献

1) 厚生労働省：輸血療法の実施に関する指針（改定版）(https://www.mhlw.go.jp/new-info/kobetu/iyaku/kenketsugo/5tekisei3a.html)
2) Horvath KA, et al：Blood transfusion and infection after cardiac surgery. Ann Thorac Surg 2013；95：2194-2201
3) Holcomb JB, et al：The prospective, observational, multicenter, major trauma transfusion (PROMMTT) study：comparative effectiveness of a time-varying treatment with competing risks. JAMA Surg 2013；148：127-136
4) Holcomb JB, et al：Transfusion of plasma, platelets, and red blood cells in a 1：1：1 vs a 1：1：2 ratio and mortality in patients with severe trauma：the PROPPR randomized clinical trial. JAMA 2015；313：471-482

（益澤明広）

7 インフォームドコンセント

1) インフォームドコンセントの基本

マスターポイント

✦ 患者，家族へわかりやすく適切な説明を行うことができる

■ インフォームドコンセントとは？

近年は医療訴訟において「説明義務違反」を問われることが多くなっている．法的には医療法第1条の4第2項と厚生労働省の「診療情報の提供等に関する指針」[1]に基づく．

特に，「侵襲的治療の危険性や合併症と実施しない場合の危険性」「代替的治療法の内容と利害損失（費用を含む）」についての説明義務が問題になる．

インフォームドコンセントとは，「患者が，よく理解した状態で，同意すること」であり，あくまで患者本人が主体となる契約である．しかし実際には，肺葉切除と区域切除のどちらがよいかなどと聞かれても知識のない患者が判断するのは難しい．医師が専門知識と経験をもとに真摯なアドバイスを行い，それをもとに患者が自分の価値観で判断することが重要である．

■ 説明する内容

以下の項目に分けて説明するとよい．肺癌手術の術前説明を例にとる．

(1) 現在の問題点

症状，CT での肺結節影など．

(2) その原因

診断．未確診の場合は，肺癌以外に転移性肺腫瘍やリンパ腫，良性病変（肺炎，真菌症，抗酸菌症，良性腫瘍など）の可能性も説明する．

(3) 治療法の選択肢

　手術，放射線治療，化学療法について侵襲度と治療効果を比較する．特に高齢者の場合，「無治療」という選択肢も提示しなければならない．

(4) 予定している治療法の内容

　縮小手術を行う場合には標準手術との比較も説明する．

(5) 想定外の可能性

　トラブルとなるのはだいたい想定と異なる結果になったときである．

- 非癌の可能性：未確診で診断的手術を行う場合，良性病変の可能性も説明する
- 播種の可能性：もし播種や悪性胸水があった場合，肺切除を行わないことを説明する
- 開胸移行の可能性：胸腔鏡手術を予定する場合は開胸移行の可能性も必ず説明する

(6) 危険性および合併症

　肺炎や肺瘻など頻度の高い合併症だけでなく，肺塞栓症や気管支断端瘻，反回神経麻痺など，まれでも影響が大きい合併症については強調して説明する．間質性肺炎のある場合は急性増悪の危険性，致死的となる可能性を必ず説明する．

限られた時間で「とても丁寧に説明してくれた」と感じてもらうためには

- まず「患者が知りたいこと（病名，手術の内容，術後の経過）」を詳しく説明したうえで，「患者に知っておいてほしいこと（危険性，合併症）」を説明する
- 患者は授業を聞きたいわけではない．教科書的な内容は最低限にする
- 最低でも3回（初診時，入院決定時，手術直前）説明を行う．ジャブをこまめに打つことが大事
- イラストを多用する

参考文献
1) 診療情報の提供等に関する指針（平成15年8月12日付け医政発第0912001号）
　（https://www.mhlw.go.jp/shingi/2004/06/s0623-15m.html）

（一瀬淳二）

2) 心臓外科手術のインフォームドコンセント

❶ 術前リスク評価と説明

マスターポイント

✦ 術前リスク評価の重要性を理解する
✦ 代表的なリスクスコアを知り，活用できるようにする
✦ Japan SCORE2 の利用方法を理解する
✦ リスクスコアの限界を理解する

I-7

術前リスク評価の重要性

わが国は，2016 年時点で 65 歳以上の高齢者が総人口の 27.3％に達し，世界でも類をみない超高齢社会である．また 75 歳以上の人口が，2018 年には 65〜74 歳の人口を上回り，その後も増加傾向が続くと見込まれている．こうした近年の超高齢社会を反映し，高齢者の心臓大血管手術も増加傾向にあるため，今後ますます，十分な術前リスク評価・術式の検討など，慎重な対応が求められる．

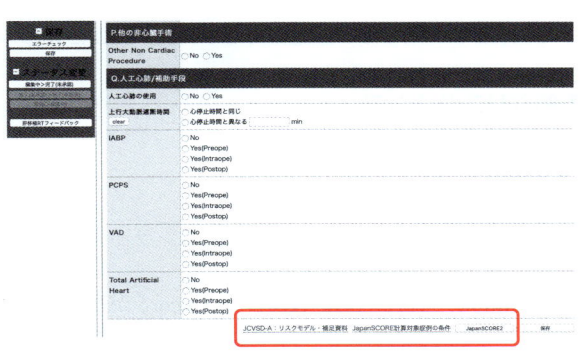

図 1　NCD 患者データ登録画面からの Japan SCORE 算出

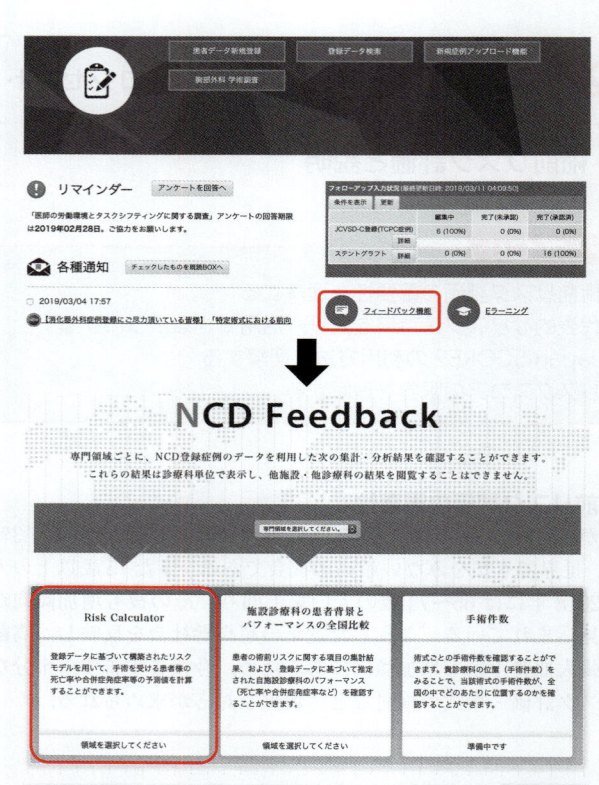

図 2　NCD フィードバック機能画面からの Japan SCORE 算出

代表的なリスクスコア

- Japan SCORE2
- Euro score Ⅱ
- STS score

　上記の代表的なリスクスコアはそれぞれオンラインで算出可能である.

　その他, Ambler score, NYC score, VA score が知られている.

Japan SCORE2 の算出方法

現在，利用可能な Japan SCORE2 の算出方法は以下の２つがある．

- National Clinical Database（NCD）のホームページ（http://www.ncd.or.jp）から患者データ登録をする際に，必要事項を入力し，「Japan SCORE2」ボタンをクリックし算出する（図 1）
- NCD ホームページにログインし，「フィードバック機能」から，「Risk Calculator」機能を利用する（図 2）

リスクスコアの限界

現在，利用可能な種々のリスクスコアは，弁膜症手術・冠動脈バイパス手術・大動脈手術など定型的な手術にのみ対応している．Japan SCORE2 に関しても同様で，近年増加傾向である経カテーテル的大動脈弁置換術や補助人工心臓設置手術などについては対象外である．これらの手術に加え，非定型的な手術に際しては，症例ごとに十分な検討がなされるべきである．

参考文献

1) Wang C：Comparison of four risk scores for in-hospital mortality in patients undergoing heart valve surgery：A multicenter study in a Chinese population. Heart Lung 2016；45：423-428
2) Yamaoka H：Comparison of modern risk scores in predicting operative mortality for patients undergoing aortic valve replacement for aortic stenosis. J Cardiol 2016；68：135-140

（岡村賢一）

❷ 合併症の種類と説明

マスターポイント

✦ 外科手術の一般的な合併症に加えて心臓外科手術領域特有の合併症について理解する

心臓領域手術の合併症の全体的評価

　日本心臓血管外科手術データベース（JCVSD）に集積されたデータを用いて症例ごとのリスクを解析し，手術死亡率と主要合併症発症率の具体的数値を計算できる．JCVSD のホームページにリンクがあり，データを入力するだけで計算できるしくみになっている．

心臓・大血管手術の主な合併症
- 脳障害（麻痺，意識障害など）：脳浮腫を低減して障害の拡大を防止，リハビリテーション
- 心不全：強心剤使用，機械的補助
- 不整脈：抗不整脈薬，電気的除細動，ペースメーカー（恒久的に必要な場合は埋め込み）
- 呼吸不全：人工呼吸，肺炎予防，抗菌薬など．長期にわたれば気管切開
- 出血：輸血，再開胸止血（手術）
- 感染：抗菌薬投与，創洗浄（手術），弁の感染であれば，再弁置換術
- 反回神経麻痺（大動脈弓部手術）：嗄声，誤嚥を発症
- 対麻痺（下行・胸腹部大動脈手術時）：前脊髄動脈の血流低下が原因

外科手術における一般的な合併症
- 肝障害，腎障害：血液透析が必要となることも
- 気胸，胸水：胸腔ドレナージが必要になることも
- 胃・十二指腸潰瘍：手術侵襲ストレスによる

- 創痛・発熱：人工血管を使用した場合，生体反応として発熱することがある
- せん妄(ICU 症候群)：昼夜のリズムをつける．ライン類の自己抜去リスクが高ければ身体拘束
- 塞栓症：病的大動脈の内壁に付着する粥腫や血栓，空気などが原因となる

▌治療に侵襲を伴う合併症について

　発症のリスクが高いと判断したケースは手術前に本人，家族に合併症について十分に説明し，術前に同意書を取得しておくことも重要(身体拘束，電気的除細動，気管切開，胸腔ドレナージ，血液透析など)．

❸ 人工弁の種類と説明

マスターポイント

✦ 機械弁・生体弁の利点と欠点について理解する

▌人工弁の種類

　大動脈弁位・僧帽弁位ともに大きく機械弁と生体弁に分けられる．人工弁置換術後の合併症はガイドライン上，以下の7つに分類される．

　①人工弁の構造上の破壊，②人工弁とは関係のない弁機能不全，③血栓弁，④塞栓症，⑤出血，⑥人工弁感染，⑦再手術またはカテーテルインターベンション．

▌機械弁

　現在はカーボン製の傾斜型ディスク二葉弁だけが販売されている．耐久性に優れるという絶対的利点がある一方で，ワルファリン内服を継続しなければならない．

生体弁

弁置換後，数か月間ワルファリンのみ内服を行い，それ以降はワルファリン内服の必要はない．しかし，10～15年で構造的劣化が発生するとされ，根治には再弁置換が必要となるが，将来は経カテーテル的大動脈弁置換術（TAVI）で回避できるのではないかと期待されている．

新しい人工弁

低侵襲性を考慮した経カテーテル的大動脈弁置換術（TAVI）やsutureless 弁が近年開発されている．特に TAVI の症例数は増加している．ただ，通常の外科的大動脈弁置換に比べて弁周囲逆流や完全房室ブロックの頻度が高いなど，解決すべき問題点も多い．

現在，日本ではハイリスク症例への適応に限られている．人工弁自体やデバイスを含めて発展途上であり，今後の成績が期待される．

参考文献
1）日本心臓血管外科手術データベース HP（http://jcvsd.umin.jp）
2）龍野勝彦，他（編著）：心臓血管外科テキスト第 2 版．中外医学社，2011

（小前兵衛）

❶ 術前リスク評価と説明

マスターポイント

✦ 呼吸器手術のリスクを理解する
✦ 間質性肺炎急性増悪のリスク評価を行えるようにする

▌呼吸器手術はどのくらい危険か？

肺癌手術の場合，日本では 2004 年から 2014 年まで一貫して在院死亡率 1% 未満[1]．これは米国 1.8%（STS），3.0%（NIS）[2]，フランス 3.7%[3] などと比べて圧倒的に低い．

ただし，もちろん手術術式，年齢，併存症などによってリスクは大きく異なるため，患者ごと，治療法ごとにリスクを評価する必要がある．

▌死因となる術後合併症の内訳と対策

1	間質性肺炎急性増悪	24%	高濃度酸素を避ける，手術時間短縮，肺瘻制御
2	肺炎	14%	術前禁煙の徹底（最低 1 か月），疼痛制御，早期離床
3	呼吸不全	13%	術後呼吸機能の予測
4	循環器・脳血管障害	11%	術前の評価，発症時の早期対応
5	気管支断端瘻	5%	断端の予防的被覆，断端瘻発症後の適切なドレナージ
6	肺塞栓	3%	術前の DVT チェック，間欠的空気圧迫法，早期離床

▌術後呼吸機能の予測

術後予測 1 秒量＝1 秒量×（残存区域数÷全区域数）で計算することが多い．肺血流シンチグラフィーを行って左右血流比を考慮する

とさらに正確になる.

術後予測 1 秒量 800～1,000 mL, 体表面積あたり 550～600 mL/m^2 以上が必要である.

■ 原発性肺癌手術症例のリスク計算機能

NCD に術前・術中情報を登録すると, 2014 年以降に登録されたデータから作成したリスクモデル[4] に基づき, 肺癌手術症例の手術死亡リスクと手術死亡＋重症術後合併症リスクを計算できる. ただし, NCD のアカウントがなければ使用できない.

■ 間質性肺炎急性増悪のリスクスコア

多施設共同研究の結果, 間質性肺炎合併肺癌手術症例 1,763 例のうち 9.3％で術後急性増悪を発症し, 急性増悪後の死亡率は 43.9％ときわめて高かった. 下のリスクスコアで危険性を予測する.

			合計点	急性増悪のリスク
急性増悪の既往：あり	5 点		0～10	＜10％
術式：区域切除以上	4 点		11～14	10～25％
CT 所見：UIP pattern	4 点		15～22	＞25％
性別：男性	3 点			
術前ステロイド投与：あり	3 点			
KL-6：1,000 U/mL 以上	2 点			
%VC：80％以下	1 点			

■ 結局は「活きのよさ」

実は外科医が最も重視しているのは検査値ではなく, 直接会って話したときの印象である. 眼に宿る力, 表情, 声量, 肌のツヤ, 姿勢, 歩き方などから直感的に感じる「活きのよさ」が最も信頼できるリスクスコアといってよい.

参考文献
1) Committee for Scientific Affairs of JATS, et al：Thoracic and cardiovascular surgery in Japan during 2014：Annual report by The Japanese Association for Thoracic Surgery. Gen Thorac Cardiovasc Surg 2016；64：665-697
2) Damien J, et al：The Society of Thoracic Surgeons General Thoracic Surgery Database：Establishing Generalizability to National Lung Cancer Resection Outcomes. Ann Thorac Surg 2012；94：216-221

3) Pagès PB , et al：Does age over 80 years have to be a contraindication for lung cancer surgery-a nationwide database study. J Thorac Dis 2018：10：4764-4773
4) Endo S, et al：Model of lung cancer surgery risk derived from a Japanese nationwide web-based database of 78594 patients during 2014-2015. Eur J Cardiothorac Surg 2017：52：1182-1189

（一瀬淳二）

❷ 合併症の種類と説明

マスターポイント

✦ 呼吸器外科手術の代表的な合併症と対応について，術前の患者に十分説明できるようになろう

✦ 先輩医師の IC に立ち会って，どのように説明しているか参考にしよう

- **出血（術中・術後）**：肺動脈，肺静脈は非常に血流が多く，下手をすると致命的*ともなりうる．気管支動脈系（特にリンパ節郭清など）は一時止血が得られても，術後再出血することがある．術中出血の可能性（胸腔鏡手術では開胸コンバート，輸血の可能性），術後出血での再手術の可能性については必ず説明する

- **術後肺瘻**：区域切除，気腫肺，ステロイド長期使用などは術後エアリークのリスクとなりうる．長期間の胸腔ドレーン留置や再ドレナージ，再手術の可能性，膿胸に移行するリスクを説明する

- **術後気管支断端瘻**：下葉切除や中下葉切除，右肺全摘，ステロイド長期使用者，NTM 感染症例でリスクが高い．緊急手術の可能性や膿胸に移行する可能性を説明する

- **術後肺炎**：術後は喀痰が増加し（特に喫煙者），喀出が不十分であれば肺炎になりうること，また喀痰を効率よく喀出するために，術後できるだけ早く座位をとり早期離床するのが望ましいことを

---

*特に左肺上葉切除時は肺動脈の first branch が左主肺動脈根部と距離がなく，中枢側に裂けると止血が難しい．"widow maker" という異名があるくらい恐れられている．

説明する．逆に，傷が痛いからといって寝てばかりいると悪循環になるので，しっかり疼痛管理をしたうえで早期離床することが重要である．どうしても喀出できない場合はミニトラック®などの補助やベッドサイドでの気管支鏡の使用が必要になる

- **創部感染，膿胸**：周術期抗菌薬を使用するが，創部感染や逆行性感染による膿胸のリスクがあることを説明する
- **胸水貯留**：ドレーン抜去後に胸水が貯留し，胸腔穿刺やドレナージが追加で必要になる可能性があることを説明する．特に心膜を開放する手術では遅発性の胸水貯留をきたしやすい
- **不整脈，心筋梗塞，脳梗塞**：リスク因子がある場合以外は予測が難しいため，その徴候があればすみやかに専門科と協力して診断，治療にあたる旨を説明する．左肺上葉切除では肺静脈断端に血栓形成をきたしやすい可能性があること[1]は，患者説明が必要かどうかは微妙だが，呼吸器外科医として留意しておくべき
- **下肢静脈血栓症，肺血栓塞栓症**：全身麻酔手術後の一般的な合併症として説明し，命にかかわる重篤な合併症であることを説明する．予防措置は講ずるが，早期離床が重要であることを説明する
- **横隔神経麻痺**：肺門前方を走行しているため，肺切除や胸腺摘除で損傷するリスクがあることを説明する
- **反回神経麻痺**：特にリンパ節郭清時に損傷のリスクがあり，損傷した場合は嗄声が起こり，誤嚥のリスクがあることを説明する．反回神経麻痺は一時的な場合と永久的な場合があり，回復しない場合は耳鼻科で治療（声帯の正中固定など）を検討することがある
- **乳び胸**：後縦隔の操作や上縦隔のリンパ節郭清で，胸管やリンパ管を損傷する可能性があることを説明する．その場合，絶食や再手術，胸腔ドレーンの長期留置が必要となる可能性があることを説明する
- **周辺臓器（食道，大動脈，大血管など）の損傷**：胸腔内操作（特に縦隔の操作）に伴い，食道や大血管を損傷する可能性，それによって命にかかわる合併症や追加の手術・治療が必要となる可能性について説明する
- **中葉捻転，気管支の屈曲**：肺切除後に，残存肺が肺門部で屈曲，捻転することにより生じる．気管支の屈曲だけなら無気肺となるが，肺動脈，静脈が屈曲，捻転した場合は虚血やうっ血をきたす．

前者に対しては気管支鏡下の送気で改善がはかれることもあるが，後者は緊急手術による整復（可能なら）と，多くの場合残肺摘出が必要となる．特に初回手術時に分葉が良好な場合は，手術がやりやすいと喜ぶだけでなく，対策を施すこと（葉間の癒合をはかるために結紮やステープリングするなど）を考慮したい

- **間質性肺炎急性増悪，ARDS**：感染が直接原因ではない特殊な肺の炎症であり，直前まで喫煙していた場合や間質性肺炎がベースにある場合にリスクが高まり，一度発症すると致死的になりうること，治療が難しいことを説明する．リスクの予測には間質性肺炎急性増悪のリスクスコアが有用である
- **上下肢のしびれ**：術中側臥位をとる場合は特に，姿勢によって手足のしびれや肩の痛みが生じることがあることを説明する．また多くの場合一時的であることを説明する
- **創部のしびれ，痛み**：側胸部〜背側胸部の創部は特に痛みが出やすいこと，慢性疼痛（肋間神経痛）に移行することがあることを説明する．慢性期（外来フォロー時）には，創部そのものではなく前胸部に疼痛が出やすいこと，温めると痛みが緩和されやすいこと，皮膚感覚が過敏となることがあること（特に女性で下着をつけるのがつらい，といった訴え）などを説明する
- **咳嗽，喀痰の増加**：全身麻酔や肺切除の影響で痰が増えたり，咳が続くことがあることを説明する．特に肺切除後の空咳は3か月程度続くことがあることを説明し，必要に応じて鎮咳薬の処方（なかなか効かないが）を考慮すること，気道を安静に保つことが重要であることを説明する

※術後の早期離床については，術前にいくら力説しても術後には患者が忘れていることも多く，術後もしつこく患者に説明することが重要．医師だけでなく，看護師などコメディカルと情報共有し早期離床を促すことも重要．

※慢性疼痛や皮膚の感覚異常，乾性咳嗽は，術後（特に外来で）あらためて丁寧に説明し，患者を安心させ適切な対策をとることが重要．

参考文献

1) Ohtaka K, et al Thrombosis in the pulmonary vein stump after left upper lobectomy as a possible cause of cerebral infarction. Ann Thorac Surg 2013：95：1924-1928

（佐藤雅昭）

8 手術室における基本事項

マスターポイント

✦ 手術室の入室から退室までの一連の流れを理解する
✦ タイムアウトの必要性について理解する
✦ 代表的な手術体位とその注意点についていえるようにする
✦ 手術時の手洗いの方法を理解する

▌手術室の入室から麻酔導入

- 病棟から手術室へ向かう際には，看護師とともに受持医も同伴する
- 手術室の入口で患者確認と手術同意書などのチェックを行う．この際に，患者自身に「今日何の手術を受ける予定か？」をいってもらう．まれに医療者の認識と患者の認識が違っていることがある．また，対象部位に左右がある場合（呼吸器外科手術など）には，必ず左右も確認する
- 手術室入口で麻酔科医への引き継ぎを行ったら，手術着に着替えるために更衣室へ向かう
- 手術着に着替えて手術室に入る．麻酔薬が投与される前に，手術台の上で寝ている患者が今日手術予定の患者であるか再度確認する
- 麻酔導入に受持医として立ち会う
- 麻酔科医と手術前・手術中に投与する薬剤について確認する．抗菌薬は病棟を出るときに投与しているのか，手術直前に投与してほしいのか，手術中に追加で投与する必要があるのか，など

▌執刀までのセットアップ

- 麻酔導入後に尿道カテーテルを挿入する（医師または看護師が実施する）
- 体位をとる．体位固定や体位変換時に患者が手術台から落ちたり，ライン類（点滴ルートや挿管チューブなど）が抜けたりしない

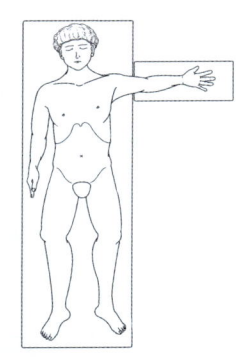
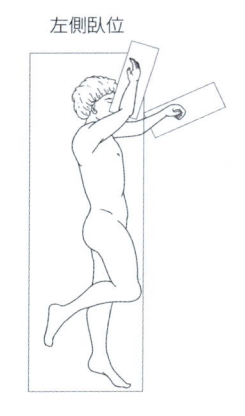

仰臥位　　　　　　　　左側臥位

図1　手術時の体位

ように，麻酔科医・看護師などと協力して行う．また，体位固定の際には，組織や神経が圧迫によりダメージを受けないように注意する．関節可動域に制限がある場合には，手術前に患者自身にどの程度四肢を動かして痛みが生じないかを確認しておく（図1）

■ 仰臥位

患者は仰向けの状態．胸骨正中切開で行う心臓手術や縦隔腫瘍の手術で行われる．術者（右）側の上肢は体幹にくっつけ，左側の上肢は真横に伸ばした姿位，または両上肢を左右に開いた姿位を取ることが多い．横に開く側の上肢は過度に開き過ぎないように注意をする．通常下肢は伸ばした状態だが，冠動脈バイパス術で大腿静脈グラフトを採取する場合にはガニ股にする．

■ 側臥位

患者は横向き．右側臥位は，患者は右半身を下にした横向きになる．側開胸で行う肺手術や胸部下行大動脈などの手術で行われる．両手を前方に伸ばした状態で固定し，左右の足の間にはクッションを挟む．四肢の神経障害や体幹部の褥瘡をつくりやすいので注意する．大動脈手術の際には下半身はやや仰向けに近い体位をとる．

● 手術部位のマーキングを行う．消毒してドレープがかかると体表からのメルクマール（目印）は見えにくくなる．皮膚切開の予定部位に油性ペンで印をつける．心臓外科手術では，大腿動静脈の位

表1　手術野に使用される消毒薬の特徴

消毒薬 (一般名)	商品名	殺菌効果				速効性	持続性	その他の特徴
		細菌	真菌	ウイルス	芽胞			
ポビドン ヨード	イソジン®	○	○	○	△	×	○	色が付くので消毒範囲がわかりやすい．早期に拭き取ってしまうと効果がなくなる(殺菌効果が出るまで1〜2分)
エタノール	消毒用 エタノール	○	△	△	×	○	×	引火性があるため，電気メスを使用する際には注意する．完全に乾燥させるか，拭き取ってから電気メスを使用する
クロル ヘキシジン	ヒビテン®	○	△	△	×	○	○	目に入ると角膜障害を起こす

殺菌効果：○有効，△一部有効，×無効

置にも印をつけておく

- 深部静脈血栓症予防にフットポンプを装着する．全身ヘパリン化を行う心臓外科手術では実施しないこともある
- 手指の手洗いをして(後述)，滅菌ガウンを装着する
- 術野の消毒を行う．消毒は皮膚切開予定部位から開始して徐々に周辺へと範囲を拡大していく(**表1**)
- 執刀(皮膚切開)前にタイムアウトを行う．タイムアウトでは一般に以下のことが行われる
- ・患者確認(氏名・年齢・性別・病名など)
- ・予定術式(左右の確認を含む)
- ・抗菌薬投与の有無
- ・重要なイベント(アレルギー歴や通常と異なる術式など)

ワンポイントアドバイス　タイムアウトの意義

患者や手術部位の取り違えなどの重大な医療事故の経験をもとに，医療安全の目的でタイムアウトが実施されるようになった．手術前に外科医・麻酔科医・看護師などが一斉に手を止めて確認作業を行うことで，誤認防止につながる．また，タイム

アウトは手術に参加するチーム構成員相互のコミュニケーショ
ンを確立することにも役立つ．医療施設によってはタイムアウ
トの際に手術に参加するメンバーが互いに自己紹介を行うとこ
ろもある．安全な手術のためには，テクニカルスキルだけでな
く，状況確認・意思決定・コミュニケーションといったノンテ
クニカルスキルも重要である．

▌閉創から退室まで

- 閉胸前にガーゼ，器材のカウントを行う．ガーゼカウントが合わ
  ない場合には，手術野にガーゼが残っていないかを外科医・看護
  師で協力して探す．滅菌ドレープの隙間や外科医の足元などが死
  角になりやすい
- 手術終了時に実際に行った術式を確認する
- ドレーンを排液バッグにつなぐ．手術室を退室するまでは低圧持
  続吸引を行う

- 手術終了後，ドレープを剥がす．粘着テープによる皮膚損傷に注
  意する．また，ディスポーザブルの大きなドレープを剥がして廃
  棄する際に，ガーゼや手術器具を残したままにしない．手術後の
  器材・ガーゼカウントが合わない原因となり，皆でゴミ箱を確認
  することになる
- 手術終了時のX線撮影を行う．挿管チューブ，挿入したドレー
  ン，中心静脈カテーテル，経鼻胃管などの位置を確認する
- 麻酔覚醒・抜管まで手術室で待機する．心臓外科手術などではICU
  まで気管内挿管・人工呼吸のまま退室することもある
- 手術台から移動用(ICU用)ベッドに患者を移動する．患者のベッ
  ド移動の際には静脈カテーテル，動脈圧ライン，尿道カテーテル，
  挿管チューブ，ドレーン類が引っ張られないように注意する．心
  臓外科手術では，ベッド移動後に体重測定も行う
- ※人工心肺を用いる心臓外科手術では，術中のインアウトバランス
  (水分出納)を輸液量・尿量・出血量から推定するのが難しく，術
  前後の体重の増減で手術中のインアウトバランスを推定する．
- 手術室を退室する．手術室退室時に協力してくれたスタッフにお
  礼を述べる(通常，外科医は「ありがとうございました」と述べて

患者搬送用ベッドを押しながら手術室を出る）．患者搬送時には，心嚢・前縦隔・胸腔内のドレーンはウォーターシール（水封）にするか，携帯用の持続吸引器に接続し，ドレーンをクランプはしない

■ 手術時の手洗い

- 手術時の手洗いの目的は，術中に手袋が破損したとしても，術野が汚染される細菌数を最小限にすることである
- 手術時の手洗いの際には，爪を短く切り，手や腕に装身具（指輪やブレスレットなど）はつけない
- 手術時の手洗い法として，スクラブ法とラビング法とがある
  - **スクラブ法**：スクラブ剤（界面活性剤を含んだ手指消毒薬）を用い，ブラシを使用して手と前腕をブラッシングし消毒を行う方法
  - **ラビング法**：石鹸と流水で手と前腕の汚れを洗い落とし，水分をしっかり拭き取った後，擦式消毒用アルコール製剤を手と前腕に擦り込んで消毒を行う方法
- ※スクラブ法ではブラシによる皮膚のダメージが手荒れの原因となり，それが細菌増殖の温床となる．アルコールの消毒効果は手洗い直後だけでなく6時間後でも菌の増殖を抑えられる．スクラブ法とラビング法とでは手術部位感染症（SSI）の発生頻度に差はないとされているが，最近は手荒れの少ないラビング法が推奨されている．
- 手術時の手洗いには滅菌水を用いる必要はなく，水道水を用いても同様の効果が得られる

参考文献
1) 川口昌彦，他（編）：チーム医療による周術期管理まるわかり．羊土社，2015
2) 日本麻酔科学会（編）：周術期管理チームテキスト2010．日本麻酔科学会，2010
3) 森田孝夫，他（編）：研修医のための外科の周術期管理ズバリおまかせ！．羊土社，2006
4) 日本手術医学会：手術医療実践ガイドライン（改訂版）．日本手術医学会，2013

（木村光利）

マスターポイント

✦ 代表的な金属製手術器具の種類と特徴をいえるようにする
✦ 電気メス(モノポーラー式)の特徴をいえるようにする
✦ その他のエネルギーデバイスの特徴を理解する

■ 金属製手術器具(剪刀, 鉗子, 鑷子, 持針器)

表1 金属製手術器具

分類	名称	形状	特徴・使用状況
剪刀 (ハサミ)	クーパー	刃の先端が太めで鈍	結紮糸や比較的大きな組織の切離
	メイヨー	刃の先端がやや細くなっているが鈍	結紮糸や比較的大きな組織の切離
	メッツェンバウム	全体的に細長い	繊細な組織の剝離操作や切離 刃こぼれしやすいので, 結紮糸の切離には別の剪刀を用いる
鉗子 (カンシ)	ペアン *	先端が無鉤*	把持力は弱め 組織や糸の把持
	コッヘル **	先端が有鉤**	把持力が強い 皮膚や筋膜などの丈夫な組織の把持 軟らかい組織を把持すると先端の鉤で組織を傷つける可能性がある

(つづく)

I-9

分類	名称	形状	特徴・使用状況
	ケリー	比較的長めの鉗子	組織や血管の剝離，結紮すべき組織の把持，結紮するための糸を通す 先端が直角に曲がっているものもある
	モスキート	ペアン鉗子よりもひと回り小さい無鉤鉗子	
鑷子 （セッシ）	有鉤鑷子	先端が有鉤	皮膚・皮下組織などの把持
	無鉤鑷子	先端が無鉤 横方向に溝	体内の組織の把持
	ドベーキー	先端は細く縦方向に鋸状の刃	繊細な組織や血管の把持
持針器	マチュー		比較的大きな針を使用する皮膚などの縫合
	ヘガール		体内での繊細な縫合操作

※写真：日本フリッツメディコ株式会社より提供．手術器具の名称は医療施設によって異なることがある

■ 電気メス（モノポーラー式）

　高周波数，高電圧の電流を組織に流すことで，止血と切開とを同時に行うことができる．モノポーラー式電気メスでは，交流電流が術者の持つハンドピースの先端から患者の体内組織を介して対極板との間に流れる．主に①切開，②凝固，③ソフト凝固の3つのモードがある．

(1) 切開

　高密度電流による放電を起こして，細胞破裂を誘導し，組織を切開する．

(2) 凝固

　高電圧による放電を起こして，組織周囲に高熱（放電熱）を発生させ，蛋白凝固を起こす（放電熱では表面が焦げて，深部組織は高熱に

よる熱凝固が起こる）．放電が起こるので組織の切開も可能．

(3) ソフト凝固

　放電が起こらない程度の電流を組織に流し，電流によって細胞が熱をもち（ジュール熱），蛋白凝固を起こす（ジュール熱では組織が炭化するまでは温度が上昇しない）．組織全体からの滲み出るような出血（oozing）への止血や肺瘻閉鎖などに用いられる．

ワンポイントアドバイス　電気メス使用時の注意点

・アルコールを含有する消毒薬や引火性の麻酔薬・高濃度酸素の使用時には電気メスによって引火する危険がある．消毒薬が十分に乾燥するまで電気メスを使用してはいけない．
・心臓ペースメーカーを使用している患者では，電気メスによる電流によりペースメーカーが誤作動を起こす可能性がある．手術前にペースメーカーの設定を確認・変更する必要がある．

その他のエネルギーデバイス

● バイポーラーデバイス

　組織を2つの電極で挟み，その間に通電させることで組織を熱凝固させる装置．対極板が不要で，周囲の組織への損傷が少ない．鉗子型のバイポーラーデバイスには，血管を挟んで圧迫して熱凝固で閉鎖したうえで，その血管を切断する機能がついたものもある（例：LigaSure™，ENSEAL®）．これらのデバイスでは直径 7 mmまでの血管をシーリングして切離できる．

● 超音波凝固切開装置

　組織を挟んで，片方のブレードを約 50 kHz で振動（超音波振動）させて，その摩擦熱で血管などの組織を熱凝固させ，また摩擦により物理的に組織を切断する装置（例：HARMONIC®，Snicision™，SonoSurg®）．ブレード先端が他の組織に接していると把持している部位以外の組織に障害が生じることがある（キャビテーション）．

参考文献
1）桜木　徹：わかりやすい電気メスの本．金原出版，2014

（木村光利）

10 胸部外科の基本手術手技

1）糸結び

マスターポイント

✦ 糸の種類と特徴を理解する
✦ 糸結びの種類と手技を正しく理解する
✦ スリップノット（slip knot）を理解し実践できるようにする

糸の種類と特徴（表1）

- モノフィラメント（単糸），ブレイド（編糸）
- 吸収糸，非吸収糸

表1　糸の種類と特徴

	モノフィラメント（単糸）	ブレイド（編糸）
メリット	組織通過性がよい 滑り下ろしがよい 細菌が入り込みにくい	柔らかく扱いやすい 結節が緩みにくい
デメリット	コシが強く扱いにくい 結節が緩みやすい 傷や捻れに弱い	組織通過抵抗が大きい 細菌が入り込む可能性が ある

糸結びの種類

- 結び方による違い：両手結び，片手結び，器械結び
- 結び目による違い：男結び，女結び，外科結び

　それぞれの結び目を図1に記載する．片手結びの延長ではあるが，いわゆる「指ぬき」を通常の片手結びと併用することで，軸糸を固定したまま，異なる結び目を重ねることが可能となる．

男結び

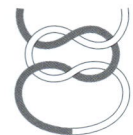
女結び

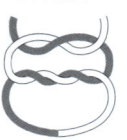
外科結び

図1　糸結びの種類

ワンポイント
アドバイス **糸結び上達のコツ**

糸結びの練習で避けなければならないのは，スピードだけにこだわり，やみくもに手を動かすことである．上達のポイントに以下の3つが挙げられる．
・どの糸結びを行っているか意識し，正確な手技を行うこと
・組織愛護を意識し，結紮点を動かさないよう留意すること
・緩まない結紮を意識すること
上記を意識したうえで，自然にスピードが向上することが理想的である．
たとえていうならば，筋トレ中に1つの筋肉に意識をおくことや，スポーツで単純動作を繰り返す基礎練習をしている，と考えればわかりやすい．

I-10

スリップノット（反転結節）（図2）

　スリップノットは，一方の糸を直線化し軸糸として固定し，もう一方の糸を巻き込むように結紮を落としていく手技である．

　深く狭い視野において，2回目・3回目の結紮を緩みなく落とすことが可能となるため，きわめて重要な手技である．胸腔鏡やMICS（低侵襲心臓手術）などの鏡視下手術においてもスリップノットは必須手技である．

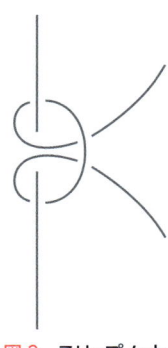

図2　スリップノット

参考文献
1) 西　丈則：腹腔鏡下に作成する結紮の工夫　slip knot 内無双. 日産婦内視鏡会誌 2015；31：253-256

（岡村賢一）

2) 剥離操作

マスターポイント

✦ 剥離操作に必要な手術器具について理解する
✦ 術者および助手の役割を理解する
✦ 基本的な剥離手技を理解する

手術器具

(1) 鑷子

有鉤鑷子は皮膚切開や閉創時など，硬い組織をしっかりと把持する際に用いる．一方，無鉤鑷子は組織を挫滅させることなく，確実に把持することができ，粘膜や血管，リンパ節などの柔らかい組織を把持する際に使用される．

(2) ハサミ

メッツェンバウム，メイヨー，クーパー，直線剪刀など，状況によって使い分ける．組織の剥離操作など繊細な操作にはメッツェンバウムを用い，糸を切る際にはメイヨー，クーパーを用いる．切る動作だけではなく，ハサミを開く動作も利用することで，組織を鈍的に剥離することができる．

(3) 電気メス

組織を凝固止血しつつ，展開することができる．必要とされる剥離操作の繊細さに応じて電気メスの出力を変えて，周囲の熱損傷を予防する．

術者と助手

● 術者は右手にハサミあるいは電気メスを持ち，左手は鑷子を持つか，あるいは術野によっては組織や臓器を用手的に把持，授動して術野を展開しつつ，右手の手術道具で剥離を進める
● 助手は左手に鑷子を持って，術者の把持する場所の対側を把持する．右手では吸引管や筋鉤でさらに良好な視野出しを心がける

- 剥離は広く浅く進め，狭い範囲を深く進むことは避ける．重要組織の損傷時に対応可能な視野を確保しつつ剥離を進めることが肝要

▌剥離手技の基本（血管の剥離）（図 1）

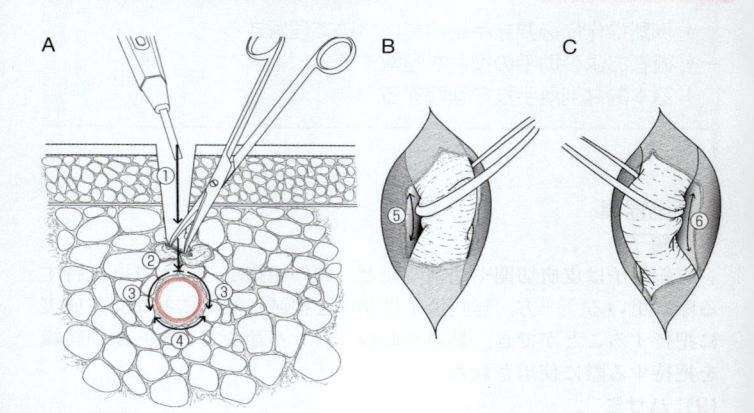

図 1　剥離手技の基本

A：目的とする血管を断面から見た図
目的血管を視認あるいは触知（動脈の場合）し，その走行の直上を長軸方向に剥離していく．目標血管からの距離に応じて，①遠い場所では電気メスを用いて，②血管に近い場所ではメッツェンバウムや低出力の電気メスで慎重に剥離を進め，外膜を露出する．③その層で血管の側面を剥離し，④最後に背面を剥離する．背面はブラインドとなるため，無理な剥離は避け，側面をよく剥離した後，1 か所テーピングすることで，授動できるようになり，さらに背面の剥離を安全に行える．
B，C：目的とする血管をベッセルループを用いてテーピングした図
ベッセルループを左右に牽引することで，⑤，⑥血管側面および後面の剥離面を広げ，クランプなど必要な操作ができるよう術野を展開する．

参考文献
  1）古森公浩（編）：血管外科基本手技アトラス（第 2 版）．南山堂，2014

（嶋田正吾）

3) 血管吻合

マスターポイント

✦ 基本的な血管吻合の方法とその種類について理解する

血管吻合の方法
(1) 連続法
　モノフィラメント糸を用いて交互に対象血管同士に針をかけていく方法．結紮は最後にすればよく，吻合にかかる時間は短い．小口径血管の吻合では，パースストリング効果で吻合孔が狭くならないよう注意が必要．
(2) パラシュート法
- 血管径にかかわらず吻合に多用される
- 後壁側を数針かけておいてから，両側の縫合糸を引っ張って血管同士をよせ，残りを縫い上げる
(3) 後壁支持法
- 後壁で一針か数針結節縫合をおき，結紮した後，その縫合糸を用いて，両側に縫い上げる
■ 結節法
　単結節あるいは，everting mattress で複数針を用いて吻合部全周に針糸をかけていき，順に結紮する．大口径の血管吻合で用いられることはまれである．小口径血管では前述のパースストリング効果を心配することなく吻合可能．多くの針糸を使用するため手技が煩雑で，また結紮が多く，吻合時間も長くなる．

血管吻合の種類
(1) 端々吻合（図1）
　中から大口径の血管で多く用いられる．
(2) 端側吻合（図2）
　冠動脈バイパス術など小口径の血管で多く用いられる．また，大

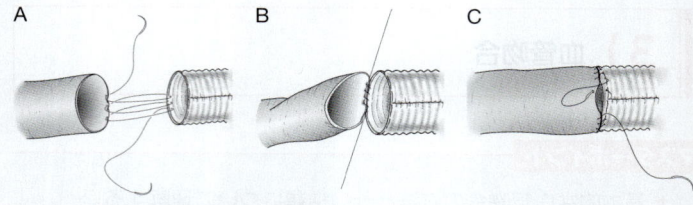

図1　パラシュート法による端々吻合
A：まず，対象血管を少し距離をおいて配置し，1本の針糸を用いて，後壁側の運針を行う．
B：両端の糸を引っ張りつつ，血管同士を引き寄せる．
C：側壁および前壁を縫い上げ前壁で終わる．

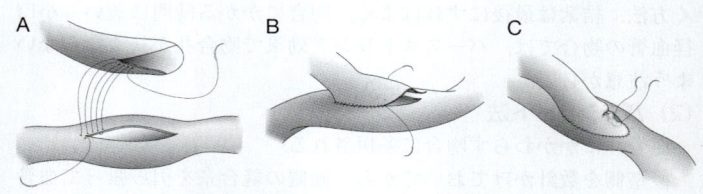

図2　パラシュート法による端側吻合
（例：内胸動脈—左冠動脈前下行枝吻合）
A：まずヒール側に3〜5針かけたのち，それを引き寄せて，血管同士を近づける．
B：側壁を縫い上げる．
C：全周をまわったのち，結紮する．

口径人工血管の body に孔を開けて，小口径の血管断端を吻合する際にも用いられる．

(3) 側々吻合（図3）

冠動脈バイパス術など小口径の血管で用いられる．

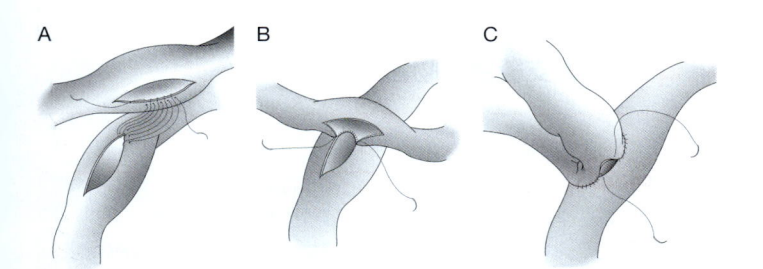

図3　パラシュート法による側々吻合
（例：シークエンシャルバイパス吻合）
A：ヒール側からスタートし，バランスよく運針する．
B：両側壁を縫い上げる．
C：最後はトウをまわったのち，側壁で結紮して吻合を完成する．

参考文献
1）髙本眞一（監）：冠動脈外科の要点と盲点（第2版）（心臓外科 Knack & Pitfalls）．文光堂，2012

（嶋田正吾）

I
–
10

4）気管支縫合・吻合

- ✦ 気管支処理（縫合・吻合）不全の危険因子を理解する
- ✦ 気管支の縫合処理の方向による違い（Sweet 法，Overholt 法）を理解する
- ✦ 気管支吻合の方法を理解する

■ 気管支の切断と縫合

- 軟骨部と膜様部をあわせて手縫いする Sweet 法（図 1A）
- 膜様部を中に折り込んで手縫いする Overholt 法（図 1B）
- 縫合糸は 3-0〜4-0 のモノフィラメント（プロリン® など）または吸収糸（PDS® など）
- 縫合は軟骨輪 1〜1.5 個分の深さで糸をかける
- 結紮法：区域気管支レベル以下なら広く用いられる．縫合補強が勧められる（図 1C）
- 自動縫合器の使用（最も一般的：図 1D）
- 切離線（方法を問わず）：分岐部から 2〜3 mm（1〜1.5 軟骨輪）末梢が適当
  - ・切離線が中枢に近すぎれば，分岐部の竜骨により，気管支内腔を維持する方向（＝離開する方向）に力が働くことを考慮（手縫いも同様）
  - ・切離線が末梢に近すぎれば，いわゆるロングスタンプとなり，喀痰貯留などで炎症が遷延しやすく，後述の創傷治癒が遅延する原因ともなるといわれる
- 気管支断端瘻（頻度 0.6〜3％）の主なリスクファクター：
  - ・男性
  - ・右側手術：左側は気管支断端が縦隔内にいきやすい
  - ・全摘：スペースに面する
  - ・下葉：上中葉に比べてスペースに面する

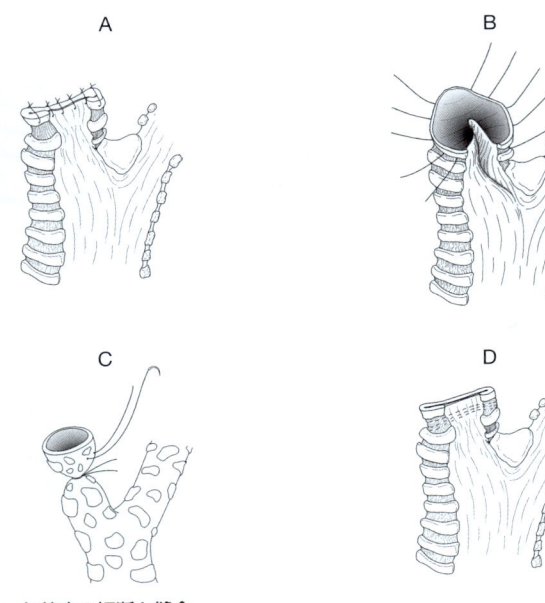

A   B

C   D

図 1　気管支の切断と縫合

- ・低 BMI，低アルブミン，糖尿病，慢性感染：創傷治癒を遅らせる一般的な因子
- ・術前放射線治療，リンパ節郭清：血流低下
- ※気管支を処理するためには，ある程度気管支周囲を剝離する必要があるが，気管支面をツルツルにすれば血流が低下する．リンパ節郭清でも血流に対する配慮が必要．

> **ワンポイントアドバイス　気管支断端自体は原則癒合しない**
>
> 上記いずれの縫合法をとっても，気管支断端の離れた 2 点（たとえば Sweet 法の膜様部と軟骨部）がすぐに癒合するわけではない．粘膜で覆われた部分が癒合しないのは，口をいくら閉じていても上と下の唇がくっつかないのと同じである．気管支断端が閉鎖してみえるのは気管支断端周囲の組織が固まったからで

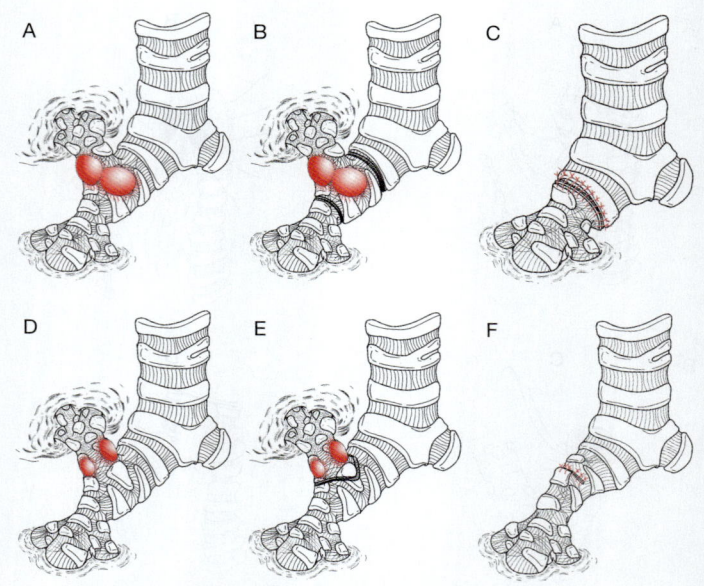

図2 気管支のスリーブ切除・端々吻合(上)と楔状切除(下)

ある．この治療の過程がうまくいかないと，気管支断端瘻〔膿胸の項(511頁)を参照〕になり治療が困難なばかりか時に致命的になる．気管支の断端閉鎖は，ステープラーを使うと簡単そうにみえ，血管のように出血もしないが，実は結構危ないという意識が重要．縫合後にその断端にどんな力が働くか，分岐からの距離や軟骨部と膜様部の関係に注意したい．場合によっては単純閉鎖より端々吻合のほうが創傷治癒の原理からは安全なこともある．

▌気管支の吻合

- 気管支吻合には全層縫合と粘膜下縫合がある．全層縫合が一般的
- 3-0〜4-0吸収糸(PDS® など)が一般的．縫合不全のリスクが高い場合，あえて非吸収糸(プロリン® など)を用いることもある

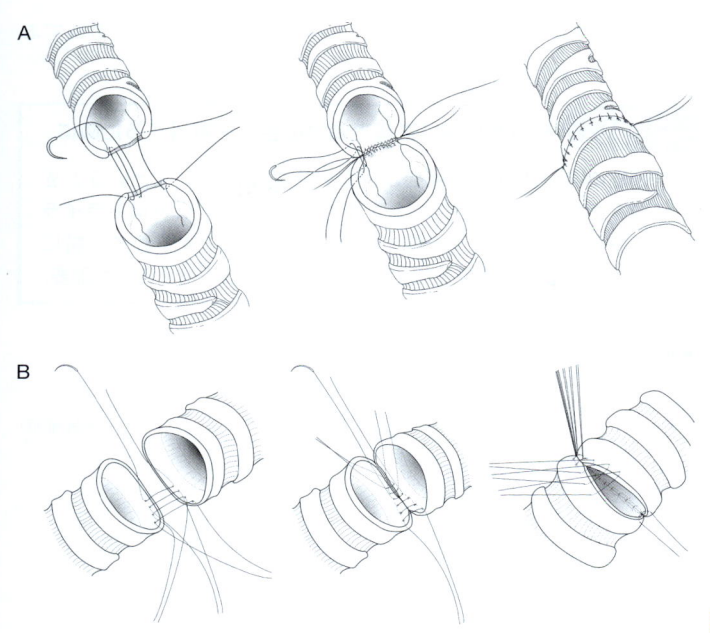

図3　気管支形成(吻合)の糸さばき(代表的なもの)
A：膜様部または遠い側の連続縫合＋近い側の連続または結紮縫合
B：3針ずつの尺取虫法：遠い側にまず3針かける．すべて結んでしまうと次の糸がかけ
　にくいので，1つ結ばずに残して，また3針をかける．少しずつ進めていく

- 気管支の血流に注意(剥きすぎない，リンパ節郭清にも注意)．気管支の血流は本来二重支配だが，吻合部では後述のように血流が損なわれる．吻合部末梢側は肺動脈からのバックフローのみによって養われる(気管支動脈を切断するため)．一方，吻合部中枢は気管支動脈のみにより養われる(末梢が切断されるため)

- 楔状切除は一部の気管支がつながっているので，端々吻合より血流が保てるが，つなぐ角度が難しく，鈍角に切ると吻合部に張力がかかり過ぎたり屈曲したりするので注意(図2)

- 肋間筋弁や大網による補強の役割：吻合部への血流はそれほど期待できない．むしろ吻合不全が起こったときの肺動脈からの隔離，感染制御(特に大網)の意義が大きい

- 吻合の手順(糸さばき)が重要(図3). 手順を事前によく考えておくこと

> **ワンポイントアドバイス　めったにない気管支吻合の手技を習得するために**
>
> 気管支吻合は実践する機会が少ない手技だが，いざというとき必要な手技でもある．特に糸さばきが重要だが，これはドライラボや豚の心肺ブロックを使って手順の練習ができるので，特に呼吸器外科の深い術野を想定して練習・習熟しておくことが重要.

参考文献
1) 畠中陸郎，他：呼吸器外科手術書(第6版). 金芳堂，2015

(佐藤雅昭)

11 胸部外科の外科的アプローチ

1）開胸術

マスターポイント

- ✦ それぞれの開胸法の適応を理解する
- ✦ 開胸に必要な解剖を理解する
- ✦ 閉胸方法を理解する

▌開胸に必要な筋肉の解剖

筋肉名	起始	停止	支配神経	作用
大胸筋	鎖骨（内側 1/2）・胸骨・肋軟骨	上腕骨大結節稜	内側胸筋神経・外側胸筋神経	肩関節の屈曲・内転・内旋
小胸筋	第 2〜5 肋骨	肩甲骨烏口突起	内側胸筋神経・外側胸筋神経	呼吸補助
広背筋	第 7 胸椎以下の棘突起・腸骨稜・下位肋骨・肩甲骨下角	上腕骨の小結節稜	胸背神経	肩関節の内転・内旋
前鋸筋	第 1〜8 肋骨	肩甲骨内側縁	長胸神経	肩甲骨を前外側に引く
大菱形筋	第 1〜4 胸椎棘突起	肩甲骨内側縁	肩甲背神経	肩甲骨を上内方に引く
僧帽筋	外後頭隆起・棘突起（第 7 頸椎＋全胸椎）	肩甲棘・肩峰・鎖骨外側 1/3	副神経	肩甲骨と鎖骨の挙上，肩甲骨の内側への回転
外腹斜筋	第 5〜12 肋骨の外面	腹直筋鞘・腸骨稜	肋間神経	肋骨を引き下げる，体幹をねじる

I
–
11

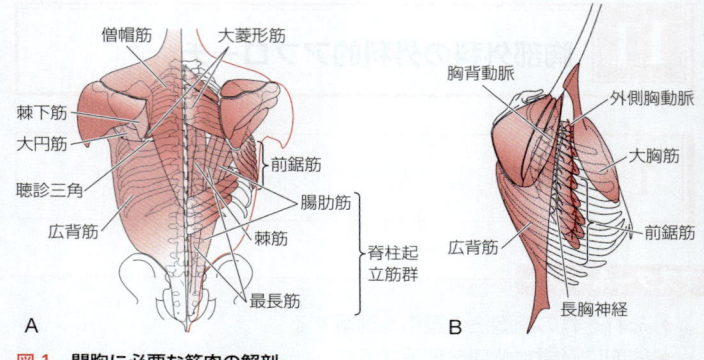

図1 開胸に必要な筋肉の解剖

肋間からの開胸法

(1) 適応

　肺切除一般，縦隔手術一般．手術内容と部位によって，アプローチを決める．

(2) 体位

　側臥位で腋窩枕を入れて術側の胸壁を伸展させる．①後側方切開では肩甲骨が頭側にずれるよう，腕を前方に垂らすぐらいの位置にする．③前方腋窩切開，④腋窩切開では腋窩が開くように肘を曲げて腕を少し高い位置に固定する．腕が伸展しすぎて腕神経叢を障害しないよう注意する．

　体位がとれたら体表のメルクマール（胸骨角，乳頭）も参考に肋骨を数えて開胸ラインを決める（図2）．

(3) 開胸手順

　①後側方切開：一般に最も広いアクセスが得られ，広く肺切除や縦隔の手術に適応可能．切離する筋肉が多い（後背筋±前鋸筋，通常僧帽筋は後方に開排，図3）．場合によっては肋骨角で肋骨を切離，または強固な胸膜癒着がある症例では，肋骨を1本切離したうえで肋骨床開胸とすることがある．肺葉切除では第5肋間開胸を基本とする（通常は葉間の真上にくるため）．

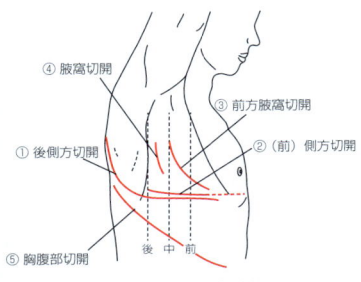

図2 各開胸法における皮膚切開
〔小島史嗣：第2章4図1(p71) 開胸・閉胸操作. In 畑 啓昭(編)：研修医のための見える・わかる外科手術. 羊土社, 2015 より転載〕

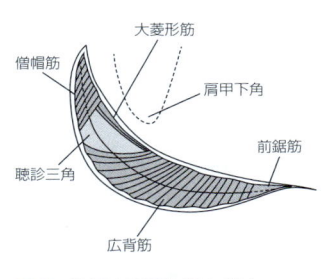

図3 後側方切開と筋肉(右)
〔小島史嗣：第2章4図3-1(p72) 開胸・閉胸操作. In 畑 啓昭(編)：研修医のための見える・わかる外科手術. 羊土社, 2015 より転載〕

ワンポイントアドバイス **せっかくの後側方開胸：よりよい視野展開のために**

後側方切開では脊柱起立筋(図1)の裏面を頭尾側方向に電気メスで剥離することで，しっかりした開胸が得られる．これを怠ると，せっかく後側方切開をしても肋間がよく開かない．この部分は静脈叢があり出血しやすいので注意する．必要に応じて肩甲骨を持ち上げ牽引する．

　②(前)側方切開，③前方腋窩切開，④腋窩切開：広背筋を後方に開排し，前鋸筋を切開する．②(前)側方切開，③前方腋窩切開は第4または5肋間から胸腔に到達し，肺切除術などに幅広く応用可能である．④腋窩切開は古典的な気胸の手術で用いられ，第3〜4肋間で開胸する．いずれも，広背筋の裏面を走る長胸神経(前鋸筋の支配神経)・胸背動脈，大胸筋裏面の外側胸動脈の損傷に注意する(図1B)．
　⑤胸腹部切開：左側からは下部食道や大動脈，横隔膜やその周囲の縦隔の手術，右側からは主に横隔膜やその周囲の縦隔の手術に用いる．後方では開胸肋間(第7〜8肋間)上，前方では肋骨弓を横切る形で前方に皮膚切開を伸ばす．前鋸筋・外腹斜筋を切開し，肋骨弓の軟骨を切離する．

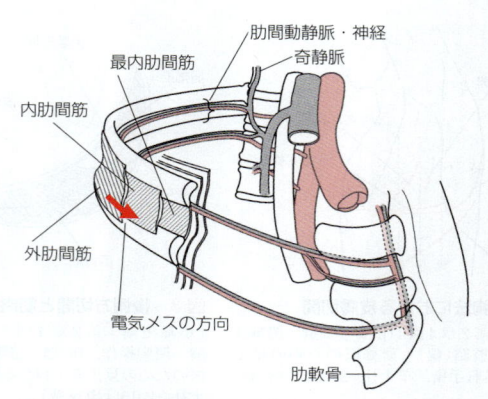

図4　開胸のための肋間筋切離
筋線維の方向と電気メスを動かす方法に留意．また肋骨下縁だけでなく肋骨上縁に肋間動静脈があることがあるので注意．

(4) 肋間開胸

皮下・筋層を切開し骨性胸壁に到達したら，肋骨上縁で肋間筋を切離する．

外肋間筋の筋線維の走行方向からは，後→前に電気メスを動かすのが基本（図4）．逆に動かすと切離線が肋骨から離れる方向になりがちなため．

- ・外肋間筋：筋線維は前下方へ．肋骨を引き上げ胸郭を広げる（吸気筋）
- ・内肋間筋，最内肋間筋：筋線維は前上方へ．肋骨を引き下げ胸郭を狭める（呼気筋）

(5) 開胸器をかける（図5）

①肋間筋の切開が，皮膚切開の直下＋αくらい済んだら，まず小さな開胸器をかけて少しだけハンドルを回す．

②肺を押さえながら奥側と手前側の前鋸筋や肋間筋の切離を進める．背側は交感神経幹，前方は肋軟骨（焼くと煙が出る）くらいが目安．

③組織のつっぱり具合を見ながら少しずつ開胸器を開ける．目いっぱい開胸器を開けずに胸腔内操作をできるところから開始し，少

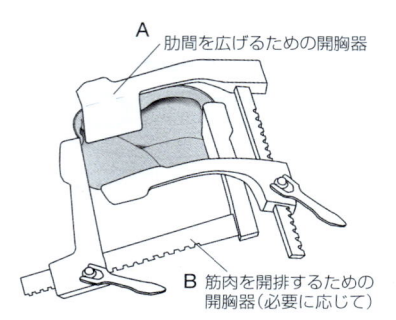

図5　開胸器のかけ方
A：小開胸器で少し開胸して筋層の切開を進める．B：十分開胸できたら筋肉を開排するため，必要に応じて，もうひとつ開胸器を使う．（図のように，最初の開胸器の下をくぐらせるのがコツ）

し時間が経ったらまた開胸器を開ける．一気に開けようとしないことが肋骨を折らないコツ．

④必要に応じて開胸方向と直角な方向にもうひとつ開胸器をかけて，筋肉を開排して視野をよくする．

> **ワンポイントアドバイス　胸腔鏡補助下の手術**
>
> 最近では胸腔鏡を併用し，比較的小さな皮膚切開で肺切除などを行うことが多い．開胸器を使う場合のカメラポート位置については，
> ・開胸器が胸腔鏡操作の邪魔にならない位置にカメラポートをつくる
> ・開胸器で開胸すると肋間が狭まるかもしれないことを考慮し，できれば開胸肋間と2肋間以上開ける
> ことに注意するとよい．

(6) 閉胸手順
①止血を確認，ドレーンを挿入する．

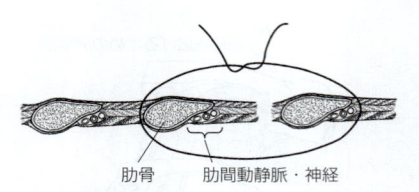

図6　閉胸の糸かけ
閉胸の糸，肋間神経を傷めないよう，肋骨に孔を
開けるやり方もある．

②外回りに腋窩枕を抜いてもらう（このとき術野側から身体を持ち
上げるようにする）．

③肋間の閉胸糸（2号バイクリル® など．高度肥満や創傷治癒遅延の
おそれがある場合，プロリン® など非吸収糸を選択することもあ
る）を3〜5本程度かけ（図6）結ぶ．外科結紮やスリップノットを
使うほうがよく閉まる．

④筋層〜皮下，皮膚の順に閉じる．使用する糸は施設によりさまざ
まだが，層をあわせて閉じる基本は同じである．

▌胸骨正中切開（図7）

(1) 適応

心臓手術一般，上行・弓部大動脈手術・前縦隔腫瘍・縦隔操作が
必要な呼吸器外科手術（例：拡大リンパ節郭清，気管分岐部切除再
建など）

(2) 体位

好みと手術内容により，両腕を横に広げるか，体側につけるか選ぶ．
背中に枕を入れ，胸が開きやすいようにする．

消毒する範囲は上は顎，下は臍くらい，横は乳頭くらいまで．ただ
し大腿動静脈の確保が必要になる場合は膝上まで，冠動脈バイパスが
必要な手術では大伏在静脈を採取できるよう下腿までの消毒が必要．

(3) 手順

①正中線に沿って胸骨切痕から剣状突起下までを切開する（美容や
頸部操作を考慮して，頸部を襟状切開にすることもある）．

②胸骨の真ん中で骨膜に到達するよう，各肋間で胸骨を挟むように

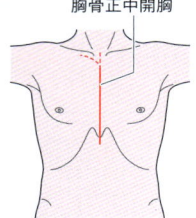
胸骨正中開胸

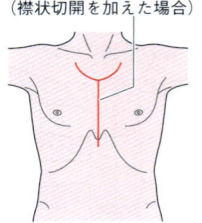
胸骨正中開胸
（襟状切開を加えた場合）

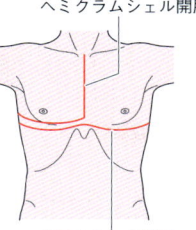
ヘミクラムシェル開胸

クラムシェル開胸

図7　胸骨切開を伴う各種開胸法

〔小島史嗣：第2章4図4(p73)　開胸・閉胸操作. In 畑　啓昭(編)：研修医のための見える・わかる外科手術. 羊土社，2015 より転載・一部改変〕

して場所を確認しながら電気メスで皮下〜骨膜までの組織を切離する.

③胸骨上窩で鎖骨間靱帯（意外に深い位置にある）を切離して，胸骨柄頭側から裏面に指が入るようにする．術者の示指の第1関節までが胸骨裏面に回れば十分.

④剣状突起の横，または尾側から用手的に胸骨体裏面に到達，剥離する．剣状突起を切断してもよい.

⑤胸骨前面の骨膜を十分焼灼し，麻酔科医に呼吸を止めてもらい，胸骨鋸で胸骨を正中切開する．呼吸を再開する.

⑥助手は手前（通常左）側の胸骨を鈎で持ち上げ，術者は胸骨裏面の骨膜を電気メスで焼灼，止血する．骨髄は適宜骨蝋で止血する*．一通り終わったら助手と術者は役割を交代する.

⑦胸骨裏面の胸膜・縦隔組織を適宜剥離してスペースをつくり，開胸器をかける.

ワンポイントアドバイス　「ストライカー」の準備はできているか？

胸骨鋸での胸骨正中切開を頭側から足側に向けて使う人と，足側から頭側に使う人がいる．好みの問題だが，看護師さんの準備の仕方（鋸の歯の向き）が変わるので，手術開始前に好みを伝えておく.

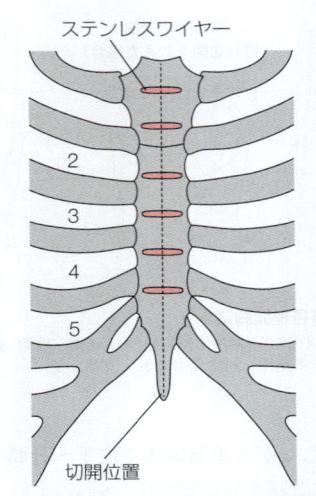

ステンレスワイヤー

2
3
4
5

切開位置

図8 ステンレスワイヤーによる胸骨閉胸
〔小島史嗣：第2章4図8-2(p77) 開胸・閉胸
操作．In 畑 啓昭（編）：研修医のための見え
る・わかる外科手術．羊土社，2015より転載〕

(4) 胸骨正中切開の閉胸（胸骨にステンレスワイヤーをかける場合：図8）

①止血を確認したら，ワイヤーを通す部分の胸骨の骨膜を電気メスで焼く．

②肺や心臓などに気をつけながら，ワイヤーを通す（成人，単結紮なら胸骨柄2本，胸骨体4〜5本程度．施設によってはワイヤーを8の字にするところもある）．ワイヤーを通したら針を落としてペアンやワイヤーホルダーで把持する．

③ワイヤーを通した部分の止血を確認する．

④背中に入れた枕を抜いてもらう．このとき術野から身体を持ち上げるようにする．

⑤順にワイヤーを交差させ，徒手的にねじって絞めていく．ある程度絞めたら1cm弱程度を残して余分なワイヤーを切る．

＊感染や塞栓を嫌って骨蝋を使わない外科医もいる．

⑥順にワイヤー持針器で⑤と同じ方向に，さらにワイヤーを締める．このとき，少しワイヤーを釣り上げるようにして揺すると，胸骨裏面のワイヤーのたわみがとれる．ここで締め付けすぎるとワイヤーが切れてすべてやり直しとなるので要注意．

⑦すべてのワイヤーを締め終えたら，ワイヤーの突き出ている部分を1cm程度に切断したうえで，ラジオペンチなどで胸骨側に寝かせて，閉胸後に皮膚に突き出ないようにする．

⑧皮下，皮膚を閉じて終了する．

- ・皮下深層は，大胸筋膜を寄せるつもりで，スペースができないように縫合する．
- ・剣状突起周囲は腹壁ヘルニアの予防を意識して白線・筋膜を合わせる．
- →術後は胸骨の癒合不全を防ぐため，2〜3か月は上半身の運動，荷重(特に体幹をねじる動き)を避け，必要に応じてバストバンドなどを使用する．

> **ワンポイントアドバイス** **胸骨が脆弱なときの閉胸法**
>
> 骨粗鬆症など胸骨の脆弱性が懸念される場合，胸骨に孔を開けずに肋間を通して寄せる方法もある．チタンプレートを使用する施設もある．

▌クラムシェル切開，ヘミクラムシェル切開(図7右)

- ・クラムシェル切開は主に両側肺移植で用いる．第4肋間を開胸し胸骨を横断する．
- ・ヘミクラムシェル切開は前側方切開と胸骨正中切開を組み合わせたもので，縦隔操作が必要な肺切除や，心臓と肺の同時手術などに用いる．

参考文献
1) 畠中陸郎，他：呼吸器外科手術書(第6版). 金芳堂，2015
2) 小島史嗣：第2章4 開胸・閉胸操作. In 畑 啓昭(編)：研修医のための見える・わかる外科手術. 羊土社，2015

(佐藤雅昭)

2) 胸腔鏡手術（VATS：video-assisted thoracic surgery）

マスターポイント

- ✦ 自分の施設の VATS のやり方を習得しよう
- ✦ 鏡視下の操作に慣れよう（自主トレが大切）
- ✦ VATS の利点と欠点を熟知しよう

　低侵襲手術の流れから，3〜4 か所のポートを作成し，3〜10 mm 径の胸腔鏡（thoracoscope）を用いて視野を得る胸腔鏡手術が，呼吸器外科領域で広く普及している．また心臓手術領域でも，一部使用されている．

　呼吸器外科領域では主に以下の 2 つの方法が，施設によりさまざまな改良・変更を加えて行われている．代表的な術者・助手の立ち位置とポート位置を図 1 に示す．

■ 対面式（通称・虎の門式*）VATS

　術者と第 1 助手（カメラ）は，互いに倒立となる画像を見て行う．肺葉切除などでは最後にポートを広げて標本を摘出する．

■ 見上げ式（通称・姫路式*）VATS

　見上げ視野で全員が同じ視野を共有する．第 2 助手がカメラをもつ．術者は 3〜4 cm のアクセスポートから複数の道具を入れる．

■【参考】単孔式（uniportal）VATS

- 肋間アプローチ：肺葉切除，肺区域切除に対して行うアプローチとしてアジアを中心に広がっている．肺門の脈管のステープリングを行う位置関係が重要で，肺葉切除であれば少し低い肋間（第 6

＊それぞれ虎の門病院（河野匡先生のグループ），姫路医療センター（宮本好博先生のグループ）を中心に完成され広まったことに由来する．

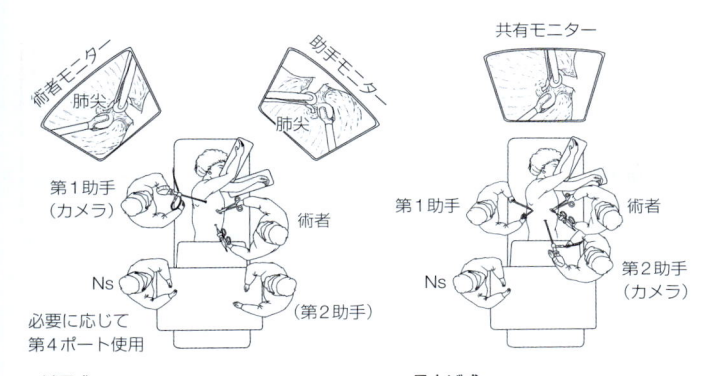

図1　対面式と見上げ式 VATS の代表的ポート位置と術者・助手の立ち位置

対面式：術者は第4肋間前腋窩線，第6肋間中腋窩線，第1助手は第4肋間後腋窩線の
ポート（カメラ用）を使用．
見上げ式：術者は第4肋間前腋窩線（アクセスポート），第1助手は第6肋間聴診三角付
近，第2助手は第7肋間中腋窩線（カメラ用）を使用．

肋間前などの中腋窩線）に3.5〜4 cm のポートを作成する．区域切
除（特に肺底区）に対してはステープラーを入れる距離の関係か
ら，第4肋間くらいがよい．対面式の倒立画像を使うほうが有利
と思われる（単孔からの操作はアクセスポートから複数の道具を
入れる見上げ式のほうが近い）

- 剣状突起下アプローチ：仰臥位で，送気による気胸との組み合わ
  せで，胸腺切除などに用いる．側臥位では肺切除への応用も報告
  されている

▋VATS と開胸の利点・欠点

	開胸	VATS
利点	広い視野で全体が見える 立体的に見える	低侵襲 拡大視が可能（細かいものがよく見える） 角度によっては開胸より見やすい
欠点	角度によっては見にくい 侵襲が大きい	狭い視野（オリエンテーションを間違えやすい）立体感がつかみにくい

開胸術との違いを知り，鏡視下操作に慣れることが重要．手術ビデオを見直したり，自主トレーニングすることで技術の向上をはかろう．

参考文献

1) He J, et al（eds）：Video-Assisted Thoracic Surgery. AME Publishing Company, Hong Kong, 2016

（佐藤雅昭）

3）低侵襲手術

❶ 呼吸器外科

マスターポイント

- ✦ 呼吸器外科領域における新しい低侵襲手術法，ロボット支援手術と単孔式手術を理解する
- ✦ ロボット支援手術の長所と短所を理解する
- ✦ 単孔式手術の長所と短所を理解する
- ✦ 侵襲手術の注意点について理解する

　近年，新しい低侵襲手術法として，より精度の高い手術を目指すロボット支援手術と，より低侵襲な手術を目指す単孔式手術が行われるようになっている．

■ ロボット支援手術とは？

　胸腔鏡手術の短所は，モニターを見て手術を行うため，2次元の視野での手術となること，専用の長い器具を用いて手術を行うため，時に不自然な手術操作を強いられることが挙げられる．これら胸腔鏡手術の欠点を補うために開発されたのがロボット支援手術システムである．手術支援ロボットの1つである"ダビンチサージカルシステム（Intuitive Surgical，Sunnyvale，CA）"（**図1**）は，多関節をもつロボットアームと鮮明な3次元画像を有した手術支援システムである[1]．

■ ロボット支援手術の長所

- 3次元の視野で奥行きがわかりやすい
- 人間の手関節と同様に動く鉗子を有するため，狭い胸腔内でも自然な方向での剥離，切離，縫合操作を可能にし，より難易度の高い手術にも対応が可能

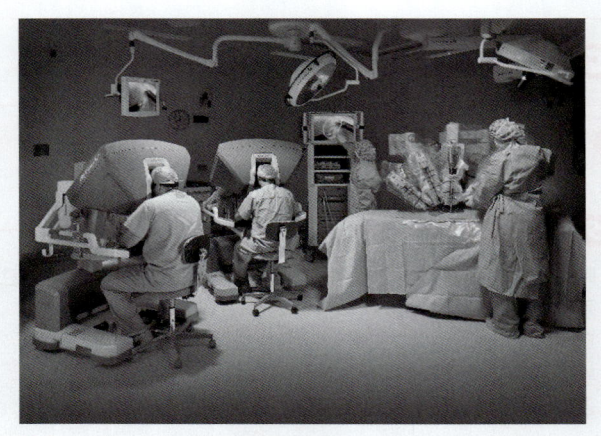

図1　ダビンチサージカルシステム（©Intuitive Surgical, Inc.）
術者は，患者から離れたコンソールに座って，患者に装着されたロボット
アームを遠隔操作して手術を行う．

- 術者の手の生理的振戦を除去する
- 拡大視が可能で，鉗子先端の動きのスケールを実際の手の動きより小さくすることができるため，より繊細な操作が可能

■ロボット支援手術の短所
- 触覚がない
- コストが高い

■単孔式手術とは？

　複数の肋間を経由して行う胸腔鏡手術は，術後に肋間神経障害による痛みとしびれが広範囲に生じる．近年，より低侵襲な手術を行うことを目的に，3〜4 cm の1つの創からすべての手術手技を行う単孔式手術が広まりつつある．側胸部からの肋間アプローチ（図2）と肋間神経障害を回避するための剣状突起下アプローチ（図3）が行われている[2),3)]．

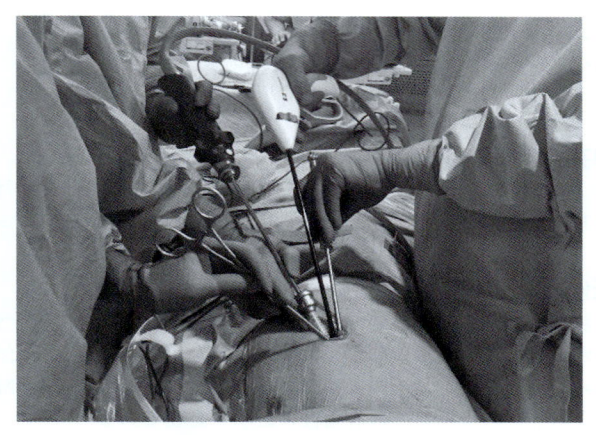

図2　単孔式肺癌肺葉切除手術（側胸部アプローチ）
3〜4 cm の創1つに必要な手術器具をすべて挿入し肺葉切除＋リンパ節郭清を行う．

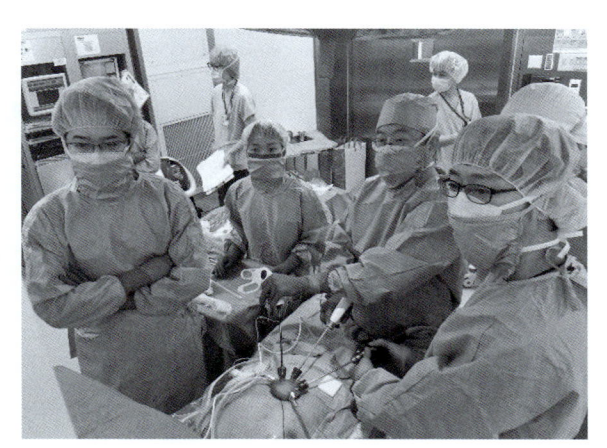

図3　単孔式胸腺摘出術（剣状突起下アプローチ）
患者を仰臥位とし，剣状突起下の3 cm の創1つから胸腺摘出術を行う．剣状突起下アプローチでは，肋間を経由しないので肋間神経障害を避けることができる．

単孔式手術の長所
- 創が1つであるため整容的に優れる
- 痛みや肋間神経障害の範囲が少ない

単孔式手術の短所
- 1つの創からすべての手術器具を挿入するため，器具間の干渉が生じ，操作に慣れが必要

低侵襲手術の注意点
　これら新しい手術において，低侵襲であるからといって安全性に問題があってはならないし，根治性を含めた手術の精度も落としてはならない．ロボット支援手術や単孔式手術の歴史は浅く，今後，さらなる症例の集積とその有用性の証明が必要である．

参考文献
1) Melfi FM, et al：Early experience with robotic technology for thoracoscopic surgery. Eur J Cardiothorac Surg 2002；21：864-868.
2) Gonzalez-Rivas D, et al：Single-port video-assisted thoracoscopic left upper lobectomy. Interact Cardiovasc Thorac Surg 2011；13：539-541
3) Suda T, et al：Single-port Thymectomy through an Infrasternal Approach. Ann Thorac Surg 2012；93：334-336

（須田　隆）

❷ 心臓外科

マスターポイント

✦ 心臓外科領域の低侵襲手術の適応疾患を理解する
✦ 術前評価で注意すべき点をいえるようにする
✦ 低侵襲手術の種類とそのセットアップについて理解する
✦ 注意すべき合併症について理解する

▍心臓外科における低侵襲手術とは？

- MICS（minimally invasive cardiac surgery）とよばれる
- MICS とは，胸骨正中切開を避けて，小さな傷（5〜7 cm）で右あるいは左開胸で行う心臓手術を指す
- 心内操作が必要な手術（弁膜症や心房中隔欠損など）では人工心肺が必要
- 体への負担が少なく，早期退院，社会復帰が可能
- 出血量を抑えることができ，輸血回避率が上がる
- 胸骨正中切開に伴う合併症である骨髄炎，縦隔炎などを避けることができる
- 視野が狭く，術野も深くなるため，専用手術器械への習熟や専門のトレーニングが必要
- 心臓外科医だけでなく，麻酔科や ME，看護師と連携し，チームとして MICS に習熟する必要がある
- 経カテーテル的大動脈弁置換術（TAVI or TAVR）については「大動脈弁」の項（311 頁）を参照

▍適応疾患

- 僧帽弁疾患（閉鎖不全，狭窄症）→MICS 僧帽弁形成，MICS 僧帽弁置換術（図 1）
- 大動脈弁疾患（閉鎖不全，狭窄症）→MICS 大動脈弁置換術
- 心房中隔欠損症→MICS 心房中隔欠損パッチ閉鎖術
- 心房細動→MICS Maze 手術

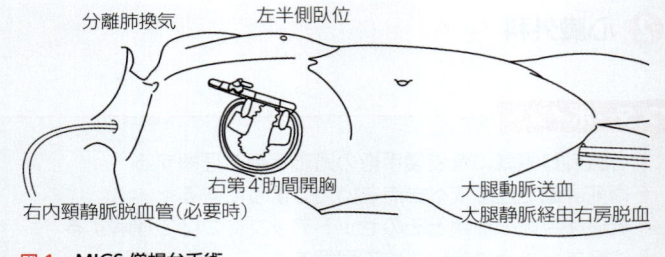

図1　MICS僧帽弁手術

分離肺換気　左半側臥位
右第4肋間開胸
右内頸静脈脱血管（必要時）
大腿動脈送血
大腿静脈経由右房脱血

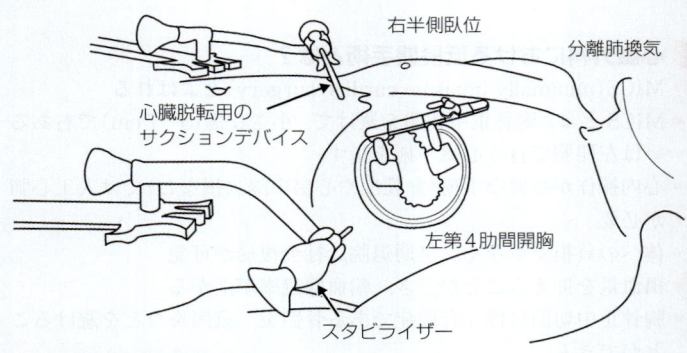

図2　MICS冠動脈バイパス術

右半側臥位　分離肺換気
心臓脱転用の
サクションデバイス
左第4肋間開胸
スタビライザー

- 心臓良性腫瘍（左房粘液腫，大動脈弁乳頭状線維弾性腫など）
  →MICS腫瘍切除術
- 虚血性心疾患→MICS冠動脈バイパス術（図2）

▍術前評価のポイント

- 心機能，冠動脈病変の有無→弁疾患に冠動脈病変を合併している
  場合はPCIとのhybrid手術や胸骨正中切開での複合手術を考慮
  する
- 呼吸機能→分離肺換気が必要であり，著明な呼吸機能低下例や開
  胸手術の既往など胸腔内の癒着が予想される症例には適さない
- 動脈硬化の程度→上行大動脈の高度石灰化，腹部や末梢の高度動

脈硬化性病変では大腿動脈からの逆行性送血による塞栓症のリスクが高くなる
- 冠動脈心筋内走行→MICS 冠動脈バイパスでは視野や心臓脱転に制限があることから，冠動脈心筋内走行例では手術困難となりうる
- 著明な胸郭変形→適切な術野が確保できない可能性がある
- 深部静脈血栓や大静脈奇形→大腿静脈からの脱血管挿入困難
- 経食道心エコープローブ挿入の禁忌例（食道狭窄，食道腫瘍，出血のおそれのある食道静脈瘤，最近の食道胃手術の既往，不安定な頸椎疾患など）

MICS のセットアップ

胸骨正中切開手術との違い

- 内視鏡補助：術野の共有，術者だけでなく皆が見られるように
- 大腿動静脈の使用
- 分離肺換気，肋間開胸
- 視野展開の工夫，専門手術器械の使用

MICS で注意すべき合併症

- 出血：胸骨正中切開に比べ視野が限られているため，起こった場合制御するのが困難になりうる
- 血管損傷：末梢血管にカニュレーションする必要があり，損傷のリスクがある
- 脳梗塞などの血栓塞栓症：動脈硬化が強い場合，逆行性送血により発生リスクが上がる
- 胸骨正中切開への移行（conversion）：視野展開不良や不測の出血などでは遅滞なく術中判断することが大事

参考文献
1) 日本低侵襲心臓手術学会（編）：低侵襲心臓手術の基本と実践．南江堂，2019

（嶋田正吾）

4) 術中補助循環（人工心肺と ECMO）

マスターポイント

✦ 術中補助循環の種類と適応を理解する
✦ 人工心肺のしくみを理解する
✦ 人工心肺の合併症とその予防法を理解する
✦ 術中 ECMO 導入の適応を理解する

▌術中補助循環とは？

手術中に心臓や肺の機能が弱くなり，全身の循環を維持できなくなるときに循環を補助する器械や方法のこと．心臓を止めて手術する際の人工心肺や，ショックなどの緊急時に主に使用される ECMO が含まれる．

▌術中補助循環の種類と適応

- 人工心肺（図 1A）
  - ・心臓と肺の機能を 100％補助できる
  - ・弁膜症手術など，心臓を止めて行う手術や著しく心機能が低下する手術で使われる
  - ・構造が複雑
  - ・緊急の導入には向かない
  - ・心臓を止めるための心筋保護装置が付属
- ECMO（図 1B）
  - ・100％の循環補助はできない
  - ・構造が単純
  - ・末梢血管から装着できる
  - ・ショックや心肺停止など緊急時にも使用される

▌人工心肺のしくみ（図 2）

- 人工心肺の各部位

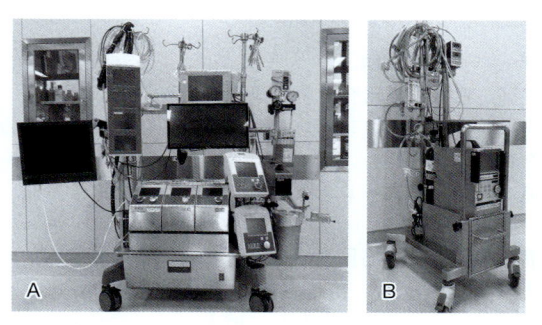

図1　人工心肺とECMO

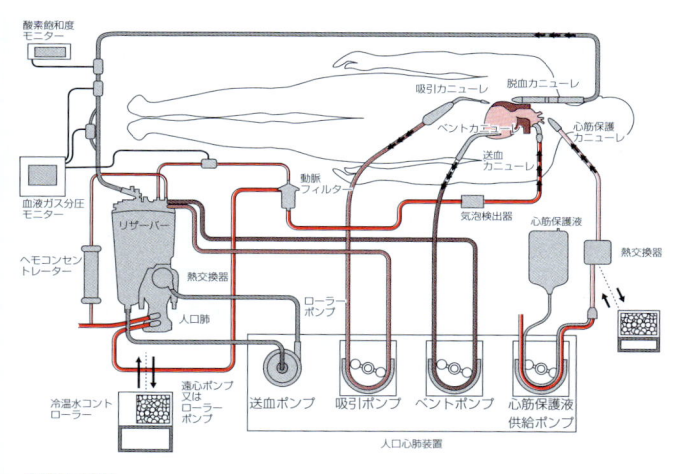

血液の流れ

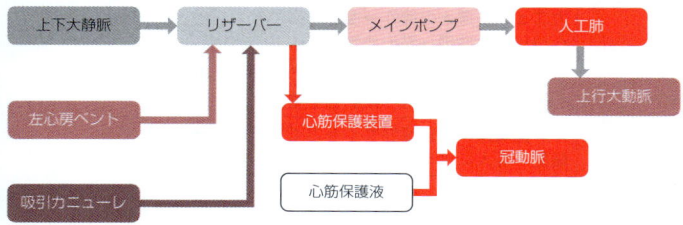

図2　人工心肺のしくみと血液の流れ

- ・ポンプ：血液を送る
- ・リザーバー：貯血槽
- ・人工肺：血液の酸素化，脱二酸化炭素を行う
- ・熱交換器：冷温水コントローラーと接続され循環血液の温度調節を行う
- ・送血，脱血カニューレ：大血管や術野から血液を送血，脱血する
- ・心筋保護装置：心筋保護液を血液と混合し送血する
- 心停止の手順
- ・送血カニューレを上行大動脈に挿入
- ・脱血カニューレを上下大静脈に挿入
- ・ゆっくり送血ポンプを開始
- ・左心房ベントを挿入しベントポンプを開始
- ・心筋保護カニューレを挿入
- ・上行大動脈を遮断
- ・心筋保護液を投与（以降 20〜30 分おきに投与）
- ・心停止→心臓内の操作

※ ME（臨床工学技士）との連携が大切！

- 人工心肺や心停止による合併症

脳梗塞	体外循環による凝固亢進→血栓形成 送血カニューレ挿入時に動脈プラークが破綻→梗塞 低灌流による虚血→低酸素脳 空気混入→空気塞栓
多臓器障害	塞栓子→梗塞 低灌流→臓器虚血
術後心不全	長時間の心停止→心機能障害 冠動脈内へ組織片や空気→心筋梗塞
出血	カニューレ挿入の操作→血管障害 ヘパリンの使用→易出血性
不整脈	手術操作による洞結節，伝導路の損傷→伝導ブロック 心筋の興奮性の異常→頻脈性不整脈
感染，炎症	体外循環による炎症性サイトカインの増加→炎症反応 細菌の混入による汚染→周術期感染

術中補助循環としての ECMO

- 人工心肺終了後，心不全に対する対応

①循環作動薬（強心薬，昇圧薬）

②IABP

③ECMO

※術後は心不全の改善を待って逆の順に離脱していく．

- 合併症の予防

抗凝固薬	ヘパリン投与後，ACT 400 秒以上を確認して人工心肺を開始する 人工心肺終了後はプロタミンで中和する
術前検査	塞栓症（脳梗塞，心筋梗塞）を起こす素因がないか評価 体部 CT：動脈の石灰化「vascular access」の項（219 頁）参照 頭部 CT：コントロールとして術前の状態を確認 頸部エコー：動脈狭窄が脳梗塞のリスクになる 冠動脈造影：冠動脈病変の有無
術中操作	空気塞栓の防止（二酸化酸素を術野に撒布） 心停止時間をできるだけ短縮する

参考文献
1）許　俊鋭（編）：補助循環マスターポイント 102（改訂 2 版）．メディカルビュー社，2009
2）許　俊鋭，他（編）：臨床工学技士のための周術期管理．学研メディカル秀潤社，2017

（井戸田佳史）

I
-
11

5） 術中分離肺換気

マスターポイント

✦ 分離肺換気はどのようなときに必要かを理解する
✦ どのようなチューブで行うかを理解する
✦ どのような現象が起きるかを理解する

分離肺換気はどのような時に必要か

- 胸腔内操作を要する手術〔肺葉切除などほとんどの呼吸器外科手術，下行大動脈の手術，ポートアクセスによる低侵襲心臓外科手術（minimally invasive cardiac surgery），胸椎手術，食道手術〕
- そのほか，患側肺の汚染から健側肺を守らなければいけないとき（肺出血，肺膿瘍，大動脈瘤の肺内穿破，など）

分離肺換気を行うためのチューブは何があるか

(1) ダブルルーメンチューブ（DLT：double lumen tube）

　最も多用されるものは DLT（左用）である．DLT は両肺を個別に換気・脱気することが可能である．左主気管支は右主気管支よりも長いため，左用が多く用いられる．左主気管支に操作がおよぶ手術では右用を用いる（例：左肺全摘，左気管支形成，左片肺移植，など）．ただし，体格などの問題で DLT が使えない症例もある．なお，気管切開や喉頭分離されている患者に使える DLT は存在する．

(2) 気管支ブロッカー

　気管支ブロッカーは，通常の気管チューブに接続して使用する．術側の気管支にブロッカーを誘導してブロックし，脱気する．気管支ブロッカーと気管チューブが一体型になっている製品もある．

　どちらのチューブも挿管後，気管支鏡下に位置調整が必要である．

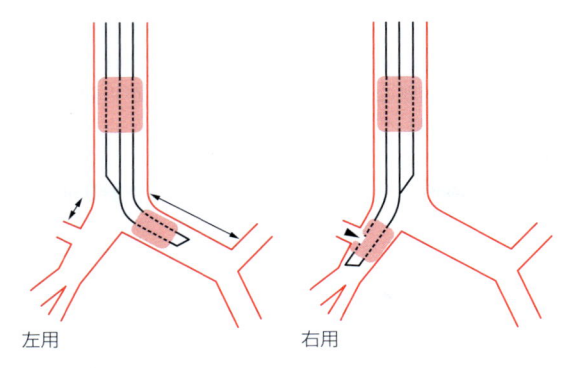

図1　DLT
左主気管支は右主気管支よりも長い（両矢印）ため，DLT（左用）のほうが
DLT（右用）よりも安定性が良く多用される．DLT（右用）は右側のカフ
に側孔（矢頭）があり，これを右主気管支の入口部にあわせて換気を行う．

低酸素性肺血管収縮（HPV：hypoxic pulmonary vasoconstriction）とは何か

- 換気不良となった肺の血流を減少し換気血流不均衡を是正してガス交換能を代償する機構である
- 分離肺換気中には，術側肺の血流は HPV により低下し，対側肺を流れる血流が増えている
- 術側肺の血流はガス交換されず，シャントになっている
- 揮発性麻酔薬や血管拡張薬は HPV を抑制しシャントを増悪させるため，静脈麻酔が主に使われる
- 肺切除術などで肺動脈を遮断すると，シャント血流が減少するためガス交換能が若干改善する

分離肺換気はどんな場合に困難となるか

(1) チューブがずれた場合

術中操作で気管支を牽引した場合などにずれる．チューブ位置調整が必要．

(2) 呼吸機能低値な患者

術側に PEEP（positive end expiratory pressure）をかけると酸素化が改善するが，肺は膨張し術野の妨げとなる．また，間欠的に両

肺換気を必要とする場合があり，その際は術中操作の中断を要する．本当に呼吸機能が悪い患者には分離肺換気は行えず，その場合の胸腔鏡下手術は困難なので，両肺換気をしながら開胸手術を行う可能性を術前に説明しておく必要がある．

(3) 対側気胸

換気側の肺が気胸を発症した場合は緊急に胸腔ドレーンの挿入が必要である．

参考文献
1) Miller RD, et al：Miller's anesthesia. eighth edition, Saunders, Philadelphia, 2014；1955-1976
2) Kottenberg-Assenmacher E, et al：Minimally invasive endoscopic port-access intracardiac surgery with one lung ventilation：impact on gas exchange and anaesthesia resources. Anaesthesia 2007；62：231-238

（川島光明）

6) vascular access

マスターポイント

- ✦ vascular access となる血管の名称と部位をいえるようにする
- ✦ それぞれの血管の使用目的と適応を理解する
- ✦ vascular access の評価の方法を理解する

vascular access とは？

術中の補助循環やモニターを確立するための血管またはその方法のこと．予定術式によって異なるため術前の評価が大切．緊急で補助循環を導入する場合も必要な情報となるため全身の血管の性状をチェックしておく．

vascular access の種類と適応

動脈系

- 上行大動脈
  - ・心臓から起始する
  - ・人工心肺の送血路として最も頻用される
  - ・直接送血カニューレを挿入する
  - ・大動脈弁狭窄症，大動脈疾患では石灰化していることがあり注意が必要
  - ・CABG では中枢側吻合を置く
- 腋窩動脈（図 1）
  - ・腋窩の深部で同名静脈と伴走している
  - ・大動脈手術時の送血路として
  - ・深い位置にあり人工血管を吻合する必要がある
- 鎖骨下動脈（図 1）
  - ・胸部前面の外側，上方で鎖骨の下縁に沿って走行
  - ・大動脈手術時の送血路として

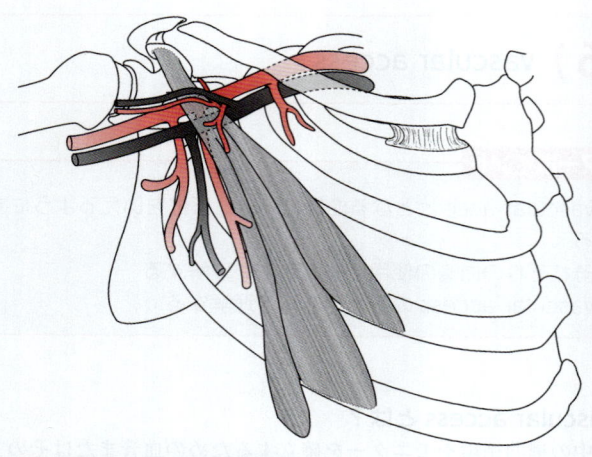

図1　思い出そう！　腋窩の解剖

- ・VA-ECMO の送血路として
- ・深い位置にあり人工血管を吻合する必要がある
- ● 肘動脈
  - ・肘関節の屈側，内側寄りを走行
  - ・EVAR などでのシース挿入部として
  - ・術中，術後の動脈圧モニターとして（橈骨動脈の代替）
- ● 橈骨動脈
  - ・手関節の屈側，母指側
  - ・術中，術後の動脈圧モニターとして
  - ・CABG でグラフト血管として使われることもある
- ● 大腿動脈（図2）
  - ・股関節前面の大腿三角の内部
  - ・EVAR，TAVI などのシース挿入部として
  - ・IABP の挿入部として
  - ・ECMO 送血路として
  - ・人工心肺送血路として
  - ・直接カニューレを挿入する

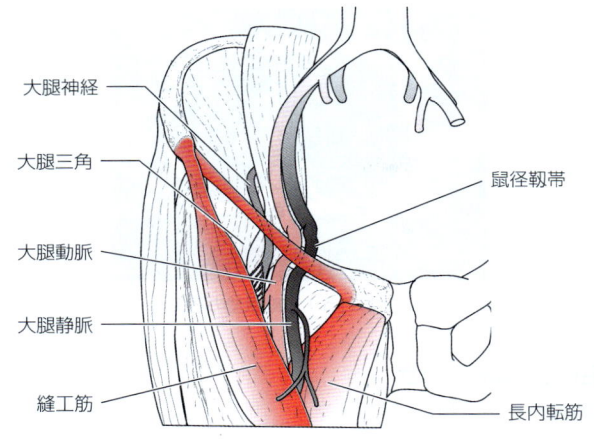

図2　思い出そう！　大腿三角

- 足背動脈
  - ・動脈圧モニターとして
- **■静脈系**
- 内頸静脈
  - ・頸部胸鎖乳突筋の前縁で内頸動脈と伴走
  - ・術中の CV ラインの挿入部として
  - ・低侵襲手術での脱血管の挿入部として
- 鎖骨下静脈
  - ・CV 挿入（近年は気胸などのリスクにより使用を推奨されていない）
- 上大静脈
  - ・人工心肺の脱血管挿入部位として
- 下大静脈
  - ・人工心肺の脱血管挿入部位として
- 大腿静脈（図2）
  - ・大腿三角の内部
  - ・CV の挿入部位として
  - ・低侵襲手術での脱血管の挿入部位

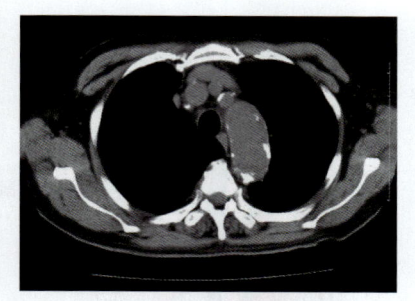

図3　覚えておこう！　動脈壁の石灰化

▌術式別の組み合わせ

- 冠動脈バイパス術（オフポンプ）
  - ・上行大動脈：中枢側吻合に
  - ・橈骨動脈：動脈圧モニターおよびグラフト血管に
  - ・大腿動脈：緊急時の IABP に
- 弁膜症手術
  - ・上行大動脈：人工心肺の送血路に
  - ・上下大静脈：人工心肺の脱血路に
  - ・橈骨動脈：動脈圧モニターに
- 大動脈手術
  - ・上行大動脈，大腿動脈：人工心肺の送血路に
  - ・上下大静脈，（肺動脈）：人工心肺の脱血路に
  - ・大腿動脈：カテーテル治療時のシース挿入部に
  - ・橈骨動脈：カテーテル治療時のシース挿入部に
- ECMO
  - ・大腿動脈，（鎖骨下動脈，腋窩動脈）：送血路に
  - ・大腿静脈：脱血路に

▌術前にするべき検査

- CT
- 血管エコー
  - ・血管内膜の肥厚，毛羽立ち：塞栓症のリスク
  - ・動脈壁の石灰化（図3）：動脈解離のリスク

・血管径：シースやカニューレが挿入可能かどうか

※挿入部だけでなくカテーテルなどが通る血管の全長を見ておくことが大切.

※vascular access となる血管だけでなく頸動脈も見ておく. ←狭窄があると術後脳梗塞のリスクになる.

参考文献

1) 鰐渕康彦, 他(訳)：重要血管へのアプローチ(第3版). メディカル・サイエンス・インターナショナル, 2014
2) 国立循環器病研究センター病理部(編)：循環器診療に活かす心臓血管解剖学. メジカルビュー社, 2016

（井戸田佳史）

12 術後管理の基本

1）呼吸管理

❶ 呼吸器外科

> **マスターポイント**
>
> ✦ 肺切除後の合併症として，呼吸器合併症の頻度が高いことを理解する
> ✦ 介入の必要な術後の呼吸合併症について理解する

▌呼吸器外科手術後の呼吸管理

　呼吸器外科術後，特に肺切除後においては，呼吸器合併症が生じやすい．軽いものでは喀痰を伴う咳嗽・発熱・呼吸音の異常・低酸素症・X線での浸潤影や無気肺，より重大な合併症としては，気管支鏡を要する無気肺・肺炎・ARDS・人工呼吸を要する呼吸不全などが挙げられる．

　術後呼吸器合併症（PPC：postoperative pulmonary complications）とよばれるこれらは，定義や報告により幅があるが2〜49％の頻度で発生し，追加治療や入院期間延長の要因となる．担当医は，PPCには内因性のリスク因子〔年齢，BMI，ASAスコア≧3（重度の全身疾患をもつ），喫煙歴，COPD，DLCOなど[1]〕や肺切除によって生じる外的要因（表1）が影響していると認識し，その予防と早期発見に努めなければならない．

▌東大呼吸器外科のセット

　心電図・SpO$_2$モニター：酸素離脱まで継続
　酸素吸入：SpO$_2$>93％を目標に漸減

表1　肺切除後の肺合併症の外的要因

- 肺切除による肺容積の低下
- 肺操作による気道分泌の増加による中枢閉塞性無気肺
- 分離換気による無気肺の促進
- 胸筋群・肋骨・横隔神経の切断による呼吸筋力の低下
- 疼痛に対する防御として呼吸の浅薄化
- 臥床による特に背側の圧排性無気肺
- 胸水貯留による受動無気肺
- 胸膜肺胞瘻からの空気漏れ・吸い込み肺炎
- 嘔吐や声帯麻痺に伴う誤嚥性肺炎

動脈血液ガス分析：呼吸不全のありそうなときのみ実施

早期離床：POD 1（postoperative day 1）午前に医師見守りのもと立位・歩行

朝夕の回診：離床の程度・胸腔ドレーンのエアリークの程度・痰の性状や量・ムセや嗄声の有無を確認

理学療法：深呼吸・咳嗽・排痰を担当医や担当看護師が説明する　必要時に理学療法士の介入を依頼する

疼痛管理：大開胸時には硬膜外麻酔，それ以外は術中1回の肋間神経ブロック
　POD 1から鎮痛薬を定時内服
　（ロキソプロフェン錠60 mg 3錠 分3またはカロナール® 錠500 mg 3錠 分3，疼痛時トラムセット® 配合錠1錠 4時間あけて1日4回まで）

胸部X線：術直後，POD 1, 2, 3, 5

ネブライザー：痰喀出困難時のみ
　（ブロムヘキシン塩酸塩0.2% 4.5 mL＋生理食塩水50 mLを作製し，超音波式ネブライザーで1回10 mLずつ1日4回吸入）

去痰薬の処方：痰喀出困難時のみ

呼吸訓練器：リスク因子をもつ症例を選んで実施[2]

ワンポイント アドバイス　**無気肺の治療は計画的に**

中枢閉塞性無気肺は肺切除後 1〜20％の頻度で POD 2〜3 に生じやすい．予想以上に低酸素血症が遷延する場合には無気肺の存在を疑い，気管支鏡による吸痰やミニトラック® 挿入の必要性を予期して胸部 X 線検査および食止めや抗凝固療法の一時中断を計画するとよい．

■ 間質性肺炎の急性増悪に対する警戒

　わが国の報告によると，間質性肺炎の既往のある者に対する肺癌手術後には，9.3％の頻度で間質性肺炎の急性増悪が生じ，その 43％が致死的であった[3]．急性増悪の定義としては術後 30 日以内・呼吸苦・低酸素血症・胸部間質影の増強・肺感染症/心不全/肺血栓塞栓症などの否定が挙げられる．急性増悪のリスクスコア（RS）を，5×（急性増悪の既往）＋4×（肺葉切除の有無）＋4×（UIP パターン）＋3×（男性）＋3×（術前ステロイド治療歴）＋2×（KL-6 高値）＋1×（低％肺活量）とし，低リスク群（RS：0〜10），中間リスク群（RS：11〜14），高リスク群（RS：15〜22）と分類されたとの報告もある[4]．間質性肺炎の既往のある患者の肺切除後においてはこれらを念頭におき，早期発見に努めなければならない．

ワンポイント アドバイス　**術前から準備を**

間質性肺炎の既往のある患者については，術前に胸部聴診・動脈血液ガス分析・血清 KL-6 や LDH の測定を行っておき，術後急性増悪の徴候がみられた際の対照とするとともに，機を逸さず胸部単純 HRCT を実施する．

参考文献

1) Agostini P, et al：Postoperative pulmonary complications following thoracic surgery：are there any modifiable risk factors? Thorax 2010；65：815-818
2) Branson RD：The scientific basis for postoperative respiratory care. Respir Care 2013；58：1974-1984
3) Miyajima M, et al：What factors determine the survival of patients with an acute exacerbation of interstitial lung disease after lung cancer resection? Surg Today

2018；48：404-415
4) Sato T, et al：A simple risk scoring system for predicting acute exacerbation of interstitial pneumonia after pulmonary resection in lung cancer patients. Gen Thorac Cardiovasc Surg 2015；63：164-172

（北野健太郎）

❷ 心臓外科

マスターポイント

✦ 呼吸状態が悪化した場合は気胸と胸水貯留の有無をチェックする

✦ 輪状甲状膜穿刺キット（ミニトラック®）挿入，気管切開を行うときは縦隔炎に注意する

心臓外科術後の肺合併症

日本心臓血管外科手術データベース（JCVSD）では 72 時間を超える気管内挿管下での人工呼吸器管理や，抜管後の再気管内挿管が心臓手術関連の呼吸不全と定義されている．心臓術後は，全身麻酔，人工心肺使用による全身性炎症反応（SIRS），肺拡張不全や水分バランスなどが呼吸状態に影響する．

術中手技により気づかないうちに縦隔側から胸腔内と交通ができていることもある．気胸や胸水貯留による呼吸状態悪化は胸腔穿刺により改善できるため，疑わしい場合は胸部 X 線やエコーなどでチェックする．

COPD 合併症例

喫煙習慣のある場合は術前最低 1 か月の禁煙を指導する．閉塞性障害が強い場合は，COPD 用の吸入薬を術前に導入しておくと改善する．術中術後は気道内圧を高くしすぎると気胸を発症するリスクとなる．

術後肺炎

　術後は無気肺を併発しやすく，喀痰排出が不十分となり肺炎を起こしやすい．特に喫煙者（既往者も含めて）は気道分泌物が多くリスクが高い．術後疼痛が強く喀痰排出が困難な例も多いので鎮痛薬や去痰薬は積極的に用いる．それでも喀痰排出が困難な場合はミニトラック® を用いる．

気管切開やミニトラック® 挿入

　胸骨正中切開での手術後は頸部皮下の皮下組織が剥離されていることもある．術後早期のミニトラック® 挿入や気管切開は，創治癒が不完全な場合，縦隔と交通してしまうリスクがある．術後から少なくとも 2 週間以上はあけて施行するようにしたい．

参考文献
1) 日本心臓血管外科手術データベース HP（http://jcvsd.umin.jp）

（小前兵衛）

2) 循環管理

マスターポイント

- ✦ 心拍出量の決定因子を理解する
- ✦ カテコールアミンの種類と作用を理解する
- ✦ 循環をモニターする機器や循環を補助する器械を理解する

心拍出量の決定因子

心拍出量（CO）＝1回拍出量（SV）×心拍数（HR）

により規定される．

　SV は，①前負荷，②後負荷，③心筋収縮力が関係する．④心拍数を含めた4つの因子の調節が循環管理については重要である．スワンガンツカテーテルが挿入されていれば CO，もしくは体表面積で補正された心係数（CI）がモニターできるので役に立つ．

(1) 前負荷：循環血液量

　スターリングの法則により前負荷が多いと心臓は強く収縮する．中心静脈圧（CVP）やインアウトバランスを参考にする．

　前負荷を増やす場合は，ヘモグロビンやアルブミン値などをみて適切な補液の種類や速度を選択する．逆に前負荷を減らす場合は，利尿薬を投与することで尿量を増やす．腎機能が低下しており十分な尿量が得られないときは一時的な透析を行う．

　右心不全や肺高血圧症の場合は肺循環が少なくなり体循環に回らないことも考えられる．その場合は一酸化窒素（NO）を吸入させて肺血管抵抗を下げることで改善することもある．

I-12

(2) 後負荷：末梢血管抵抗

末梢血管抵抗の指標として,

体血管抵抗係数(SVRI)＝80×〔平均体血圧(mBP)−中心静脈圧(CVP)〕/心係数(CI)

がある. SVRI は 1,700〜2,400 が基準値であり, SVRI が低ければ末梢血管抵抗が低く, 逆に SVRI が高ければ末梢血管抵抗が高いことを示す.

末梢血管抵抗を調節するには血管収縮薬であるカテコールアミン α 作動薬を増減させる(カテコールアミン β_2 作動薬は末梢血管抵抗を下げる).

カテコールアミンを投与終了後も末梢血管抵抗が高い場合は降圧薬を投与する.

(3) 心筋収縮力

カテコールアミン β_1 作動薬や PDE 阻害薬で調節する. PDE 阻害薬は血管拡張(後負荷軽減)作用も併せもつ. 周術期心筋梗塞を発症しても低下するので, 心電図変化もモニターする.

(4) 心拍数(HR)

HR が少なければペーシングを行う. HR が多すぎると SV が減り, 逆に CO は低下するので調節する. 術後頻脈の原因が補正できる場合(疼痛・脱水・貧血など)は是正する. β 遮断薬投与が有効な場合もある. 頻脈性心房細動の場合は電気的除細動を試みるのもよい.

■ カテコールアミンについて(表1)

表1 各種カテコールアミンとその特徴

	α_1	β_1	β_2	心収縮力	心拍数	血管拡張
ドパミン	＋	＋	−	＋	＋	収縮
ドブタミン	＋	＋＋	＋	＋＋	−／＋	−／＋
ノルアドレナリン	＋＋＋	＋＋＋	−	＋＋＋	−	収縮
ボスミン	＋＋＋	＋＋＋	＋＋	＋＋＋	＋＋	収縮

▍循環補助装置（表2）

大腿動脈より挿入する．術前に末梢動脈病変や胸腹部大動脈に瘤や解離がないか評価する．

(1) IABP

拡張期にバルーンを膨張させ冠血流を増やし，収縮期にバルーンを収縮させ後負荷を軽減する．自己心拍出量が低下している場合は効果が低い．大動脈弁逆流症例には禁忌．挿入後はカテーテル先端が大動脈弓部より 3 cm 程度下にあることを確認する．挿入後はヘパリンを投与し，ACT を 150〜200 秒程度に維持する．

(2) PCPS（ECMO）

遠心ポンプと膜型人工肺を用いた閉鎖回路の人工心肺装置．左室の流量補助と酸素化された血液を全身に循環させる．別項「術後ECMO 管理」（232 頁）を参照．

(3) VAD

IABP や PCPS，薬物療法を組み合わせても低心拍出状態から脱せない場合に適応を検討する補助人工心臓である．一時的な治療に用いることもあるが，長期依存する場合は心移植を考慮する必要がある．別項「補助人工心臓」（347 頁）を参照．

表2 各種の循環補助装置とその特徴

	IABP	PCPS	体外式 VAD	植込み型 VAD
挿入法	経皮的	経皮的，外科的	外科的	外科的
補助流量	CO の40%程度まで	2〜3 L/分	3〜5 L/分	〜10 L/分（機種による）
補助心	左心	左心・右心	左心・右心	左心
肺補助	なし	あり	なし	なし
補助期間	数日〜数週	数日〜数週	数か月	数か月〜数年

参考文献
1) 急性・慢性心不全診療ガイドライン 2017 年改訂版（http://www.j-circ.or.jp/guideline/pdf/JCS2017_tsutsui_h.pdf）

（小前兵衛）

I-12

3） 術後 ECMO 管理

マスターポイント

✦ 開心術後 ECMO（主に VA）の補助形態（特に central と peripheral）を理解する
✦ 術後 ECMO の注意すべき合併症を列挙できるようになる
✦ 合併症を念頭において，術後 ECMO 管理の要点を説明できるようになる

central ECMO と peripheral ECMO とは？

- central ECMO：中枢からの ECMO，つまり開胸状態で右房から直接脱血し，上行大動脈に直接送血する．通常は胸骨を開いたまま管理することが多い（皮膚のみは閉創可能）
- peripheral ECMO：末梢からの ECMO，主として大腿動静脈経由で送脱血する
- central では中枢性低酸素（後述）の懸念がなく，安定した流量を供給しやすい反面，出血のリスクがある．peripheral では出血のリスクは少ないが，下肢虚血や中枢性低酸素に注意して管理する必要がある

中枢性低酸素とは？

- peripheral ECMO は通常下半身から送血するため，頸動脈や冠動脈は左室由来の血液で灌流されることが多い（図 1）
- よって，自己肺の酸素化機能が著しく低下している場合，心臓や脳への酸素供給が低下する（中枢性低酸素）
- 右上肢の血液ガスをフォローし，もし低酸素が疑われた場合，①人工呼吸器の設定を上げる，②central ECMO に変更，③頸静脈に送血管を追加（VAV-ECMO），のいずれかを考慮する

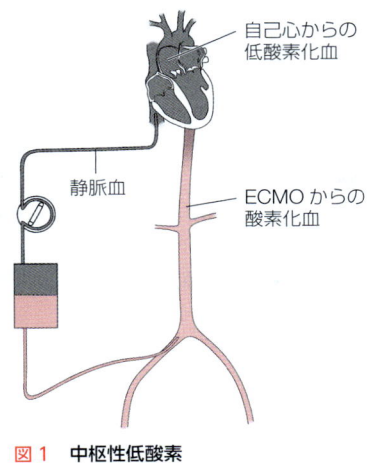

図1　**中枢性低酸素**

■ 抗凝固療法

- 術後のドレーン出血量が安定しているようであれば，ヘパリン（または ECMO 回路内ナファモスタットメシル酸塩）による抗凝固療法を開始する
- ACT または APTT を測定，ACT で 180〜200 秒程度，APTT で 60〜80 秒程度を目標とする
- ヘパリンが効きにくいようであればアンチトロンビンⅢを測定，低値であれば補充する
- 著明な血小板減少が認められれば，ヘパリン起因性血小板減少症（HIT）を疑い，ヘパリンの代替薬としてアルガトロバンを投与する
- 出血の状態と回路内血栓の有無を慎重に観察しながら，適宜抗凝固療法を調整する

ECMO の主たる合併症

・出血(手術部位，カニュレーション部位，脳，消化管など)

・感染(特にカニュレーション部位，長期留置の場合には注意)

・溶血(LDH や遊離ヘモグロビンで評価，尿の色調変化がないかを観察)

・塞栓症/臓器虚血(神経学的所見や lactate などをフォローして早期発見)

・下肢虚血(足背動脈や後脛骨動脈の超音波ドプラを定期的に確認)

ECMO 設定上の注意

- 体格や自己心機能にもよるが，一般的には 3.0 L/min 以上の流量が必要である
- 脱血回路内圧は−150 mmHg 未満が望ましい．必要流量を維持するために陰圧が増加する，または脱血管が震える(chattering)する場合，循環血漿量減少や脱血管の位置異常/屈曲が疑われる．適宜，X 線やエコーで確認のうえ補正する
- 送血回路内圧は 250 mmHg 未満が望ましい．内圧が高い場合，送血管の位置異常やサイズ不足を疑い，位置修正やサイズアップを考慮する．高内圧のまま流量を維持すると，溶血のリスクがある．溶血を認める場合には直ちに設定変更し，ハプトグロビン投与を考慮する
- 右上肢および人工肺の下流の血液ガスをフォローし，ECMO の酸素濃度とガス流量を補正する
- 人工肺の寿命は約5〜7日である．必要に応じて人工肺または回路全体の交換を行う

肺うっ血の予防

- 心臓にとって，ECMO は前負荷(中心静脈圧)を減らすが，後負荷(血圧)を増やす
- 特に大動脈弁逆流症がある場合など，後負荷の増加は，左室の過伸展ならびに肺動脈楔入圧(PCWP：pulmonary capillary wedge

pressure）の上昇から，肺うっ血を助長する

- PCWP の上昇，心エコー上の左室過伸展，胸部 X 線上の肺うっ血などを認めた場合には，カテコールアミンを増量し，利尿をして肺うっ血を予防する
- 改善がなければ，IABP による後負荷軽減や外科的な左室ベントの追加を考慮する
- 大動脈圧ラインにおける脈圧の消失やエコーでの大動脈弁開放消失は，左室収縮能低下，または循環血漿量減少のサインである．循環血漿量を補正しても改善がみられなければ，上記と同様に肺うっ血の予防が必要になる

▌下肢虚血

- 大腿動脈から送血する peripheral ECMO では，下肢虚血に注意する
- 重篤な下肢虚血は，切断に至るだけでなく死因となりうるため，早期発見が肝要である
- 下肢の超音波ドプラや冷感の有無を定期的に確認，虚血が疑われるようであれば灌流カテーテルの追加，送血路の変更，血栓摘除術などを病態に応じて考慮する

▌ECMO からの離脱

- 全身の浮腫が改善し，心機能/肺機能が安定していれば ECMO からの離脱を試みる
- 抗凝固が効いている状態において，0.5 L/min 前後の低流量で数分間観察する
- 平均動脈圧が 70 mmHg 以上，中心静脈圧や PCWP が 12 mmHg 以下，心係数が 2.0 L・min^{-1}・m^{-2} 以上であり，自己肺によるガス交換能が十分であれば，離脱可能と判断する

> **ワンポイントアドバイス** **術後 ECMO 管理の盲点**
>
> ・ECMO は全身臓器の灌流にはもちろん有効であるが，低心機能の場合には時に自己心にとって負担となりうることを肝に銘じる．前述のごとく，肺うっ血の出現に注意して経過観察

する.

・peripheral ECMO＋自己肺機能低下の場合には，中枢性低酸素により脳/心臓が低酸素に曝されている場合がある. peripheral ECMO 中に急な循環虚脱がみられた場合には，右上肢の血液ガスを測定し，冠動脈血液が低酸素状態となっていないことを確認する.

参考文献
1) Guglin M, et al：Venoarterial ECMO for Adults：JACC Scientific Expert Panel. J Am Coll Cardiol 2019：73：698-716
2) Zwischenberger JB, et al：Extracorporeal Membrane Oxygenation Management：Techniques to Liberate from Extracorporeal Membrane Oxygenation and Manage Post-Intensive Care Unit Issues 2017：33：843-853

（安藤政彦）

4) AKI（急性腎障害）と CHDF

マスターポイント

✦ AKI（acute kidney injury）について理解する
✦ 心臓手術後の AKI のリスクを理解する
✦ 持続的血液濾過透析（CHDF：continuous hemodiafiltration）の原理と適応を理解する

AKI について

　ADQI（acute dialysis quality institute）による RIFLE（risk/injury/failure/loss/end stage kidney disease）の基準，AKIN（the acute kidney injury network）による基準と KDIGO（kidney disease improving global outcomes）による基準が代表的であるが，今のところ，前者の 2 つの基準は生命予後予測だけでなく腎予後の予測にも有用であると考えられている．

心臓手術後の AKI

(1) AKI 発症のリスク因子

- 加齢（70 歳以上のアジア人に対する冠動脈バイパス術後の AKI 発症リスクは 1.35 倍）
- 術前腎機能低下（術前 CKD stage 3 の患者は術後 AKI 発症リスクは 1.68 倍）
- 人工心肺時間（off-pump CABG は on-pump より術後 AKI 発症リスクを有意に抑制）
- 肥満，糖尿病，高血圧症，術前貧血

CHDF の原理と適応

- CHDF は持続的に緩徐に透析（拡散）・濾過（限外濾過）を行う血液浄化法
- 血行動態への影響は少ない．小分子量〜中・大分子量まで幅広い

物質の除去（アルブミン・薬剤も一部除去）
- CHDF を分単位で導入すべき状況はほとんどなく，抗凝固療法による出血のリスクもあるので CHDF の導入は慎重に行う．CHDF 以外の対処をもってしても以下の状況が数時間続くときに CHDF を考慮する
  - ・肺うっ血
  - ・乏・無尿
  - ・血清 K 値＞6.0 mEq/L
  - ・体液過剰にもかかわらず高尿素窒素血症と高クレアチニン血症

参考文献
1) AKI（急性腎障害）診療ガイドライン 2016. 日腎会誌 2017：59：419-533

（星野康弘）

5) 術後栄養管理，血糖管理

マスターポイント

✦ 術後栄養管理の内容と時期を理解する
✦ 術後血糖管理の意義を理解する
✦ 術後血糖管理目標をいえるようにする

術後栄養管理と時期

- 栄養管理の目的は生体恒常性を維持し合併症や死亡率を減少させることである
- 経口・経腸・経静脈栄養の順に選択し，それぞれの併用も考慮する
- 生体防御，合併症の観点から栄養学的に腸管を用いた栄養管理を行う
- 術前栄養不良がなく絶食期間が1週間以内の場合に人工栄養管理の適応はない
- ワルファリン使用患者においては TPN および経管栄養内のビタミン K の含有量に配慮する

術後血糖管理の意義

- 糖尿病患者における心臓手術では，血糖値 180 mg/dL 未満にすることで，死亡率低下，創感染を含む合併症発症抑制，入院期間短縮が期待できる
- 非糖尿病患者における心臓手術では血糖値が 180 mg/dL 未満であれば，インスリンの静脈投与は必ずしも必要ない

術後血糖管理目標

- ICU 管理中は，糖尿病の有無にかかわらず，血糖値が 180 mg/dL 以上が持続的に認められたら，180 mg/dL 未満が維持できるようにインスリンの静脈投与を開始すべき

- 糖尿病の有無にかかわらず，人工呼吸器・強心薬・IABP・左室補助装置への依存や，抗不整脈治療，血液濾過のために，3日以上 ICU 入室が見込まれる患者においては，持続インスリン静注により血糖値 150 mg/dL 未満を維持するように血糖管理すべき
- 一般病棟では，空腹時または食前血糖値 110 mg/dL 未満，食後最高血糖値 180 mg/dL 未満を血糖管理目標にすべきで，最善の方法は基礎・追加インスリンの皮下注である

参考文献
1) Lazar HL, et al：The Society of Thoracic Surgeons practice guideline series：Blood glucose management during adult cardiac surgery. Ann Thorac Surg 2009；87：663-669

（星野康弘）

6) 感染予防と治療

マスターポイント

- ✦ 術前感染リスクについて理解する
- ✦ 予防的抗菌薬の使い方を理解する
- ✦ 術後感染症を鑑別し，各病態に応じた対応をいえるようにする

術前感染リスク評価
- 全身状態：改善可能なものは術前に手を打っておく
  - ・栄養状態
  - ・血糖管理
  - ・呼吸機能
  - ・易感染性（免疫抑制，ステロイド使用の有無など）
- 手術の侵襲度や人工物植込みの有無
- 予定している手術に関連した感染症の有無
  - ・感染性心内膜炎，人工弁感染，縦隔炎など
  - ・皮切予定部位の表在感染
- MRSA 保菌状況
  - ・術前鼻腔培養で MRSA 陽性の場合，ムピロシン投与

術中感染予防のためにできること
- 手術時間短縮
- 出血量を抑える
- 清潔操作
- 死腔を残さない閉創操作
- 排液を有効にドレナージできるようなドレーン留置
- 予防的抗菌薬の投与
  - ・セファゾリン（CEZ）やスルバクタム/アンピシリン（SBT/ABPC）など主に皮膚常在菌をターゲットとした抗菌薬を用いる

I-12

- βラクタム系薬に対するアレルギーのある患者ではバンコマイシン（VCM）を考慮する
- 皮膚切開時に有効血中濃度となるように皮切の1時間前以内に投与開始
- 長時間手術では半減期の2倍の間隔で術中追加投与（CEZ，SBT/ABPCでは3〜4時間，腎機能に応じて）
- 投与期間は，SSI通常リスク群では術後48時間，高リスク群では72時間が目安．人工物を移植する手術ではそれより長めに投与することも（人工弁，補助人工心臓）

▌術後感染症の鑑別（図1）

- 尿路感染症
- 肺炎
- 創部感染（SSI：surgical site infection）
- カテーテル感染
- 下痢症〔*Clostridioides*（*Clostridium*）*difficile* infection 含む〕

▌術後感染症を疑った際の検査

- 身体所見：発熱，頻脈，頻呼吸，疼痛，発赤，滲出液の性状，膿性痰，下痢
- 炎症反応：白血球数，CRP，プロカルシトニン
- 尿検査
- 培養検査（グラム染色，抗菌薬への感受性）
  - 血液（2セット）
  - 喀痰
  - 尿
  - 創部滲出液，ドレーン排液
  - カテーテル先端
  - 便，CDトキシン
- 画像検査
  - X線，エコー，CTなど

▌術後感染症の治療

- 抗菌薬

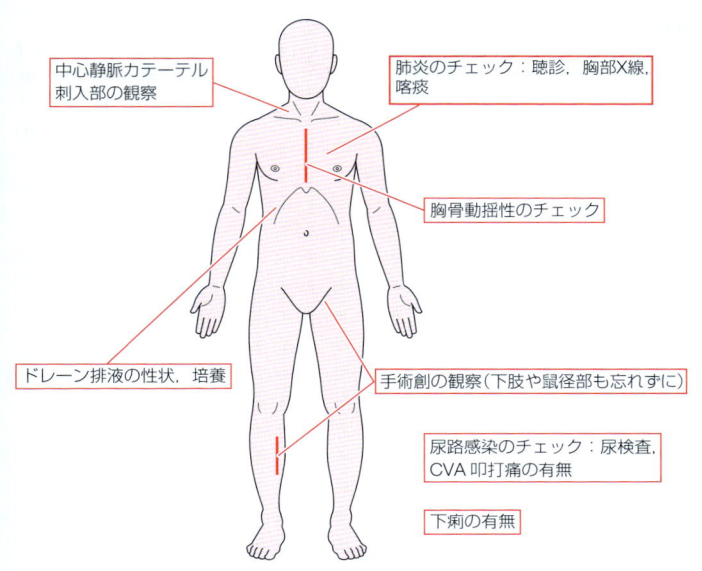

図 1　術後感染症の鑑別
①身体所見から感染臓器の見当をつける，②各種培養を採取（血液，尿，痰，排液など），
③感染巣の同定が困難な場合や深部 SSI を疑う場合には画像的検索（CT）

- ・広域スペクトラムの抗菌薬から開始し，培養結果をみて de-escalation する
- ・抗菌薬の選択，投与期間に関しては感染症チームとも密に連絡
- 外科的処置
  - ・ドレナージ：感染が疑われる液体貯留がある場合
  - ・大網や筋弁など有茎性で血流豊富な充填物を用いて感染をコントロールしつつ，死腔を閉鎖する
- 局所陰圧閉鎖療法
  - ・ドレナージのため開放創となった部位に行う
  - ・創部からの滲出液をドレナージしつつ，陰圧をかけることで肉芽増生を促進する

I-12

参考文献
1) 公益社団法人日本化学療法学会/一般社団法人日本外科感染症学会(編):術後感染予防抗菌薬適正使用のための実践ガイドライン. (http://www.chemotherapy.or.jp/guideline/jyutsugo_shiyou_jissen.pdf)

(嶋田正吾)

7) 下肢深部静脈血栓症，肺塞栓症の予防と治療

マスターポイント

✦ 下肢深部静脈血栓症の予防と治療について理解する

下肢深部静脈血栓症リスクの評価

- リスク因子：年齢，手術侵襲度，下肢深部静脈血栓症の既往や血栓性素因，悪性腫瘍，長期臥床，下肢麻痺など
- 多くの呼吸器外科手術は中等度リスク以上となり，下記の理学的予防法が推奨される
- 心臓手術では，術中ヘパリンを使用することおよび下肢静脈をバイパスグラフトとして使用する可能性があることから，弾性ストッキングや間欠的空気圧迫法は行わない

予防方法

- 早期離床および積極的な運動：禁忌のないほぼすべての症例で推奨される
- 弾性ストッキング：中等度リスク以上の症例で推奨される
- 間欠的空気圧迫法：中等度リスク以上の症例で推奨される
- 抗凝固療法：未分画ヘパリン，低分子ヘパリン，フォンダパリヌクス，ワルファリン，DOAC（直接作用型経口抗凝固薬）が予防的投与可能．高リスク例で使用を考慮する．出血性合併症に注意が必要

下肢深部静脈血栓症の治療

抗凝固療法が治療の中心である（急性肺血栓塞栓症の治療は299頁に譲る）．

- 抗凝固療法：ヘパリンやフォンダパリヌクスで開始し，ワルファリンあるいはDOAC（直接作用型経口抗凝固薬）へ移行する．最低3か月継続し，その後は危険因子を考慮し治療期間を判断するD

ダイマーの正常化も指標となる
- 経カテーテル的血栓溶解療法，外科的血栓摘除：有症状の腸骨静脈領域の急性静脈血栓で適応になることがある
- IVC フィルター：抗凝固薬が出血性合併症などで使用しづらいときに肺塞栓症予防に用いられる

参考文献
1) 肺血栓塞栓症および深部静脈血栓症の診断，治療，予防に関するガイドライン（2017 年改訂版）（http://j-circ.or.jp/guideline/pdf/JCS2017_ito_h.pdf）

（嶋田正吾）

8) 術後の抗凝固・抗血小板療法

マスターポイント

- ✦ 抗血小板薬の種類，特徴，使い方を知る
- ✦ 抗凝固療法（ワルファリン）の作用，リバースを知る
- ✦ 抗凝固療法・抗血小板療法が必要な病態と使い方を理解する

抗血小板療法（表1）

- 抗血小板薬の第1選択はアスピリン
- DAPT（dual antiplatelet therapy）とは通常はアスピリンとクロピドグレルを投与すること
- 術後は出血が制御され，血小板数が回復傾向となってから投与開始

表1　抗血小板薬

薬剤名	用量/日	特徴	休薬期間
アスピリン（アスピリン®）	100 mg	・抗血小板薬の第1選択 ・消化管出血をきたしやすい	7日
クロピドグレル（プラビックス®）	75 mg	・非常に強力な抗血小板作用	14日
ジピリダモール（ペルサンチン®）	300 mg	・虚血性心疾患や弁置換後に適応あり ・アスピリンを変更する場合の第1選択	2日
シロスタゾール（プレタール®）	200 mg	・本来の適応は慢性動脈閉塞症と虚血性脳血管障害 ・心拍数増加作用があり不整脈が増えることあり	2日
サルポグレラート（アンプラーグ®）	300 mg	・本来の適応は慢性動脈閉塞症 ・赤血球膜の安定化作用があり弁手術後や補助人工心臓治療で溶血が生じているときに追加・変更することあり	2日

※休薬期間：投与中止して効果を完全に消失させるために必要な期間

I-12

■ 抗凝固療法（ワルファリン）

- 弁手術後と補助人工心臓治療において術後 1〜3 日でワルファリンによる抗凝固療法を開始
- DOAC（direct oral anticoagulant）と総称されるダビガトラン，リバーロキサバン，アピキサバン，エドキサバンは弁手術後や補助人工心臓治療の抗凝固療法には用いない（むしろ有害）
- 肝臓におけるビタミン K 依存性凝固因子の生合成を阻害して抗凝固作用を発揮
- 投与開始してから抗凝固作用が得られるまで数日を要し，ヘパリン持続投与を併用することがある
- 術後早期に抗凝固が効き過ぎると出血増悪してかえって抗凝固を強化できないことがあり注意
- ビタミン K が投与されているとなかなか効かない（IVH のマルチビタミンや静注脂肪乳剤に注意）
- ビタミン K を静注してリバースする場合，6〜12 時間かかる（肝臓で凝固因子が生合成されるのに必要な時間）
- 緊急リバースにはビタミン K 依存性凝固因子を多く含むプロトロンビン複合体が有効
- ワルファリンの効果を増強・減弱する薬剤（抗菌薬，抗てんかん薬など）が多数あり相互作用に注意

■ 冠動脈バイパス術（図 1）

- 冠動脈バイパス手術に至った病態により推奨される抗血小板療法が異なる

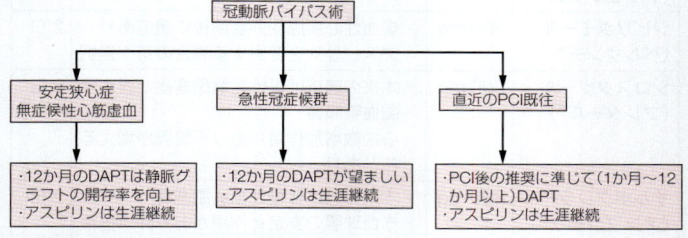

図 1　冠動脈バイパス後の抗血小板療法

弁手術（図2）

- AHA/ACC のガイドラインより日本人の出血傾向に合わせて目標 PT-INR を低めに設定
- 機械弁でも On-X® は血栓形成傾向が低く目標 PT-INR 1.5〜2.0

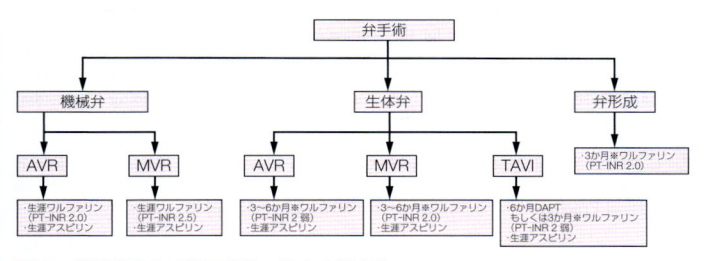

図2　弁手術後の抗凝固療法・抗血小板療法
※心房細動がある場合は生涯ワルファリン（PT-INR 2.0）

補助人工心臓（VAD）治療（表2）

- 術後出血性合併症は少なくない→術後まずは止血を得ることに全力を注ぐ（「急がば回れ」）
- 出血が順調に制御され既知の血栓形成傾向がある場合は抗血栓療法を早めに強化することがある
- 患者の状態に応じて抗凝固療法の目標を修正したり抗血小板薬を追加または変更する

表2　VAD 装着手術後の抗凝固療法・抗血小板療法

	体外設置型 VAD（空気駆動式拍動流）	植込み型 VAD（定常流）
ワルファリン	術後 1〜2 日から（経口 or 経管）	
ヘパリン併用	術後 1〜2 日から	術後 4〜5 日から
最終目標 PT-INR	3.5	2.5
ヘパリン併用終了	PT-INR 2 台後半	PT-INR 2 弱
抗血小板薬	術後 2 日以降，血小板数が回復（>10 万/μL）していたらアスピリン 100 mg/日	

参考文献

1) Levine GN, et al：2016 ACC/AHA Guideline Focused Update on Duration of Dual Antiplatelet Therapy in Patients With Coronary Artery Disease：A Report of the American College of Cardiology/American Heart Association Task Force on Clinical Practice Guidelines：An Update of the 2011 ACCF/AHA/SCAI Guideline for Percutaneous Coronary Intervention, 2011 ACCF/AHA Guideline for Coronary Artery Bypass Graft Surgery, 2012 ACC/AHA/ACP/AATS/PCNA/SCAI/STS Guideline for the Diagnosis and Management of Patients With Stable Ischemic Heart Disease, 2013 ACCF/AHA Guideline for the Management of ST-Elevation Myocardial Infarction, 2014 AHA/ACC Guideline for the Management of Patients With Non-ST-Elevation Acute Coronary Syndromes, and 2014 ACC/AHA Guideline on Perioperative Cardiovascular Evaluation and Management of Patients Undergoing Noncardiac Surgery. Circulation 2016；10：123-155
2) Nishimura RA, et al：2017 AHA/ACC Focused Update of the 2014 AHA/ACC Guideline for the Management of Patients With Valvular Heart Disease：A Report of the American College of Cardiology/American Heart Association Task Force on Clinical Practice Guidelines. Circulation 2017；25：e1159-e1195

（木下　修）

9) 術後創傷管理

マスターポイント

- ✦ 非感染創と感染創では管理が異なる
- ✦ 非感染性手術創は清潔操作により手術中に被覆材で被覆する
- ✦ 非感染性手術創の上皮化は術後 48 時間で完成する
- ✦ 感染創では持続陰圧吸引療法などが有効

手術創の分類

CDC（centers for disease control prevention）による surgical wound classifications

Clean	感染や炎症がない創．通常の開心術，血管手術
Clean/Contaminated	特別な汚染がない創．通常の呼吸器手術
Contaminated	開放性の，新しい，事故などによる偶発的な創傷で炎症はあるが，化膿や感染がない創．無菌的操作を大きく損なう手術．開放心臓マッサージなど
Dirty/Infected	感染が臨床的に認められる創

創傷治癒の分類

- 1 次治癒：創を外科的に 1 次縫合する場合の治癒．主に Clean，Clean/Contaminated 手術に行う
- 2 次治癒：今後の創感染が予想されたり，すでに感染したりしている場合，縫合をせず開放創として，洗浄，デブリードマンなどで肉芽組織によって創が埋まるのを待つ．Contaminated，Dirty/Infected 手術が対象
- 遅延 1 次治癒：2 次治癒の過程で創部の感染徴候がなくなった際に縫合閉鎖する．感染徴候が残存すれば 2 次治癒へ移行する

▌1 次縫合創の管理
■手術終了時に清潔操作で創部に被覆材を貼る
- ウェットドレッシング：湿潤環境を維持しながら創面の上皮化をはかる．上皮化は通常 48〜72 時間で完成するため，感染を認める場合や滲出液が多い場合以外は被覆材（ドレッシング）の交換は行わない．被覆材はおおむね以下の 2 種
  - ・フィルムドレッシング：通気性のあるポリウレタンを基材としたドレッシング材．通気性，無菌性，創面保護の点で優れる．創部からの滲出があるとドレッシングが剥がれやすいが，滲出液を吸収するパッド付きの製品も販売されている（製品例：3M テガダーム™ トランスペアレントドレッシング，オプサイト® など）
  - ・ヒドロ・コロイドドレッシング：通気性がない被覆材を用いるが，創部の湿潤性を保ちながら滲出液を吸収し，創部に密着して感染を防ぐ効果がある．滲出液が多すぎると剥がれてしまう（製品例：カラヤヘッシブ®，デュオアクティブ® など）
- ドライドレッシング：ガーゼによる保護．滲出液が多い場合は有効
■創部の観察は毎日行う
発赤，腫脹などの感染徴候があれば上級医に報告．手術創の上皮化が完成すれば，以後は消毒，被覆は原則不要だが，創管理は施設間でかなり差があるため，上級医の指示を仰ぐ
■抜糸（抜糸を要する皮膚縫合を用いた場合のみ）
- 通常の胸部手術創は術後 7〜10 日前後で抜糸
- 再手術症例，補助人工心臓などの異物を留置した症例などでは上級医によく確認

▌2 次治癒創の管理
（1）排膿，ドレナージ
もともと感染している創や感染が強く疑われた創では排膿，ドレナージが最初に必要な処置．排液を培養検査に提出することを忘れない．上級医と相談して抗菌薬の投与を検討
（2）創の洗浄，デブリードマン
生理食塩水で十分洗浄を行い，不良肉芽のデブリードマンを行う．抗凝固薬や抗血小板薬を投与中の患者に行う際は直視下に見え

ない部分の操作は避け，終了前に十分止血を確認する．

(3) 持続陰圧吸引療法

創部局所を被覆剤で密閉し，持続的に陰圧をかけることで創縁，創底を引き寄せ，過剰な滲出液や感染性老廃物を取り除き，肉芽形成を促進させる方法．100 mmHg 程度の高い吸引圧をかけることがほとんどのため，創面からの出血がある場合，肺瘻などの瘻孔がある場合は禁忌となる．また，心臓，血管，肺などの臓器とフォームが直接触れないように工夫をする必要がある．抗凝固薬や抗血小板薬を使用している症例に行う場合は出血に十分注意する．ドレッシングの交換は数日に1度でよいので，患者の苦痛の軽減，労力の削減にも効果がある．使用する前に各社が規定したトレーニングを受講する必要がある．本処置の保険算定期間は3週間，最長で4週間まで認められている．

・製品例：V.A.C.®，RENASYS® など

■ 開心術後の縦隔洞炎について

前述の2次治癒創の管理に準ずる．

- 局所感染のコントロール
- 感染源となりうる異物の除去．人工物を使用した手術後の場合は，必要に応じて再置換．（ホモグラフト，Xenograft などを使用することもある）
- 大網，大胸筋，腹直筋，肋間筋などで被覆することがある

参考文献
1) 畠山勝義(監)：標準外科学(第14版)．医学書院，2016；134-150
2) 玉熊正悦(監)：ベッドサイド管理のてびき．医歯薬出版，1997；371-376
3) 松藤　凡，他(編)：外科レジデントマニュアル(第4版)．医学書院，2017；85-88

（峯岸祥人）

I–12

10) 術後疼痛管理

マスターポイント

- ✦ 術後疼痛は深呼吸や咳嗽の妨げとなり呼吸器合併症（肺炎，無気肺など）の誘因となるので積極的に治療する
- ✦ 鎮痛薬の種類，特徴，使用法について知る
- ✦ 長期使用の際は定期的に肝・腎機能検査を行う
- ✦ 難治性疼痛は早めにペインクリニックにコンサルト

原因

- 創傷痛：侵害受容性疼痛
- 肋間神経障害：側開胸手術で起こりうる
- 腕神経叢障害：開胸器による圧迫，肋骨骨折，体位を原因として起こりうる

末梢性鎮痛薬：主に侵害受容性疼痛に効果あり

(1) 非ステロイド性消炎鎮痛薬（NSAIDs）

経口投与，静脈内投与，坐剤がある．血圧低下，腎障害，消化管症状（消化管潰瘍など），ライ（Reye）症候群，アスピリン喘息などに注意．

- ロキソプロフェン，イブプロフェン：プロドラッグのため，消化管症状が比較的少ないとされている．ワルファリンの抗凝固作用を増強することがあるので注意が必要
- ジクロフェナクナトリウム：高齢者などでは血圧が低下することがあるため，動脈硬化や脳血管障害のある患者には慎重に適応を判断する
- アスピリン：アスピリン喘息などに注意が必要
- フルルビプロフェンアキセチル：静脈内投与が可能．投与の際はゆっくり（1分間以上の時間をかけて）投与する
- セレコキシブ：心筋梗塞の患者では使用を避けたほうがよい．冠

動脈バイパス術周術期の投与が禁忌となっている

(2) アセトアミノフェン

経口投与，静脈内投与，坐剤がある．腎障害や喘息などへの影響が少なく，高齢者などへ比較的安全に投与できるが，肝障害などに注意が必要で1日総量が1,500 mgを超えて長期間投与する際は定期的に肝機能をチェックする．

■ 中枢性鎮痛薬

特に静脈内投与では呼吸抑制に注意．呼吸器外科手術や腹部大動脈手術時に硬膜外鎮痛法で用いられるものがある．硬膜外チューブにより血腫を形成する可能性があり，特に抜去する際は抗凝固薬を中断する必要がある．硬膜外麻酔では自己調節鎮痛法（PCA：patient-controlled analgesia）が可能なポンプを使用することが多い．

(1) 拮抗性鎮痛薬

- ペンタゾシン：静脈内投与，筋肉内投与，経口投与が可能．α受容体に作用し，交感神経からカテコールアミンの分泌を促す．特に静脈内投与の場合，患者の動脈圧，血管抵抗を上昇させることがあるため，急性心筋梗塞の患者では使用を避けたほうがよい
- ブプレノルフィン：静脈内投与，筋肉内投与，坐剤，硬膜外鎮痛法がある．鎮痛作用は強い．依存は少ない．ナロキソンでも拮抗が困難なため，呼吸抑制などを避けるためには投与量は3 μg/kgを超えないほうがよい

(2) 麻薬

強力な鎮痛作用が特徴．硬膜外鎮痛法を行う際は麻酔科とよく連携する．

- フェンタニル：静脈内投与，硬膜外鎮痛法が可能．鎮痛作用はモルヒネの80倍．すみやかに末梢組織に再分布するため作用時間は短い．呼吸抑制，嘔気，嘔吐，腸管蠕動抑制に注意．静脈内投与ではフェンタニルとして1～2 μg/kg/時程度の速さで使用
- ロピバカイン：硬膜外鎮痛法で使用
- トラマドール：経口投与．呼吸抑制などに注意
- モルヒネ：静脈内投与，硬膜外鎮痛法が可能．強力な鎮痛，鎮静作用がある．呼吸抑制，嘔気，嘔吐，腸管蠕動抑制，尿閉に注意

I–12

が必要.

(3) 神経障害性疼痛

プレガバリンなどの経口投与を検討. プレガバリンは腎機能障害のある患者に使用する際は用量に注意. 眠気, 傾眠などの副作用があるため, 特に高齢者ではこれらのために転倒し, 骨折などを引き起こすことがあるため十分注意する.

■ 難治性疼痛

術後1週間程度経過しても改善しない術後疼痛や前述の末梢性鎮痛薬, 拮抗性鎮痛薬でも改善してこない術後疼痛に対しては早めにペインクリニックの受診を検討したほうが無難である.

参考文献
1) 畠山勝義(監):標準外科学(第14版). 医学書院, 2016;84-90
2) 玉熊正悦(監):ベッドサイド管理のてびき. 医歯薬出版, 1997;442-446, 470-474
3) 松藤　凡, 他(編):外科レジデントマニュアル(第4版). 医学書院, 2017;19-22

(峯岸祥人)

11) リハビリテーション

マスターポイント

✦ 高齢者の運動機能を理解する
✦ 急性期〜回復期リハビリテーションの重要性を理解する

高齢者の運動機能

わが国における超高齢社会では，胸部外科医がリハビリテーション（リハ）を依頼するにあたり，高齢者の特徴を十分に理解する必要がある．

- 運動機能要素によって低下程度が異なる
- 個人差の拡大
- 正常と病気の区別が困難

このように高齢者の体力は一概に低下するといっても，性別・上下肢などの部位・日常活動度の程度などにより低下程度・低下開始時期が症例により異なる．

急性期〜回復期リハビリテーションの重要性

超高齢社会であるわが国では，急性期医療の進歩により在院日数の短縮化が進み，十分なリハが行われずに早期自宅退院となるケースが増えている．また，術後早期にリハ介入しても，入院期間中に自立歩行まで回復しないことがある．したがって，できるだけ術前から早期介入し，急性期病院退院後も継続的なリハ実施が求められている．

I–12

ワンポイントアドバイス 理学療法士に聞いたリハ依頼のポイント

通常，最初に依頼するリハは理学療法であることが多い．
したがって，理学療法士が求めるリハ依頼のポイントを聞いてみると，以下３点が挙げられた．

・**残存機能の程度**：例）冠動脈バイパス術の場合，残存枝の有無など．
・**術中出血量の程度**
・**併存疾患の有無**

思いやりある依頼をすることで，症例ごとに異なる運動負荷・リハ目標を設定しやすくなり，早期離床・早期退院につながる．

参考文献
1) Maruyama H：Trends in Rehabilitation for the Elderly. Rigakuryoho Kagaku 2004；19：163-167

（岡村賢一）

13 他科からのコンサルテーションへの対応

1）心臓術後患者の心臓以外の手術について

マスターポイント

- ✦ ワルファリン，抗血小板薬，DOAC の休薬期間の原則を知る
- ✦ 人工弁，人工血管などの人工物を使用した術後患者は菌血症からグラフト感染とならないように注意を促す

▌抜歯，体表の小手術で術後出血への対応が容易なもの

（例：白内障手術など）：至適治療域に PT-INR がコントロールされているワルファリンや抗血小板薬は原則休薬不要．DOAC はピーク期を避けて処置を行う．

▌その他の手術

（1）抗血小板薬

血栓症や塞栓症のリスクの高い症例ではヘパリン置換．

（2）ワルファリン

手術の 3〜5 日に中止．原則ヘパリン置換が必要．

（3）DOAC

DOAC の休薬期間については「抗血小板薬・抗凝固薬の周術期管理」の項（147 頁）を参照．

■ 内視鏡検査・手術：表1のとおり対応

表1　内視鏡検査・手術における休薬

	観察	生検	出血低危険度	出血高危険度
ワルファリン	◎	○治療域	○治療域	○治療域またはヘパリン置換または一時的にDOAC変更
DOAC	◎	○ピーク期避ける	○ピーク期避ける	手術当日休薬またはヘパリン置換

◎：休薬不要　○：休薬不要で可能

■ ヘパリン置換の方法

APTT が 1.5〜2.5 倍程度に延長するようにヘパリンを持続投与し，手術・処置の 4〜6 時間前にヘパリンを中止する．

術後はすみやかに各種薬剤を再開．PT-INR が治療域に達するまではヘパリンの持続投与を行ったほうがよい．

参考文献
1) 心臓術後患者の心臓以外の手術について循環器疾患における抗凝固・抗血小板療法に関するガイドライン（2009 年改訂版）；55，56（http://www.j-circ.or.jp/guideline/pdf/JCS2009_hori_d.pdf）
2) 抗血栓薬服用者に対する消化器内視鏡診療ガイドライン　直接経口抗凝固薬（DOAC）を含めた抗凝固薬に関する追補．日本消化器内視鏡学会雑誌　2017；59：1547-1558

（峯岸祥人）

2） 胸骨ワイヤーや人工弁と MRI

マスターポイント

✦ 胸骨ワイヤーは MRI 検査の禁忌とはならない
✦ 原則的に，人工弁は 1.5 T の MRI 検査の禁忌とはならない
✦ 人工弁置換後の患者に 3.0 T の MRI 検査をする際は添付文書を確認する
✦ ステントグラフト術後の患者に MRI 検査をする際は添付文書などを確認する
✦ 補助人工心臓装着中の患者は MRI 禁忌

胸骨ワイヤー

露出などの問題が起こっていなければ，胸骨ワイヤーの存在が MRI 検査の禁忌となることはない．

人工弁

1970 年以前の Starr-Edwards 弁は MRI 検査禁忌とされていたが，1.5 T の MRI 検査で一定の条件を満たしていれば許容されるという報告があり，原則，1.5 T の MRI では人工弁の存在は禁忌とはならない．また，3.0 T の MRI 検査については検査の安全性が確保されているものとそうでないものが混在しているため，これらのケースに遭遇した際は添付文書を確認したり，当該メーカーに問い合わせをしたり，インターネット（www.mrisafety.com）で確認したりするべきである．

ステントグラフト

市販されているステントグラフトに関しては添付文書を確認．撮像条件に関する記載がある．自作のステントグラフトに関しては植込み施設に確認する．

■ 補助人工心臓

MRI 検査は禁忌.

■ ペースメーカー，ICD，CRT-D，各種リード

MRI 対応のものも流通している．MRI の撮影条件を確認し，添付文書や当該メーカーに問い合わせをするべきである．

参考文献
1) Shellock FG, et al：High-field-strength MR imaging and metallic biomedical implants：an ex vivo evaluation of deflection forces. AJR Am J Roentgenol 1988：151：389-392

（峯岸祥人）

3）呼吸器外科へのコンサルト

マスターポイント

- ✦ 代表的な呼吸器外科へのコンサルトのパターンを理解しよう
- ✦ 特に胸腔ドレーンに関するコンサルトでは，必ず自分の目で見て確認しよう

▌他分野で手術計画中の患者についての耐術能評価依頼

低肺機能患者や，肺の術後患者についての術前コンサルト

→「呼吸機能検査」の項（48 頁）や血液ガス分析を参考にする

→呼吸器外科がふだん行う肺切除「ではない」こと，を差し引いてアドバイスする〔「呼吸管理」の項（224 頁）を参照〕

→内科疾患合併例（COPD，肺線維症など）では，必要に応じて呼吸器内科の意見も求めるようアドバイスする

▌他科が入れた胸腔ドレーンの管理に関するコンサルト

（1）止まらないエアリーク

- ドレーン挿入部を確認し，外気胸の可能性を考える（重要！　必要に応じて追加縫合）
- CT でドレーンが肺内に留置されていないかチェック（重要！）
- ドレーンが葉間などに入り十分効いていない可能性
- 必要に応じて追加ドレナージを

（2）膿胸疑い

- ドレーン挿入部を確認し，ドレーン管理が清潔になされているかチェック（重要！）
- 膿胸の診断・治療に従って対応する〔「膿胸」の項（→511 頁）を参照〕

他科の入れた胸腔ドレーンに注意！

人を信用しないわけではないが，呼吸器外科からみると，それ
以外の科が入れた胸腔ドレーンは「なっていない」ことが多い．
留置位置もだが，ドレーンの固定や密閉が甘く，そこがリーク
（外気胸）や感染・膿胸の原因になっていることがしばしばある．
肺内にドレーンが留置されている場合は，大出血をきたしてい
るわけでなければ慌てず CT 画像から作戦を立てよう．

CT でみつかった肺内結節に関するコンサルト

多くは他疾患でフォロー中や治療予定・治療中の患者である．治
療の優先順位，予後規定因子が何であるか考えよう．

　（例）進行性の他部位の癌で全身検索中にみつかった肺癌疑いの
　　　　直径 1 cm のすりガラス陰影

→予後を規定するのはおそらく他部位の癌．まずはそちらの治療
　を優先してもらう．

→こうした場合に肺結節のフォローを忘れがち．必ず外来予約を
　入れるなどして，放置されないように．数年後に肺結節が進行
　して「再発見」され，訴えられたらまず負ける．

　（例）甲状腺機能亢進症で甲状腺切除が予定されている患者の頸
　　　　部 CT にたまたま映り込んだ肺尖部肺癌疑いの陰影

→肺癌なら治療の優先度は高く，正々堂々と主張すべき（遠慮し
　て「どうぞお先に」とやって患者のデメリットにならぬよう）．
　ただし甲状腺機能のコントロールは重要．内科的にコントロー
　ルして肺癌の診断・治療ができるか検討．

　（例）冠動脈バイパス予定患者の coronary CT でみつけた肺癌疑
　　　　いの結節

→バイパス術が必要かインターベンションで対応可能かの判断
　は，冠動脈狭窄の程度や部位だけでなく，肺癌がどれくらい急
　いで診断・治療が必要かによっても変わる．たとえばステント
　留置で抗血小板薬がしばらく必要になり，肺癌手術が遅れるデ
　メリットと，バイパス術の侵襲によるデメリットのバランスを
　考慮する．肺と心臓の同時手術のメリット・デメリットも考慮．

ワンポイント アドバイス **他科の「禁煙指導」に注意！**

肺癌疑いなどで手術を考えたら，実は禁煙していなかった（禁煙指導されていなかった）ことも．禁煙に対する他科の意識は，全身麻酔の術前であっても，呼吸器外科ほど高くないと思っておいたほうがよい．

参考文献

1) Batchelor TJP, et al：Guidelines for enhanced recovery after lung surgery：recommendations of the Enhanced Recovery After Surgery（ERAS®）Society and the European Society of Thoracic Surgeons（ESTS）．Eur J Cardiothorac Surg 2019：55：91-115

（佐藤雅昭）

II
心臓外科各論

1 先天性心疾患

マスターポイント

✦ 先天性心疾患は二心室型，単心室型に分類して理解する
✦ 姑息術，心内修復術の役割を理解する
✦ 単心室型疾患のフォンタン（Fontan）手術までの血行動態の流れを理解する

先天性心疾患の分類

- 先天性心疾患の分類としては，チアノーゼ性心疾患，非チアノーゼ性心疾患という分類が一般的に用いられているが，先天性心疾患は疾患の種類も多く，その血行動態をイメージするのが困難であるが，すべての疾患を細かく覚える必要はない.
- 以下のように概略をとらえるとわかりやすい.

病態をとらえるための 2 つのステップ

①心臓のポンプは 1 つか 2 つか（単心室か二心室か）
②肺血流は多いか少ないか

　まず，①が最も重要で，最終的な治療方針がこれで決まる.
　表 1 に主な先天性心疾患の二心室型・単心室型での分類を示す.
　以下に，二心室循環，単心室循環の代表的な疾患について挙げる.

(1) 二心室型循環〔心房中隔欠損（ASD），心室中隔欠損（VSD），ファロー（Fallot）四徴症など〕

　二心室型の場合，人工心肺を用いた心内修復術を行った後は，基本的には通常と同じ循環になる.

■心房中隔欠損（図 1）

> **分類：二心室・非チアノーゼ・肺血流増加**
> 主な手術方針：一期的な心内修復術
> 手術時期：幼児・学童期〜成人期

表1　先天性心疾患の二心室型，単心室型における分類

二心室型		不定*	単心室型
心房中隔欠損	大動脈縮窄/離断複合	純型肺動脈閉鎖	三尖弁閉鎖
心室中隔欠損	完全大血管転位	エプスタイン奇形	左室型単心室
完全型房室中隔欠損	総肺静脈還流異常		右室型単心室
ファロー四徴症	両大血管右室起始		左心低形成症候群

＊不定となっているのは右室の大きさによって二心室型か単心室型かが変わるもの（大まかには，右室が小さい場合は単心室型，右室が十分な大きさの場合は二心室型となる）

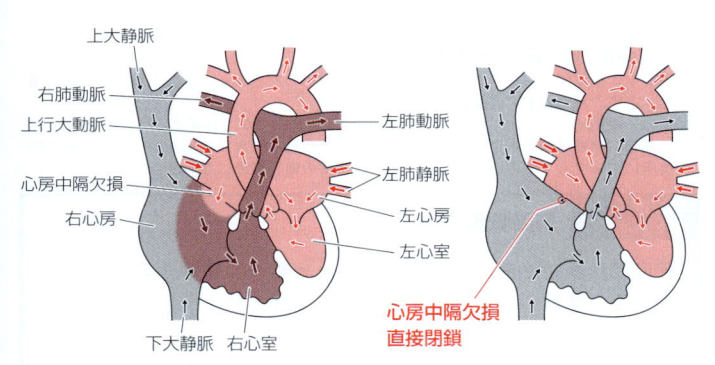

図1　心房中隔欠損の血行動態

ポイント：左房圧＞右房圧のため，左房から右房への左右シャントとなる．肺血流が増大し，右房，右心室に容量負荷がかかる．術後は正常の血行動態になる．低侵襲手術で，心室細動下に行うことも多い．

■心室中隔欠損（図2）

> **分類：二心室・非チアノーゼ・肺血流増加**
> 主な手術方針：
> #1：一期的心内修復術
> #2：二期的心内修復術〔肺動脈絞扼術（ワンポイントアドバイス参照）→心内修復術〕
> 手術時期：乳児期～

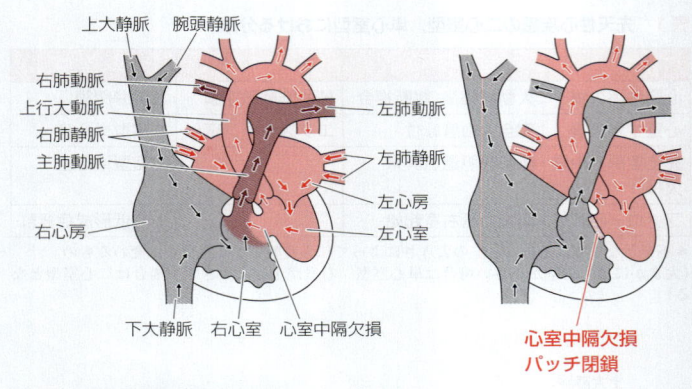

図2　心室中隔欠損の血行動態

ポイント：左室圧＞右室圧のため，左室から右室への左右シャントとなる．肺血流が増大し，右室，左室ともに容量負荷がかかる．

手術は一期的心内修復術（心室中隔欠損閉鎖術）が基本だが，体重が小さい場合などには，最初に肺動脈絞扼術を行い，二期的に心内修復術を行うこともある．心室中隔欠損の場所によっても手術方法が異なる．術後は正常の血行動態になる．

ワンポイント アドバイス　肺動脈絞扼術

肺血流が多いときに，肺動脈を外から締めて血流をコントロールする．通常，人工心肺を使用せずに行われる．

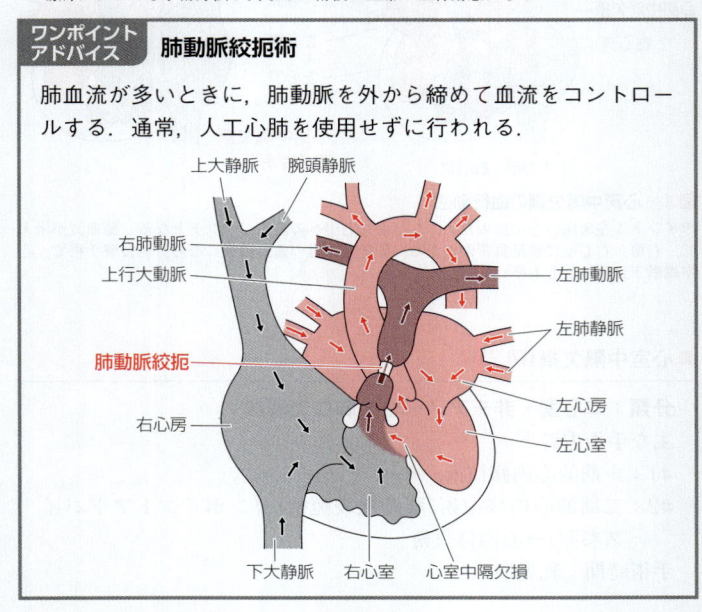

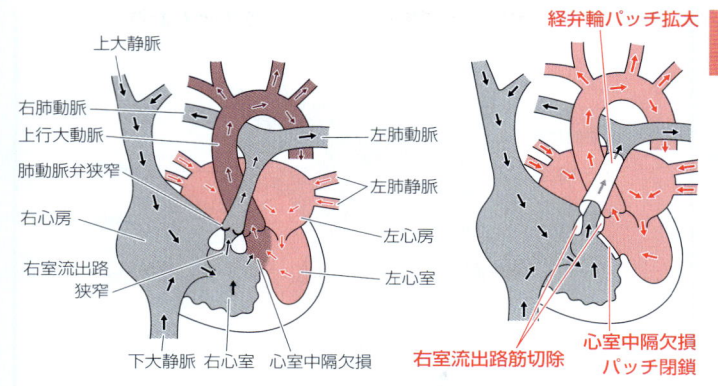

図3　ファロー四徴症の血行動態

肺動脈の狭窄の程度によって血行動態が変わる．基本的に心室中隔欠損は大きく，右室圧は左室圧と同程度である．右室肥大のため，術後はボリューム負荷が必要となることも多く，中心静脈圧（CVP）はやや高めとなる．

■**ファロー四徴症**（図3）（心室中隔欠損，肺動脈狭窄，大動脈騎乗，右室肥大）

分類：二心室・チアノーゼ・肺血流減少
主な手術方針：
#1：一期的心内修復術
#2：二期的心内修復術〔BTシャント術（ワンポイントアドバイス参照）→心内修復術〕
手術時期：乳児期〜

ワンポイントアドバイス　**BTシャント術**

肺血流が少ないときに，肺血流を増やす目的で行われる．
または，動脈管依存性の先天性心疾患（例：肺動脈閉鎖症）などでも行われる．
鎖骨下動脈や無名動脈に人工血管を吻合し，その人工血管を右肺動脈，あるいは左肺動脈につなげて，肺血流を確保する．
アプローチは正中切開，または左右開胸いずれでも行われる．

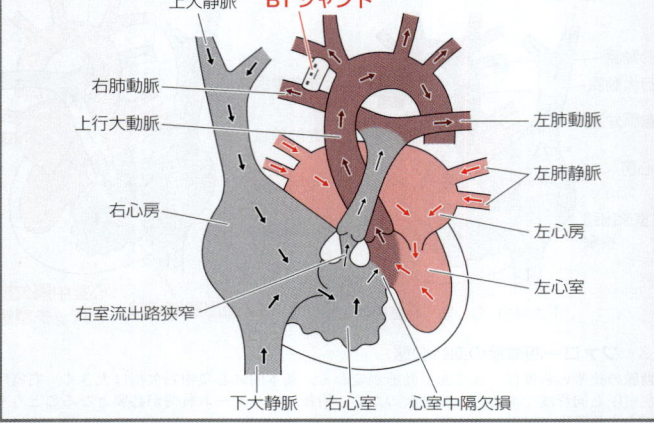

正中切開で行う場合は人工心肺を使用することもある.

（図中ラベル）
上大静脈　BTシャント　右肺動脈　上行大動脈　右心房　右室流出路狭窄　下大静脈　右心室　心室中隔欠損　左肺動脈　左肺静脈　左心房　左心室

■ **完全大血管転位**（TGA：Transposition of great arteries）

　右室から大動脈，左室から肺動脈が出ている疾患．心室中隔欠損，肺動脈狭窄の有無によってI型・II型・III型がある.

● I型（完全大血管転位）（図4）・II型（完全大血管転位＋心室中隔欠損）

> **分類：二心室・チアノーゼ・肺血流増加**
> 主な手術方針：一期的心内修復術
> I型：大動脈スイッチ手術〔Jatene（ジャテネ，ジャテーン）手術〕
> I型では生存のために心房中隔欠損が必須のため，心房中隔欠損が小さい場合には新生児期早期にカテーテルによる心房中隔裂開術（BAS：balloon atrial septostomy）が必要になることがある.
> II型：大動脈スイッチ手術＋VSD閉鎖
> 手術時期：主に新生児期

● III型（完全大血管転位＋心室中隔欠損＋肺動脈狭窄）（図5）

> **分類：二心室・チアノーゼ・肺血流減少**
> 主な手術方針：二期的心内修復術（BTシャント術→ラステリー（Rastelli）手術）

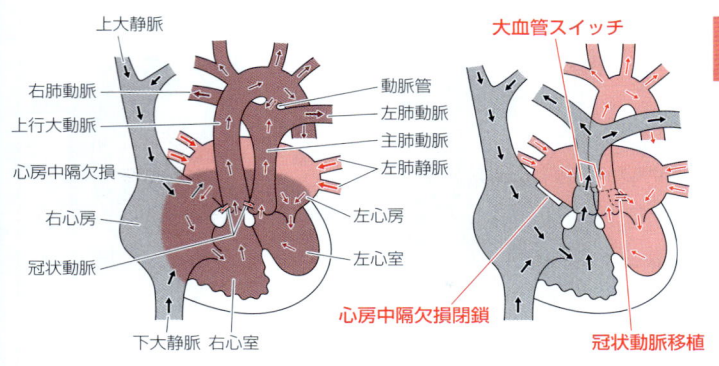

図4　完全大血管転位（Ⅰ型）の血行動態
大動脈と肺動脈を入れ替え，さらに冠動脈も移し替える必要がある

図4のラベル：
上大静脈，右肺動脈，上行大動脈，心房中隔欠損，右心房，冠状動脈，下大静脈，右心室，動脈管，左肺動脈，主肺動脈，左肺静脈，左心房，左心室，心房中隔欠損閉鎖，大血管スイッチ，冠状動脈移植

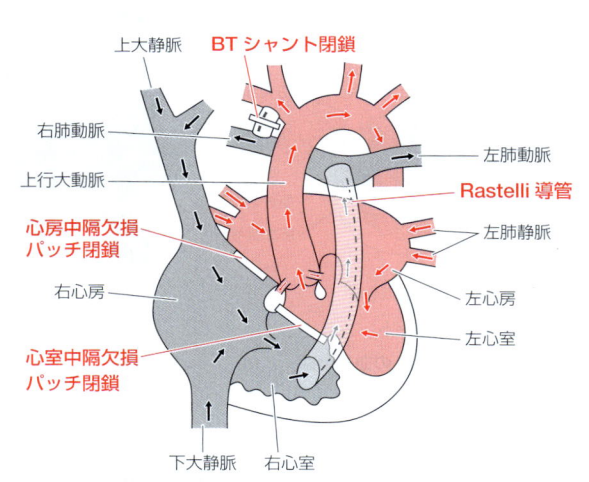

図5　完全大血管転位（Ⅲ型）の血行動態

図5のラベル：
上大静脈，BTシャント閉鎖，右肺動脈，上行大動脈，心房中隔欠損パッチ閉鎖，右心房，心室中隔欠損パッチ閉鎖，下大静脈，右心室，左肺動脈，Rastelli導管，左肺静脈，左心房，左心室

Rastelli 手術
VSD パッチは本来の VSD の位置とは違う場所（右室側）についていることに注目

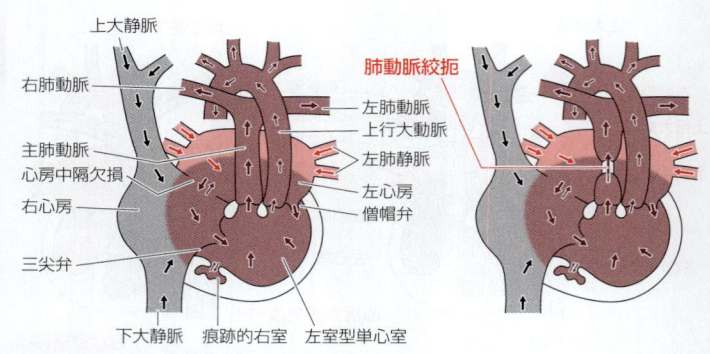

肺血流増加型→肺動脈絞扼術

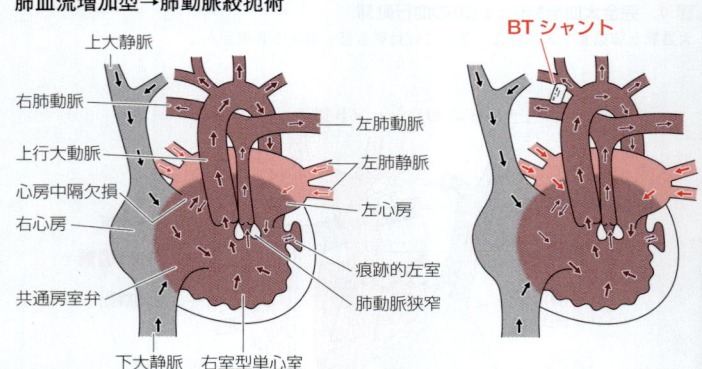

肺血流減少型→BT シャント

図6　単心室循環（新生児期）の血行動態

(2) 単心室循環

　右室型単心室，左室型単心室，三尖弁閉鎖症，左心低形成症候群など.

　「単心室」とは1つの疾患ではなく，さまざまな心内形態をとるものの総称であるが，専門家の間でもはっきりとした定義は難しく，基本的には「ポンプとして使える心室が1つしかない心臓の総称」と考えておいて問題ない.

　三尖弁閉鎖症や左心低形成症候群も広義には単心室の仲間である.

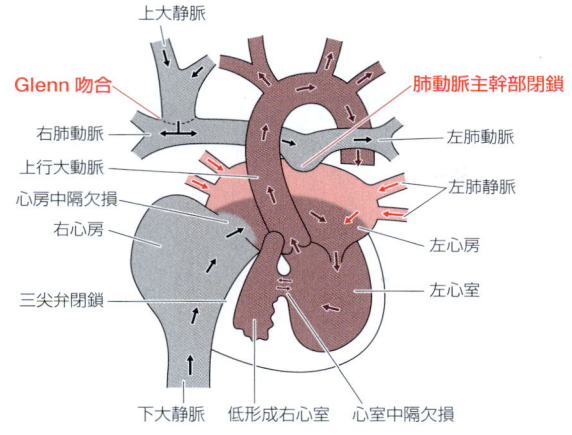

グレン手術

図7 単心室循環（乳児期）の血行動態

ポイント：グレン手術は，上大静脈を心房から切り離して，肺動脈につなぐ手術である．これによって上半身の静脈血が肺動脈に流れることとなる．

分類：単心室・チアノーゼ・肺血流減少または増加
主な手術方針：
新生児期：肺動脈絞扼術またはBTシャント術（図6）
乳児期〜：グレン（Glenn）手術（図7）
1歳以降〜：フォンタン手術（図8）

ワンポイントアドバイス　正常循環とフォンタン循環の違い

正常循環では，左室から出た血液は全身を回り，静脈血となって，右室から駆出され，肺を回って左室へ戻る．
フォンタン循環では，ポンプとしての心室が1つしかないため，心室を出た血液は全身を回って，そのまま静脈血が肺へ回って，心室に戻ってくるという循環となる．
この循環が成り立つためには，心機能，肺循環の両方が良好でなければならない．

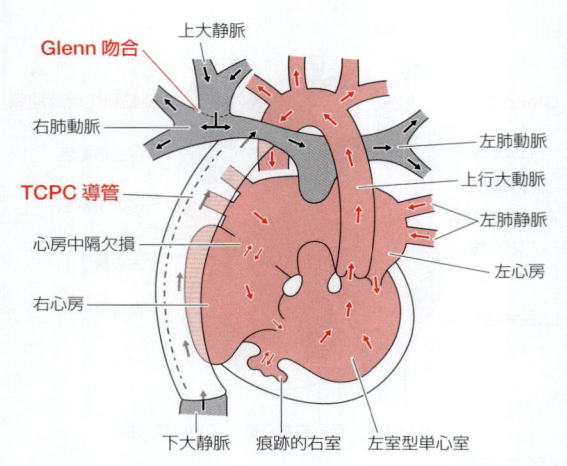

ラベル:
- 上大静脈
- Glenn 吻合
- 右肺動脈
- TCPC 導管
- 心房中隔欠損
- 右心房
- 左肺動脈
- 上行大動脈
- 左肺静脈
- 左心房
- 下大静脈
- 痕跡的右室
- 左室型単心室

フォンタン手術

図 8　単心室循環（1 歳以降）の血行動態

フォンタン手術は，通常，グレン手術後に，下大静脈を心房から切り離して，人工血管を吻合し，これを肺動脈につなげる．これによってすべての静脈血は肺動脈を流れることとなり，フォンタン循環が完成する（ワンポイントアドバイス参照）．

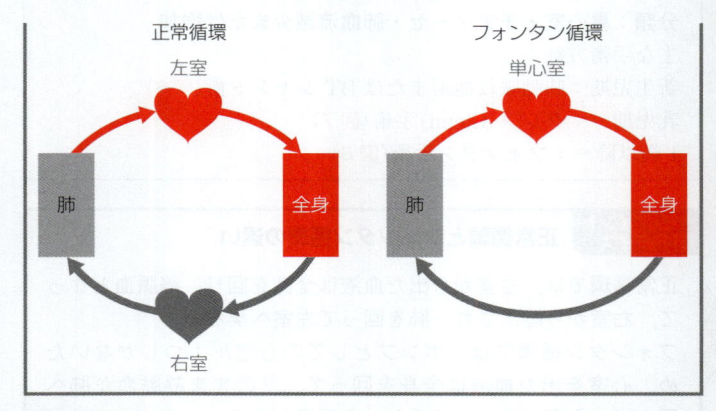

正常循環
- 左室
- 肺
- 全身
- 右室

フォンタン循環
- 単心室
- 肺
- 全身

参考文献

1) 金子幸裕，他：カラーイラストでみる先天性心疾患の血行動態　治療へのアプローチ．文光堂，2012

（平田康隆・益澤明広・近藤良一）

1) 大動脈解離

マスターポイント

✦ 大動脈解離の定義・分類，診断法について理解する
✦ 大動脈解離の手術適応，術式について理解する
✦ 大動脈解離の合併症とその予防法について理解する

大動脈解離の定義

大動脈壁が中膜のレベルで2層に剝離し，動脈走行に沿ってある長さをもち2腔になった状態．本来の血流腔（真腔）と剝離により新たに生じた腔（偽腔）からなり，剝離した解離内膜（フラップ）で隔てられ，真腔・偽腔の交通孔（エントリー）を有する．

壁内血腫（IMH：intramural hematoma）：交通孔を証明できないもの（画像的診断は困難）．

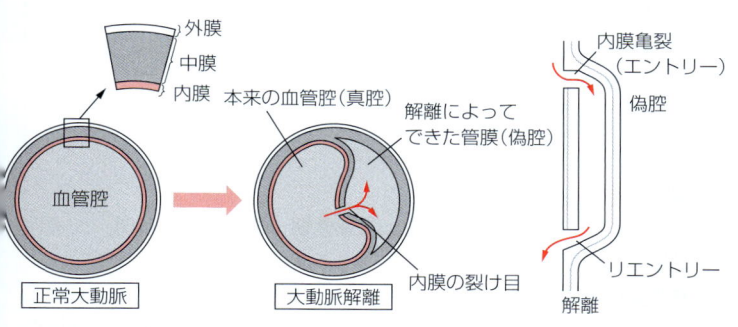

エントリーは（primary tear）ともいい，リエントリーに比べて大きい

大動脈解離の分類

解剖学的分類

①Stanford 分類	A 型	上行大動脈に解離がある	多くが緊急手術適応
	B 型	上行大動脈に解離がない	多くが保存的（内科的）治療
②DeBakey 分類	Ⅰ型	上行大動脈に解離があり，下行大動脈まで及ぶ	Stanford A 型に準ずる
	Ⅱ型	上行大動脈に限局した解離	
	Ⅲ型	下行大動脈に解離がある	Stanford B 型に準ずる
	Ⅲa 型	下行大動脈に限局	
	Ⅲb 型	横隔膜を越える	

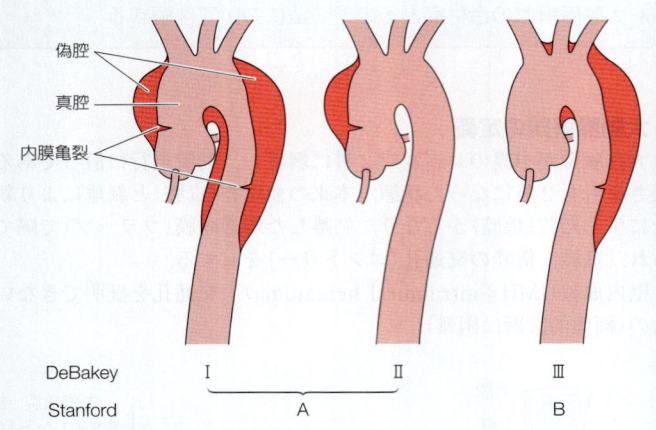

偽腔
真腔
内膜亀裂

DeBakey	Ⅰ	Ⅱ	Ⅲ
Stanford		A	B

図 1　Stanford 分類，DeBakey 分類
DeBakey Ⅲ型はさらに，解離が横隔膜上に限局するものはⅢa 型，横隔膜より末梢側まで及ぶものはⅢb 型に分類される.

時期による分類

①超急性期：発症後≦48 時間，②急性期：発症後≦2 週間，③慢性期：発症後 2 週〜.

偽腔の状態による分類

①偽腔開存型：偽腔血流を有する．破裂，拡大リスクが高く予後不良であることが多い.

②偽腔閉塞型：偽腔内が血栓化し造影されない．臓器灌流障害（malperfusion）に注意．

③ULP（ulcer-like projection）型：エントリー周囲のみ造影効果がある．①に準ずる．

▍大動脈解離の合併症

大動脈解離の影響を受ける部位によりさまざまな症状を呈する．

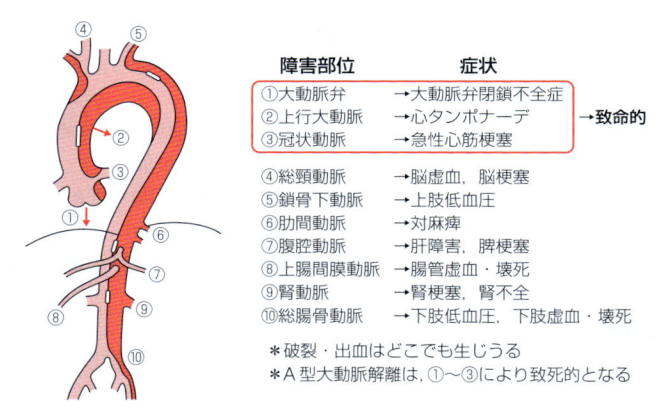

障害部位	症状	
①大動脈弁	→大動脈弁閉鎖不全症	→致命的
②上行大動脈	→心タンポナーデ	
③冠状動脈	→急性心筋梗塞	
④総頸動脈	→脳虚血，脳梗塞	
⑤鎖骨下動脈	→上肢低血圧	
⑥肋間動脈	→対麻痺	
⑦腹腔動脈	→肝障害，脾梗塞	
⑧上腸間膜動脈	→腸管虚血・壊死	
⑨腎動脈	→腎梗塞，腎不全	
⑩総腸骨動脈	→下肢低血圧，下肢虚血・壊死	

＊破裂・出血はどこでも生じうる
＊A型大動脈解離は，①～③により致死的となる

図2　大動脈解離の合併症

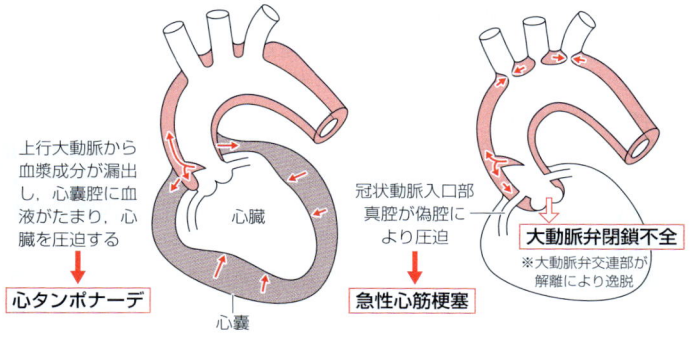

上行大動脈から血漿成分が漏出し，心嚢腔に血液がたまり，心臓を圧迫する

心タンポナーデ

心嚢

心臓

冠状動脈入口部真腔が偽腔により圧迫

急性心筋梗塞

大動脈弁閉鎖不全
※大動脈弁交連部が解離により逸脱

図3　基部合併症（致命的）のメカニズム

急性大動脈解離の治療適応

Stanford A 型

■偽腔開存型：緊急手術・人工血管置換（Class I）

- 上行大動脈置換術が基本（救命に必須）：基部合併症の治療，予防
- 臓器灌流障害（あり）→エントリー切除（primary tear 閉鎖）追加または内膜開窓術
- 基部にエントリー→術後の基部合併症予防に基部置換術が必要
- 弓部にエントリー→弓部置換術を追加（遠隔期大動脈拡大の予防）
- 弓部以遠にエントリー，若年発症（≦65 歳），遺伝性結合織疾患，頸部分枝解離，弓部下行大動脈拡大（≧40 mm）→全弓部大動脈置換＋frozen elephant trunk（FET）
- ハイリスク症例では部分弓部大動脈置換術（腕頭動脈のみ再建）を行う→非開胸で二期的ステントグラフト治療が可能

■偽腔閉塞型：内科的治療も考慮（下記条件以外，Class II a）

- 基部合併症（図 2 の①②③），上行大動脈径≧50 mm，偽腔の厚さ≧11 mm，持続的疼痛の場合は予後不良にて（準）緊急手術を考慮（Class II a）

Stanford B 型

合併症（破裂・切迫破裂・臓器灌流障害，急性期の偽腔の急速拡大，制御困難な胸背部痛の持続など）の有無で治療方針が異なる．

■complicated type（解離に伴う合併症がある）→（準）緊急手術（Class I）

- 非破裂で下行大動脈エントリーの中枢末梢側に十分な（≧20 mm）ステント接合領域（landing zone）が見込める→ステントグラフトによるエントリー閉鎖（TEVAR：thoracic endovascular aortic repair）（Class I）
- 非破裂で下行大動脈エントリーの中枢末梢側に十分な landing zone がない→①debranch（左鎖骨下動脈へのバイパス）＋TEVAR（Class I）②開胸・人工血管置換（Class I）③内膜開窓術（開腹または経カテーテル的）（Class II a）
- 破裂症例では，リエントリーからの偽腔血流によりステントグラフト治療効果が不十分となる場合がある→開胸・人工血管置換術に変更

■uncomplicated type（解離に伴う合併症がない）→保存的治療
（Class Ⅰ）

＊uncomplicated type のうち①急性期の大動脈径≧40 mm，②胸部
エントリー開存，③偽腔≧22 mm は解離偽腔の拡大リスクあり→
慢性期早期（2 週〜6 か月）のステントグラフト治療によるエント
リー閉鎖が慢性期の偽腔拡大を予防し予後を改善する（preemp-
tive TEVAR）[2]．

> **ワンポイントアドバイス　臓器灌流障害のメカニズム**
>
> 大きなエントリー（胸部大動脈）と小さなリエントリー（通常，
> 腹部大動脈〜腸骨動脈）→偽腔内盲端となり偽腔内圧上昇によ
> る拡大→真腔圧迫閉鎖
> ①dynamic compression：大動脈内の真腔が閉鎖
> 　→ステントグラフトによるエントリー閉鎖（Class Ⅰ）または
> 　　内膜開窓術（Class Ⅱa）
> ②static compression：分枝内の真腔が閉鎖
> 　→エントリー閉鎖＋腹部分枝内への bare stent を用いた血管
> 　　内治療（Class Ⅱa）

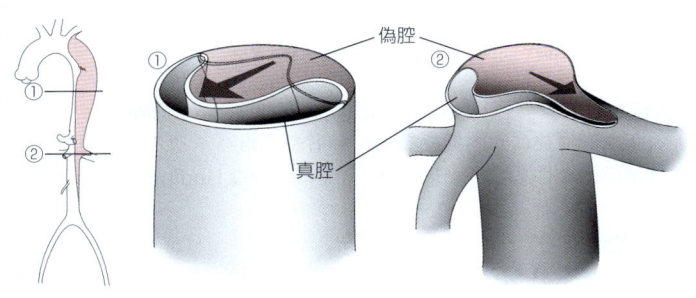

図4　dynamic and static compression

急性大動脈解離の治療
人工血管置換術
- 解離偽腔を閉鎖するための大動脈断端形成（一般に真腔側に人工
血管，外膜側にフェルトによるストリップを用いて挟み込んで縫

合閉鎖）を行う

- 大動脈基部（バルサルバ洞）にエントリー→大動脈基部置換術

　　Bentall（ベントール）手術（人工弁＋人工血管）が標準．大動脈弁自体の病的変化に乏しければ自己弁温存大動脈基部置換術〔David（デビッド）手術：reimplantation 法〕も選択肢〔Yacoub（ヤクー）手術：remodeling 法は縫合部の出血リスクから解離手術には適さない〕

- エントリーが遠位弓部より先にある場合→FET（frozen elephant trunk）を下行大動脈真腔内に挿入してエントリー閉鎖が可能

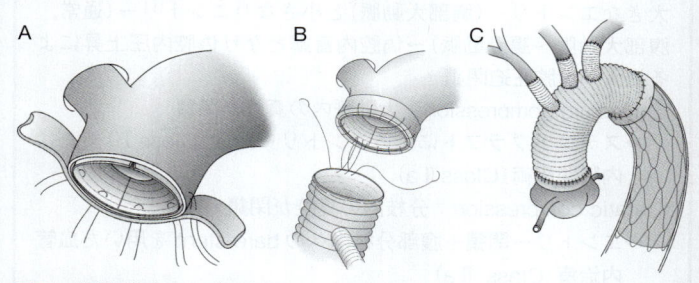

図5　大動脈吻合および再建法

A：大動脈解離手術時の断端形成（内グラフト，外フェルト）
B：断端形成後の人工血管吻合
C：frozen elephant trunk（FET）を用いた全弓部大動脈置換

ステントグラフト治療（「大動脈瘤」の項（285 頁）を参照）

- 人工血管置換に比べ低侵襲→高齢者や手術ハイリスク症例
- 解剖学的条件（エントリーの中枢側に十分な landing zone がある）を満たす必要

保存的治療

- 安静：超急性期（≦発症後 48 時間）は絶対安静→リハビリテーションプログラム
- 降圧・徐拍化：収縮期血圧≦110 mmHg，脈拍≦60/分を目標．尿量確保に注意

　　発症初期はニカルジピン，ニトログリセリン，ジルチアゼム，β遮断薬の持続静注→経口降圧薬：β遮断薬，ACE 阻害薬など

- 鎮痛：モルヒネ，ブプレノルフィン

リハビリテーションプログラム

- Phase I：急性期〜入院中（標準または短期コース）
  - 標準コース基準：Stanford A 偽腔閉塞型と Stanford B 型（合併症なし）
    大動脈径＜50 mm，臓器虚血なし，DIC 合併なし（FDP＜40）
  - 短期コース基準：Stanford B 型
    最大短径≦40 mm，偽腔閉鎖型（ULP なし），偽腔開存型（真腔 1/4 以上），DIC の合併なし（FDP＜40）
  - 退院基準：収縮期血圧＜130 mmHg，合併症出現なし，入浴リハビリ終了または入院前の生活活動度まで回復，日常生活の注意点（内服，食事，運動，受診方法など）を理解
- Phase II：退院早期で発症 1〜2 か月→500 m 以内の軽い散歩程度
- Phase III：発症 2 か月以降→社会復帰に合わせた活動範囲の指導．血圧 130 mmHg 未満（安静時）〜150 mmHg 未満（最大活動時）

表1　入院リハビリテーションプログラム

ステージ	コース	病日	安静度	活動・排泄	清潔
1	標準・短期	発症〜2 日	他動 30 度	ベッド上	部分清拭（介助）
2	標準・短期	3〜4 日	他動 90 度	同上	全身清拭（介助）
3	標準・短期	5〜6 日	自力座位	同上	歯磨き，洗面，ひげそり
4	標準・短期	7〜8 日	ベッドサイド足踏み	ベッドサイド便器	同上
5	標準	9〜14 日	50 m 歩行	病棟トイレ	洗髪（介助）
5	短期	9〜10 日	50 m 歩行	病棟トイレ	洗髪（介助）
6	標準	15〜16 日	100 m 歩行	病棟歩行	下半身シャワー
6	短期	11〜12 日	100 m 歩行	病棟歩行	下半身シャワー
7	標準	17〜18 日	300 m 歩行	病院内歩行	全身シャワー
7	短期	13〜14 日	300 m 歩行	病院内歩行	全身シャワー
8	標準	19〜22 日	500 m 歩行	外出・外泊	入浴
8	短期	15〜16 日	500 m 歩行	外出・外泊	入浴
			退院		

〔日本循環器学会．循環器病の診断と治療に関するガイドライン：大動脈瘤・大動脈解離診療ガイドライン（2011 年改訂版）．（http://www.j-circ.or.jp/guideline/pdf/JCS2011_takamoto_d.pdf），2019 年 9 月閲覧〕

慢性大動脈解離

- 大動脈解離発症から2週間以降は慢性期と定義．慢性大動脈解離のうち，瘤形成を認めたものを解離性大動脈瘤（dissecting aneurysm of the aorta）と定義
- 発症後2週〜6か月は，解離した大動脈のリモデリング（拡大）が生じやすく，亜急性期とよぶこともある．この時期に行うエントリー閉鎖目的のステントグラフト治療（Preemptive TEVAR）の有効性が近年示されている[2]
- 発症から慢性期（6〜12か月以降）の解離性大動脈瘤に対するステントグラフト治療の有効性はいまだ証明されておらず，人工血管置換術が標準的外科治療である
- Stanford B型大動脈解離は弓部から腸骨動脈まで広範囲に及ぶことも多い
  - →胸腹部大動脈瘤手術（待機・非破裂）の死亡率は9.6％と胸部大動脈瘤手術全体4.9％の約2倍（2015年胸部外科学会統計）
- 脊髄梗塞（対麻痺）など手術合併症を予防し，安全性を向上する治療戦略が重要．〔「大動脈瘤」の項（285頁）を参照〕

慢性大動脈解離の治療適応

Class I	大動脈破裂，急速拡大（＞5 mm/6か月）	→外科治療
	大動脈径拡大（≧60 mm）	→外科治療
	大動脈径＜50 mm，合併症（なし）	→内科治療
Class IIa	治療抵抗性の高血圧（あり），偽腔開存型	→外科治療
	大動脈径55〜60 mm	→外科治療
	大動脈径≧50 mm，マルファン症候群	→外科治療
Class III	大動脈最大径50〜55 mm	→外科治療

（大動脈瘤・大動脈解離診療ガイドライン2011年改定版[1]より引用）

参考文献
1) 日本循環器学会．循環器病の診断と治療に関するガイドライン：大動脈瘤・大動脈解離診療ガイドライン（2011年改訂版）．〈http://www.j-circ.or.jp/guideline/pdf/JCS2011_takamoto_d.pdf〉，2019年9月閲覧
2) Nienaber CA, et al：Endovascular Repair of Type B Aortic Dissection Long-term Results of the Randomized Investigation of Stent Grafts in Aortic Dissection Trial. Circ Cardiovasc Interv 2013；6：407-416

（山内治雄）

2）大動脈瘤

マスターポイント

- ✦ 大動脈瘤の定義・分類，診断法について理解する
- ✦ 大動脈瘤の手術適応，術式について理解する
- ✦ 大動脈瘤の合併症とその予防法について理解する

■ 大動脈瘤の定義・分類

- 定義：大動脈が限局性またはびまん性に，正常径の 50 %以上の拡張をきたした状態（目安としては……上行〜弓部：45 mm，下行：40 mm，腹部：30 mm）
- 分類

> 真性：大動脈壁の 3 層構造（内膜，中膜，外膜）が保たれているもの
>
> ①嚢状（壁の一部のみ瘤化），②紡錘状（全周性に均等に瘤化）
>
> 解離性：内膜の亀裂（エントリー）から中膜層（偽腔）に血流を有するもの
>
> 仮性：大動脈壁の 3 層構造が破綻し，血管周囲の組織が瘤壁の一部となるもの

■ 大動脈瘤の診断

大動脈瘤は無症状であることが多い．X 線，CT など画像検査で偶然みつかることも．

①問診：嗄声→反回神経麻痺，嚥下障害→食道圧迫

顔面・上肢浮腫→上大静脈症候群，左側背部痛→切迫破裂，解離

②理学所見：心雑音→大動脈基部拡大に伴う弁逆流

血圧差→大動脈解離・末梢血管病・高安動脈炎による

　　　　　狭窄

③画像診断：スクリーニングの胸部 X 線で異常

　　　　　→CT による確定診断：範囲，性状(解離，粥腫，血管
　　　　　　石灰化など)

　　　　　エコー(心，頸動脈，腹部)，MRI(脳，大動脈)も有
　　　　　用

　　　　　→治療範囲，手術アプローチの検討

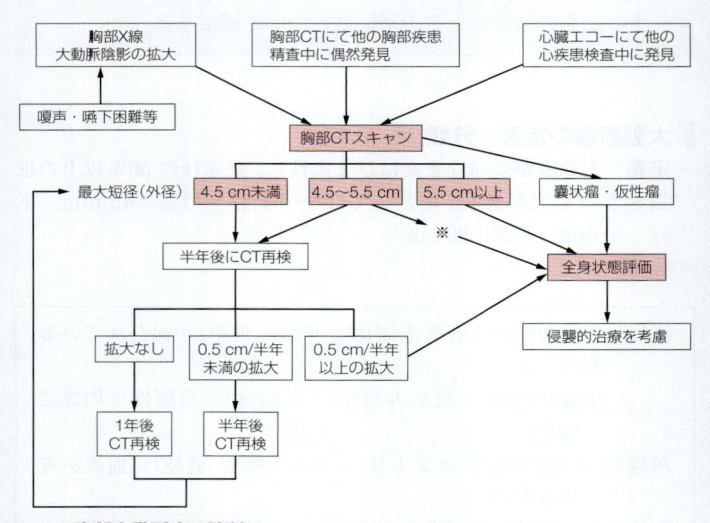

図 1　胸部大動脈瘤の診断

※マルファン症候群などの遺伝性大動脈疾患，先天性大動脈二尖弁では 4.5 cm を超えた
　場合に侵襲的治療を考慮する．

〔日本循環器学会．循環器病の診断と治療に関するガイドライン：大動脈瘤・大動脈解離
診療ガイドライン(2011 年改訂版)[2]．(http://www.j-circ.or.jp/guideline/pdf/JCS2011_
takamoto_d.pdf)，2019 年 9 月閲覧〕

▍大動脈瘤の治療

　なぜ治療が必要か？→瘤拡大に伴い破裂(＝突然死)のリスクがあ
るため．

　通常，大動脈瘤は無症状である→手術をしても自覚症状の軽減に
つながらない．

　手術による体力消耗や合併症に関連した生活活動度の低下が術後

に問題となりうる.

■ 治療法

①薬物療法（降圧薬，スタチンなど）：適応に至らない瘤径，ハイリスク症例

②外科治療：人工血管置換術

③ステントグラフト治療：TEVAR（thoracic endovascular aortic repair）

■ 大動脈瘤の手術適応

瘤破裂リスクと手術リスクとのバランスで決定.

①瘤破裂による死亡率：最大短径≧60 mm→1年で7%，3年で15%，5年で45%[2]

②胸部大動脈手術の病院死亡率は全体で 4.9%，部位別では基部置換 4.1%，上行置換 3.0%，弓部置換 6.2%，下行置換 5.5%，胸腹部置換 9.6%，ステントグラフト治療 4.6%（日本胸部外科学会による 2015 年全国統計，非破裂の待機手術[4]）

＊個々の症例のリスク評価は日本心臓大血管手術データベース（JCVSD）に基づく JapanSCORE（30-day mortality, morbidity）も参考に（https://jcvsd.org/JapanSCORE/）

■ 胸部・胸腹部大動脈瘤の手術適応

Class I	最大短径≧60 mm
Class IIa	最大短径 50〜60 mm，痛みあり
Class IIb	①最大短径 50〜60 mm，痛みなし　②最大短径＜50 mm，痛みあり
Class III	最大短径＜50 mm，痛みなし

〔大動脈瘤・大動脈解離診療ガイドライン 2011 年改訂版[2]より引用〕

ワンポイントアドバイス　マルファン症候群（MFS：Marfan syndrome）

・1896 年に命名．頻度は 15,000〜20,000 人に 1 人

・常染色体優性遺伝（3 割は家族歴のない孤発性）

・結合織細胞外マトリックス microfibril の主要な構成成分である fibrillin-1 の遺伝子 FBN1 の変異→TGFβ（transforming growth factor-β）活性化の制御が不能→弾性線維の構造異常（断片化）

- 身体的特徴：【骨格】漏斗胸，上肢長/身長比＞1.05，手首・親指サイン，脊柱側彎 【眼】水晶体偏位 【心血管】大動脈弁輪拡張症・大動脈解離
- 診断：改定 Ghent 基準(2010 年)．以下のいずれかの場合に MFS と診断する

  家族歴なし→(1)大動脈基部拡大/解離＋水晶体偏位，(2)大動脈基部拡大/解離＋FBN1 変異，(3)大動脈基部拡大/解離＋全身スコア 7 点以上

  家族歴あり→(4)水晶体偏位，(5)全身スコア 7 点以上，(6)大動脈基部拡大/解離

  全身スコア：手首サイン陽性かつ親指サイン陽性(3点，一方のみの場合 1 点)，鳩胸(2 点)，漏斗胸あるいは胸郭非対称(1 点)，後足部変形(2 点)，扁平足のみ(1 点)，気胸(2 点)，硬膜拡張(2 点)，寛骨臼突出症(2 点)，上節下節比の低下かつ指極長/身長比の増大・重度の側彎がない(1点)，側彎あるいは胸腹部後彎(1 点)，肘関節伸展障害(1 点)，顔貌特徴(1 点，長頭，頬骨低形成，眼球陥凹，下顎後退症，眼瞼裂外下方傾斜，のうち 3 つ以上陽性の場合)，皮膚線条(1 点)，－3D 以上の近視(1 点)，僧帽弁逸脱症(1 点)

- マルファン症候群の手術適応

  ①孤発性→大動脈基部＞45 mm(Class Ⅱa)

  ②解離の既往歴または家族歴を有する→大動脈基部≧40 mm(Class Ⅱa)

  ③妊娠を検討する女性→大動脈基部≧40 mm(Class Ⅱa)

■ 胸部大動脈手術に特徴的な合併症

- 脳障害(脳梗塞・脳出血)，出血，心不全，呼吸不全，感染：生命にかかわるもの
- 房室ブロック，冠動脈閉塞：大動脈基部置換
- 左迷走神経・反回神経麻痺(左声帯麻痺→嗄声，嚥下障害)：弓部大動脈置換
- 左横隔神経麻痺(呼吸機能障害)：下行大動脈置換
- 脊髄障害(対麻痺)：広範囲下行または胸腹部大動脈置換

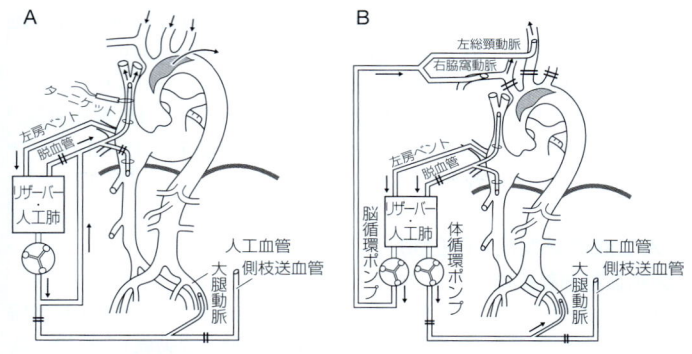

図2　逆行性脳灌流法（A）と選択的脳灌流法（B）

- 乳び胸：下行・胸腹部大動脈瘤

■ 体外循環と臓器保護（人工血管置換の場合）

　大動脈手術は重要臓器への血流に影響するため，低体温と血液灌流が安全な手術に重要．

- 人工心肺装置（体外循環）：開心術と同様に大動脈の外科治療（人工血管置換）に必要
- 心筋保護：高カリウム液が基本．大動脈基部〜上行大動脈では心静止し無血視野を確保．心筋活動を止め代謝を低下させ，酸素需要を減らす
  - ・順行性（選択的）→大動脈基部から左右冠動脈へ注入
  - ・逆行性→冠状静脈洞から注入．血液と半々に混合して心筋保護効果を高める
- 脳保護法：特に弓部大動脈手術の際には脳梗塞に留意
  - ・超低体温循環停止法（DHCA：deep hypothermic circulatory arrest）．深部温（鼓膜温・直腸温）を18〜20℃まで冷却．許容時間：30〜40分（制限あり）
  - ・逆行性脳灌流法（RCP：retrograde cerebral perfusion）（図2A）DHCAに加え，上大静脈から脳へ逆行性に血液を灌流（静脈圧20 mmHg程度）．許容時間：60〜90分間まで許容時間が延長可能（時間制限あり）．左開胸手術の場合は上大静脈へアクセス困

難→中心静脈圧を上昇(20 mmHg)し脳へ逆行性に血液灌流(逆行性脳循環法：RCC：retrograde cerebral circulation).
・選択的脳灌流法(SCP：selective cerebral perfusion)(図 2B)
深部温を25℃(中等度低体温)まで冷却. 弓部3分枝(腕頭動脈, 左総頸動脈, 左鎖骨下動脈)へ順行性に灌流(10〜12 mL/kg/分程度)(時間制限なし).

人工血管置換術(部位別)

大動脈基部置換術 (図 3)

大動脈弁輪拡張症などバルサルバ(Valsalva)洞拡大を伴う基部瘤に対し, 大動脈基部(大動脈弁, バルサルバ洞, 冠動脈)を再建. 胸骨正中切開.

■ Bentall 手術

1968 年報告. composite graft(人工弁付き人工血管)を縫着
- 冠動脈再建法, Bentall 原法→大動脈壁を直接グラフトに吻合(inclusion 法)
- interposition 法〔Cabrol(キャブロール)法, Piehler(ピーラー)法〕→細径グラフト介在
- Carrel(カレル) patch 法→冠動脈周囲をボタン状にくり抜き吻合

■ 自己弁温存大動脈基部置換術

大動脈弁を温存しバルサルバ洞, 冠動脈を再建(図 4).
- reimplantation 法(David 手術)：1992 年報告. 大動脈弁輪の上下に縫合線(2 重)
  - (利点) 止血効果が高く, 術後遠隔期の大動脈弁輪拡大による弁逆流を防止
  - (欠点) 縫合線が多く心停止時間が長い. バルサルバ洞の生理的動きが制限
  ※もともとはストレートグラフトを使用(David-I)したが, 最近は自己弁の生理的な機能温存を目的としてバルサルバ洞形状を模したグラフトも使用(David-V).
- remodeling 法(Yacoub 手術)：1993 年報告. 弁輪の上に縫合線(1 重)
  - (利点) 心停止時間が短い. バルサルバ洞の生理的な動きが比較的保たれる

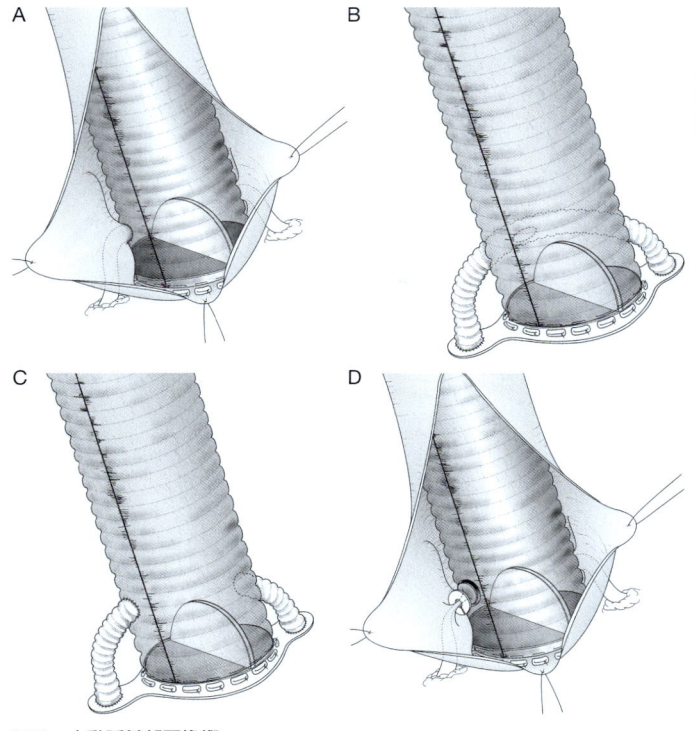

図3　大動脈基部置換術
A：Bentall 原法，B：Cabrol 法，C：Piehler 法，D：Carrel patch 法

- ・（欠点）出血リスクが高い．遠隔期に弁輪拡大による弁逆流再発リスクがある
- ＊最近は弁輪拡大を予防する目的で縫合糸，人工弁輪を用いた弁輪縫縮法も実施．

弓部大動脈置換術（図5）

弓部大動脈血流を止め切開する．脳梗塞に注意．脳保護法を使用．

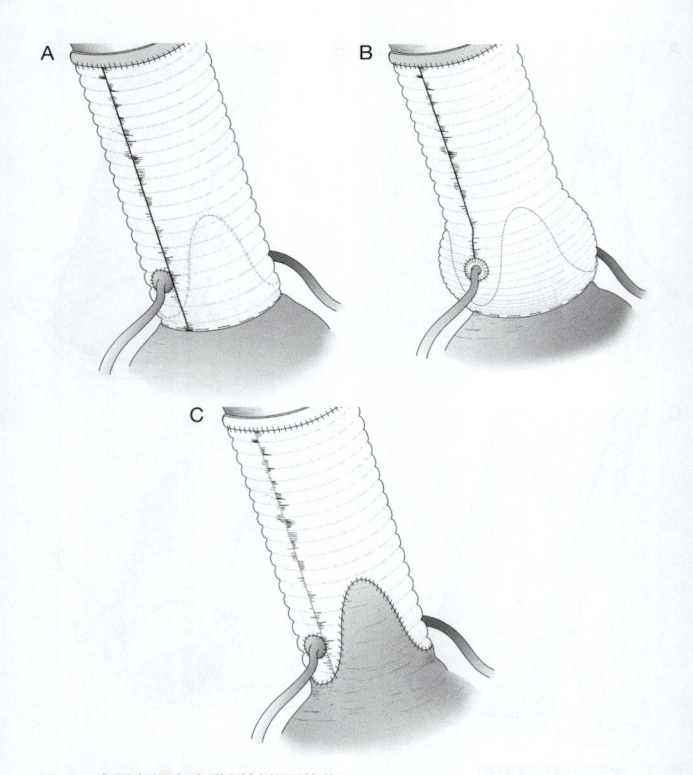

図4 自己弁温存大動脈基部置換術
A：David-I 手術，B：David-V 手術，C：Yacoub 手術

■ 部分弓部大動脈（弓部 1～2 分枝）または全弓部大動脈（3 分枝すべて）の置換

通常は胸骨正中切開アプローチ．選択的脳灌流（SCP）を使用することが多い．

遠位側大動脈吻合が深い場合→elephant trunk（内側に折り返した短い人工血管）を用いて 2 段階で人工血管吻合を行う stepwise 法（**図 5A**）が有用．

大動脈瘤の遠位側に届かない場合→大動脈瘤の手前に吻合可能な

部位があれば，ステントグラフト付人工血管を用いて遠位側吻合を代用するオープンステント法（frozen elephant trunk）を行う．

■ 遠位弓部大動脈置換

遠位弓部瘤に対し正中切開アプローチによる全弓部大動脈置換も選択肢→遠位側大動脈吻合が困難な場合には，左第4〜5肋間開胸アプローチ．

中枢側（頭側）の大動脈遮断困難な場合が多く，主に循環停止（DHCA），逆行性脳循環（RCC）使用下に大動脈を開放し吻合（open proximal anastomosis）（図5B）．

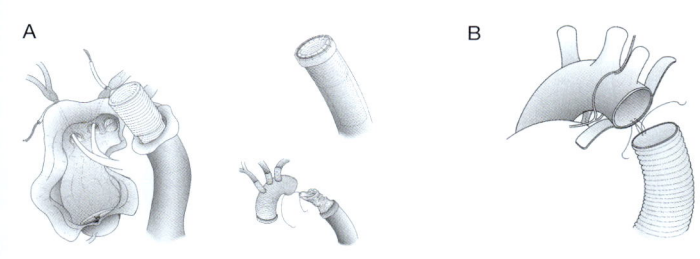

図5　弓部大動脈置換術
A：stepwise 法．B：open proximal anastomosis

下行大動脈置換術，胸腹部大動脈置換術（腹部分枝再建を伴う）

左第4〜7肋間開胸．

- 中枢側大動脈遮断できない場合（Crawford I 型，II 型）は open proximal anastomosis で行う遠位弓部置換術に準ずる（図6）
  DHCA 下手術の場合：（利点）脊髄神経保護に有利
  　　　　　　　　　　（欠点）体外循環時間の延長，出血傾向，
  　　　　　　　　　　　　　　肺合併症の増加
- 大動脈遮断可能な場合は軽度低体温（33〜34℃），心拍動下で実施
  →脳保護法は不要
  しかし，広範囲下行または胸腹部大動脈置換では脊髄虚血・梗塞（対麻痺）に注意
- Crawford II 型など広範囲大動脈の手術を要する場合→途中に大動脈吻合可能な径（≦40 mm）があれば分割手術も可能
  （利点）手術の過大侵襲の回避，対麻痺の予防

（欠点）第二期手術までの待機期間中に大動脈イベント（破裂・解離）発生リスクがある

- 慢性大動脈解離手術の場合，肋間動脈の開口部は真腔偽腔から複雑に開口
  →置換部位大動脈内の解離内膜を切除すると肋間動脈開口部を同定しやすい
- 大動脈吻合は真腔吻合（断端形成）と両腔吻合（double barrel）の2通り（図7）

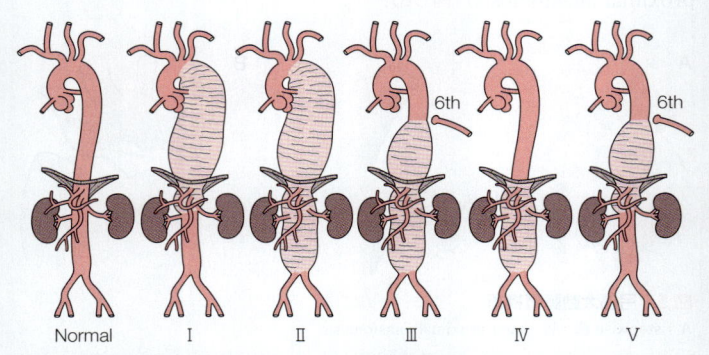

図6 胸腹部大動脈瘤の Crawford 分類（Ⅴ型は後に Safi により追加）

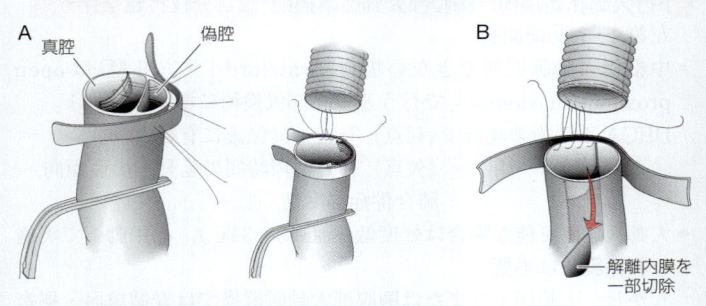

図7 大動脈吻合法（慢性大動脈解離の場合）
A：真腔吻合（断端形成），B：両腔吻合（double barrel）

> **ワンポイントアドバイス** **脊髄障害リスクを減らすための工夫**
>
> ・術前：CT 検査にて肋間動脈のうちアダムキーヴィッツ（Adamkiewicz）動脈（前脊髄動脈）の同定
> ・術中：MEP（motor-evoked potential, 運動誘発電位）モニター使用→神経機能確認
> 　　　　脳脊髄液ドレナージ→神経組織への灌流改善効果
> 　　　　人工心肺中の低体温→脳神経の代謝抑制
> 　　　　大動脈分節遮断, 肋間動脈（アダムキーヴィッツ動脈）の再建→神経への灌流維持
> ・術後：高めの血圧の保持, 脳脊髄液ドレナージ

腎動脈下腹部大動脈置換術

　灌流が必要な腹部 4 分枝（腹腔動脈, 上腸間膜動脈, 両側腎動脈）の末梢側で大動脈遮断可能→唯一, 人工心肺なしで大動脈置換が可能.

　＊傍腎（juxtarenal）腹部大動脈瘤の場合→腎動脈上で遮断し, 腎動脈内へ冷生食を注入して腎保護を行う選択肢もあり.

胸部大動脈ステントグラフト治療（TEVAR：thoracic endo-vascular aortic repair）（図 8）

- 2008 年に企業製胸部大動脈用ステントグラフトが保険収載（腹部は 2006 年）
- 人工血管置換に比べ低侵襲→高齢者や手術ハイリスク症例に有用

治療適応

Class I	外傷性大動脈損傷, complication type の B 型解離
Class II a	外科ハイリスク下行大動脈瘤（＊） 下行大動脈瘤破裂例（＊）
Class II b	外科ローリスク下行大動脈瘤（＊） 外科ハイリスク弓部・胸腹部大動脈瘤に対するハイブリッド使用 偽腔拡大傾向のある慢性解離（＊）
Class III	無症候 55 mm 以下の胸部大動脈瘤に対するインターベンション 外科治療ローリスクの弓部・胸腹部大動脈瘤

＊解剖学的条件を満たす場合

　末梢動脈（大腿動脈など）からデリバリーカテーテルシースを用いて目的の位置にステントグラフトを内挿し展開→大動脈瘤内圧を減圧，血栓化して破裂を予防

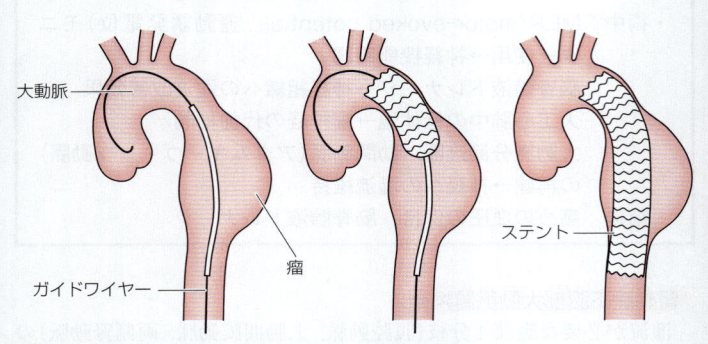

大動脈

ステント

ガイドワイヤー

瘤

図8　TEVAR（thoracic endovascular aortic repair）

解剖学的条件

- 瘤の中枢側末梢側の大動脈にステントグラフト接合のための健常部位（landing zone）が必要．デバイスごとに中枢側 landing zone の径（18〜42 mm）と長（15〜25 mm 以上）が定められた IFU（instructions for users）がある
- 胸部ステントグラフトの大動脈 landing zone の解剖学的分類が定められている（図9A）
- 弓部分枝を含む zone 0 から zone 2 に中枢側 landing が必要な場合には，弓部分枝へのバイパスが必要（debranch）（図9B〜D）

Zone 2→左鎖骨下動脈

Zone 1→左総頸＋左鎖骨下動脈

Zone 0→腕頭＋左総頸＋左鎖骨下動脈（弓部3分枝すべて）

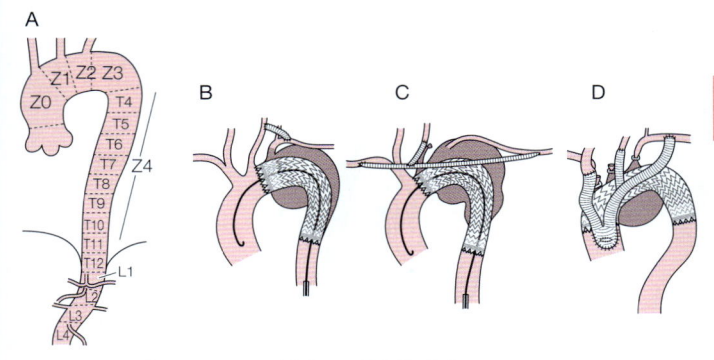

図9　大動脈ゾーン分類および大動脈弓部分枝デブランチ
A：landing zone の解剖学的分類，B：1 debranch（左総頸-左鎖骨下動脈バイパス），C：2 debranch（右腋窩-左総頸・左鎖骨下動脈バイパス），D：3 debranch（上行大動脈-腕頭・左総頸・左鎖骨下動脈バイパス）
〔参考：大動脈瘤・大動脈解離診療ガイドライン（2011 年改訂版）〕

合併症

- 塞栓症・脳梗塞：動脈硬化による不安定プラークを有する shaggy aorta の場合
- 逆行性大動脈解離：中枢側 landing でのステント過拡張，ワイヤー操作
- 脊髄神経障害：広範囲下行大動脈治療，側副血行が制限（腹部大動脈置換後，左鎖骨下動脈閉鎖）の場合→下行大動脈置換術に準じた予防法を適用
- エンドリーク：瘤内への血液漏出（図 10）
- その他：出血，アクセスの末梢血管損傷，血液凝固能障害（瘤内血栓化による消費性凝固障害）

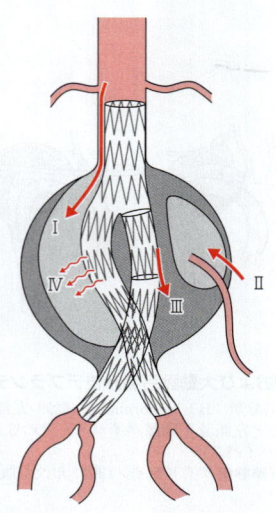

図 10　エンドリーク

Type Ⅰ：中枢（Ⅰa）または末梢（Ⅰb）の landing zone から瘤内への血流
Type Ⅱ：瘤の分枝動脈からの血液逆流
Type Ⅲ：ステントグラフト破損，ステント同士の接合部からの血流
Type Ⅳ：ステントグラフト素地の有孔性（porosity）による血液漏出
Type Ⅴ：画像上明らかなリークを認めないが瘤拡大（endotension）
〔日本循環器学会．循環器病の診断と治療に関するガイドライン：大動
脈瘤・大動脈解離診療ガイドライン（2011 年改訂版）．（http://www.j-
circ.or.jp/guideline/pdf/JCS2011_takamoto_d.pdf），2019 年 9 月閲覧〕

参考文献

1) Nienaber CA, et al：Endovascular repair of type B aortic dissection：long-term results of the randomized investigation of stent grafts in aortic dissection trial. Circ Cardiovasc Intern 2013；6：407-416
2) 日本循環器学会．循環器病の診断と治療に関するガイドライン：大動脈瘤・大動脈解離診療ガイドライン（2011 年改訂版）．（http://www.j-circ.or.jp/guideline/pdf/JCS2011_takamoto_d.pdf），2019 年 9 月閲覧
3) Davies RR, et al：Yearly rupture or dissection rates for thoracic aortic aneurysms：simple prediction based on size. Ann Thorac Surg 2002；73：17-28
4) Committee for Scientific Affairs, The Japanese Association for Thoracic Surgery：Thoracic and cardiovascular surgery in Japan during 2015：Annual report by The Japanese Association for Thoracic Surgery. Gen Thorac Cardiovasc Surg 2018；66：581-615

（山内治雄）

3　肺動脈疾患

1）急性肺血栓塞栓症

マスターポイント

✦ 肺血栓塞栓症（PTE：pulmonary thromboembolism）と深部静脈血栓症（DVT：deep vein thrombosis）は一連の病態であって，静脈血栓塞栓症（VTE：venous thromboembolism）と総称される．PTE は大きく急性 PTE と慢性 PTE とに分けられ，急性 PTE は新鮮血栓が塞栓子として肺動脈を閉塞する病態であり（重症度分類は表1 参照），慢性 PTE は器質化血栓により肺動脈が狭窄，閉塞している病態である．

▌病態

肺動脈に血栓その他の塞栓子が詰まり肺血流が低下する病態．症例の 80〜90％は下肢あるいは骨盤内の深部静脈血栓症に由来する．

▌症状

呼吸困難，胸痛，頻呼吸，失神．

▌発症の機序

V–Q ミスマッチによる酸素化の低下，右心系→左心系への循環不全によって左室前負荷減少による血圧低下，右室後負荷増大による右室負荷とおよび右室前負荷増大による組織のうっ血から症状が出現する．

▌検査

心電図，胸部 X 線，動脈血ガス分析，心エコー，D ダイマー，体

表 1 　急性 PTE の臨床重症度分類

	血行動態	心臓超音波検査で右心負荷
cardiac arrest/collapse	心停止あるいは循環虚脱	あり
massive（広範型）	不安定：ショックあるいは低血圧（定義：新たに出現した不整脈，脱水，敗血症によらず，15 分以上継続する収縮期血圧＜90 mmHg あるいは≧40 mmHg の血圧低下）	あり
submassive（亜広範型）	安定（上記以外）	あり
non-massive（非広範型）	安定（上記以外）	なし

（Jaff MR, et al：Management of massive and submassive pulmonary embolism, iliofemoral deep vein thrombosis, and chronic thromboembolic pulmonary hypertension：a scientific statement from the American Heart Association. Circulation 2011；123：1788-1830 および Guidelines on diagnosis and management of acute pulmonary embolism. Task Force on Pulmonary Embolism, European Society of Cardiology. Eur Heart J 2000；21：1301-1336 より改変）

部造影 CT，肺血管造影（filling defect，cut off，oligemia，filling delay），MRA.

█ 鑑別診断

　気胸，肺炎，胸膜炎，慢性閉塞性肺疾患，肺癌などの肺疾患，虚血性心疾患，急性大動脈解離，心膜心筋炎，心不全などの心疾患.

█ 治療（図 1）
- 抗凝固療法（未分画ヘパリン，ワルファリン，DOAC，フォンダパリヌクス）
- 血栓溶解療法
- カテーテル治療（血栓溶解，血栓除去）
- 外科的血栓摘除術（推奨クラスとエビデンスレベルについては表2参照）
- 下大静脈フィルター（永久留置型，回収可能型）

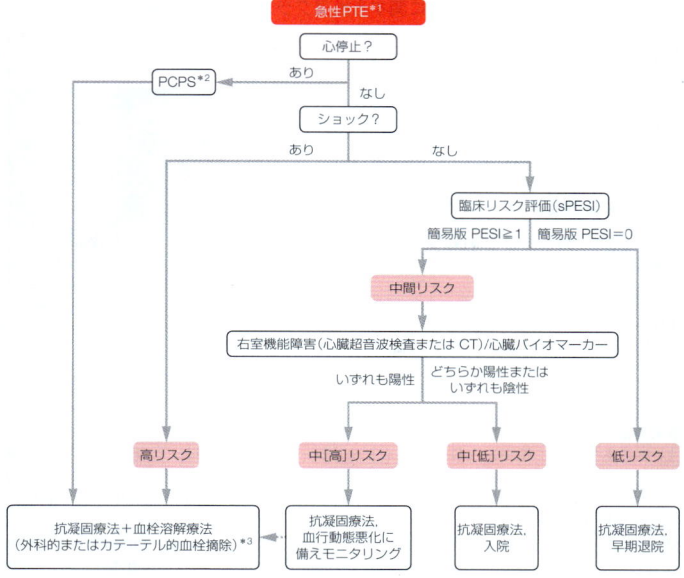

図1　急性 PTE のリスクレベルと治療アプローチ

＊1　診断され次第，抗凝固療法を開始する．高度な出血のリスクがある場合など，抗凝固療法が禁忌の場合には下大静脈フィルター留置を考慮する
＊2　施設の設備や患者の状態により，装着するか否かを検討する
＊3　施設の状況や患者の状態により，治療法を選択する

〔Konstantinides SV, et al：Task Force for the Diagnosis and Management of Acute Pulmonary Embolism of the European Society of Cardiology（ESC）. 2014 ESC guidelines on the diagnosis and management of acute pulmonary embolism. Eur Heart J 2014；35：3033-3069, 3069a-3069k〕

　　循環虚脱に陥っているときは，VA-ECMO を迅速に導入する．右心から肺を通過できず血液が左心系へ回らなくなるために循環が破綻する病態であるから，右心系から脱血し左心系に送血する VA-ECMO が有効である．
※疑わないと思いつかない，診断に至らない代表的な疾患の 1 つ.

表 2　急性 PTE の外科的治療に関する推奨クラスとエビデンスレベル

	推奨クラス	エビデンスレベル
重篤なショックあるいは心肺停止を伴う急性広範型 PTE で，血栓溶解療法禁忌例，血栓溶解療法無効例，経皮的体外循環導入例，昇圧薬投与でも循環動態の維持が困難な例には，直視下肺塞栓摘除術（PCPS 装置使用）を行う。	Ⅰ	C
急性広範型あるいは亜広範型 PTE で，継続的抗凝固療法高リスク例には，直視下肺塞栓摘除術（PCPS 装置使用）を考慮してよい。	Ⅱa	C

〔日本循環器学会．肺血栓塞栓症および深部静脈血栓症の診断，治療，予防に関するガイドライン（2017 年改訂版）より引用〕

参考文献
1) 田邉晃久（編）：循環器内科治療ガイドライン―最新の治療指針―．総合医学社，2008
2) 日本循環器学会．肺血栓塞栓症および深部静脈血栓症の診断，治療，予防に関するガイドライン（2017 年改訂版）（http://j-circ.or.jp/guideline/pdf/JCS2017_ito_h.pdf），2019 年 9 月閲覧
3) Jaff MR, et al：Management of massive and submassive pulmonary embolism, iliofemoral deep vein thrombosis, and chronic thromboembolic pulmonary hypertension：a scientific statement from the American Heart Association. Circulation 2011；123：1788-1830
4) Guidelines on diagnosis and management of acute pulmonary embolism. Task Force on Pulmonary Embolism, European Society of Cardiology. Eur Heart J. 2000；21：1301-1336

（縄田　寛）

2）慢性肺血栓塞栓症

II - 3

マスターポイント

+ 慢性肺血栓塞栓症は，器質化血栓により肺動脈が狭窄，閉塞することにより発症する．その中で多くの肺動脈に病変があり，その結果肺高血圧症（PH）を合併し，労作時の息切れなどの臨床症状が認められる症例を慢性血栓塞栓性肺高血圧症（CTEPH：chronic thromboembolic pulmonary hypertension）という.
+ 特定疾患としては「特発性慢性肺血栓塞栓症（肺高血圧型）」とのよび方をされている.

「慢性」の定義

最近6か月以上にわたって，あるいは3か月以上の抗凝固薬の投与をもってしても肺血流分布ならびに肺循環動態の異常が大きく変化しない場合.

症状

低心拍出と低酸素血症により呼吸困難を訴え，肺高血圧症により胸痛を訴える.

検査

心電図，胸部X線，心エコー，動脈血液ガス分析，換気-血流シンチグラム，肺動脈造影（pouch defects, webs and bands/ring like stenosis, intimal irregularities, abrupt narrowing, complete obstruction），体部造影CT，右心カテーテル，血管内超音波（IVUS）・光干渉断層法（OCT：optical coherence tomography）

治療

● 抗凝固療法

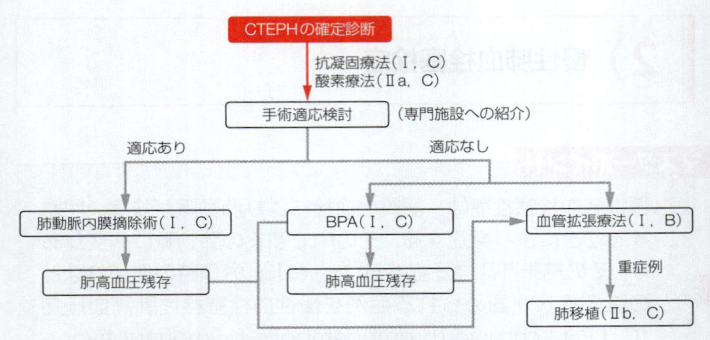

図 1　CTEPH の治療アルゴリズム（推奨クラス，エビデンスレベル）

〔日本循環器学会．肺血栓塞栓症および深部静脈血栓症の診断，治療，予防に関するガイドライン（2017 年改訂版）(http://j-circ.or.jp/guideline/pdf/JCS2017_ito_h.pdf)，2019 年9 月閲覧〕

- 血栓溶解療法
- 酸素吸入（在宅酸素）
- 肺高血圧に対する薬剤投与（プロスタノイド，エンドセリン受容体拮抗薬，PDE5 阻害薬）
- 血栓内膜摘除術（施設ごとに介入基準に差がある）
- BPA（balloon pulmonary angioplasty）
- 肺移植

参考文献

1) 日本循環器学会．肺血栓塞栓症および深部静脈血栓症の診断，治療，予防に関するガイドライン（2017 年改訂版）(http://j-circ.or.jp/guideline/pdf/JCS2017_ito_h.pdf)，2019 年 9 月閲覧

（縄田　寛）

4 心臓弁膜症

1）僧帽弁

マスターポイント

- ✦ 僧帽弁の解剖，僧帽弁疾患の病態を理解する
- ✦ 僧帽弁手術の適応を知る
- ✦ 僧帽弁手術の基本的な流れを理解する

▌僧帽弁の解剖

- 僧帽弁は前尖と後尖の二尖弁（図1）．部位の表現方法として一般的に8つの segment に分けられる．前尖（anterior leaflet；A1～3）の専有面積が大きく，後尖（posterior leaflet；P1～3）のほうが小さい．後尖は全弁輪の約2/3を占め，P2部分の弁輪が最も大きい．術者の視野で左側を前交連（AC：anterolateral commissure），右側を後交連（PC：posteromedial commissure）とよぶ．弁閉鎖時に両尖が接する部分を coaptation zone または rough zone とよび，後述する僧帽弁形成術の成否はこの coaptation zone が深くなるように形成できるかどうかで決まる
- 僧帽弁には弁尖を保持する腱索が付着している．そのほとんどは左室心筋より発生した前乳頭筋と後乳頭筋から起始して coaptation zone に付着している
- 僧帽弁前尖中央部に大動脈の左・無冠尖の交連部が近接する．針糸の刺入の際に大動脈弁無冠尖弁尖，左冠尖弁尖をひっかける可能性がある（図2）．後尖弁輪に沿って弁輪よりやや心室よりを左冠動脈回旋枝が伸びている．また，後交連側に向かっては弁輪よりやや心房側に冠静脈が走行している

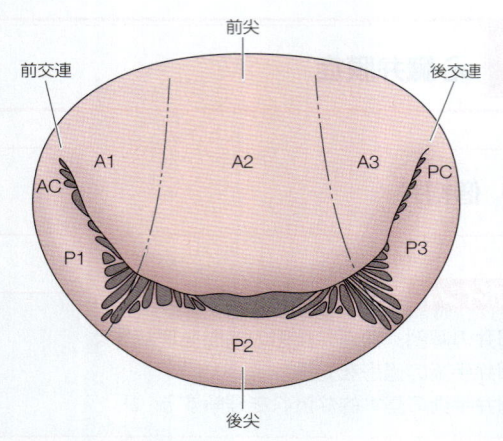

図1　僧帽弁部位の名称

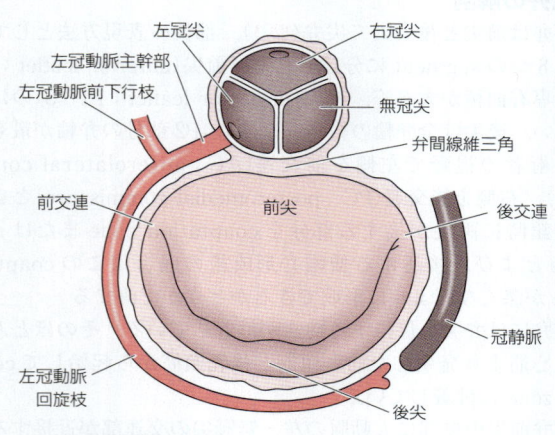

図2　僧帽弁周囲の解剖

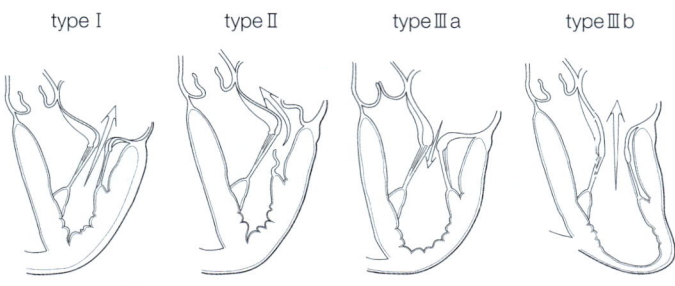

| type Ⅰ | type Ⅱ | type Ⅲa | type Ⅲb |

図3　僧帽弁閉鎖不全の Carpentier 分類

type Ⅰ　：正常な弁尖，弁輪の拡大（心房細動などによる）
type Ⅱ　：弁尖の逸脱（最も多い）
type Ⅲa：拡張期も収縮期も弁尖の動きが制限（リウマチ性心疾患）
type Ⅲb：収縮期に弁尖の動きが制限（拡張型心筋症や虚血性心筋症）

僧帽弁疾患の病態

- 僧帽弁狭窄症（MS）：患者数は減少傾向．ほとんどすべてリウマチ性
- 僧帽弁閉鎖不全症（MR）：退行性のものが最多．感染性心内膜炎，リウマチ性，先天性，虚血性などの原因もある．図3の分類が知られている

僧帽弁疾患の手術適応

- 僧帽弁狭窄症の手術適応：図4，5に従う

僧帽弁閉鎖不全症の手術適応

- 急性MR：保存的治療にて血行動態の改善が得られない場合は緊急手術の適応
- 慢性MR：弁そのものに異常のある器質的MR（図3 type Ⅱ）は図6に，心筋に問題があって生じる機能性MR（図3 type Ⅲ）は図7に従う

アプローチ

- 開心法
  - 胸骨正中切開：いわゆる標準術式

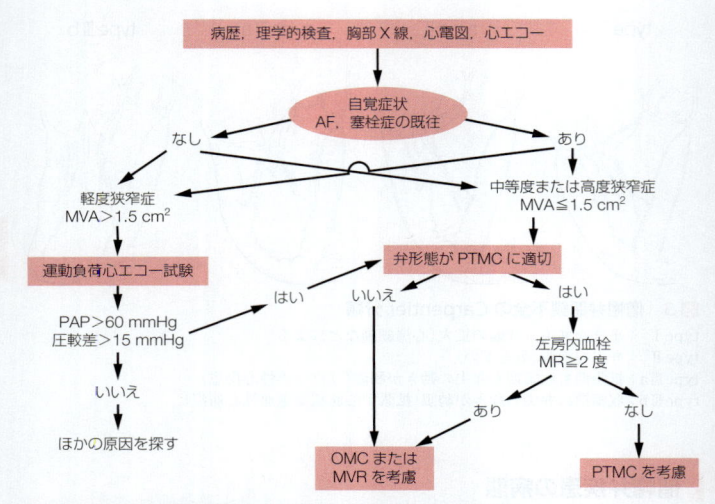

図 4　NYHA 心機能分類 I・II 度の MS に対する治療指針

〔日本循環器学会．循環器病の診断と治療に関するガイドライン：弁膜疾患の非薬物治療に関するガイドライン（2012 年改訂版）．（http://www.j-circ.or.jp/guideline/pdf/JCS2012_ookita_h.pdf），2019 年 9 月閲覧〕

- ・MICS：右小開胸．適さない症例もある
- ・ロボット支援下手術：2018 年 4 月に保険収載された
- 左房へのアプローチ
  - ・右側左房切開：心房間溝を剝離して，左房を切開
  - ・経中隔アプローチ：特に左房天井まで切り込むと左房が小さい症例では良好な視野が得られやすい．右心耳基部を越えたところで洞結節動脈を離断するため，術後に不整脈が起こりやすい

■ 僧帽弁手術

- 弁置換術
  - ・弁尖を切除：MR では左心機能を温存するために，後尖を温存することが多い．前尖も温存することもある
  - ・弁輪に人工弁縫着用の糸をかける
  - ・人工弁縫着：機械弁と生体弁がある．弁の選択については「人工弁の種類と説明」の項（165 頁）に譲る

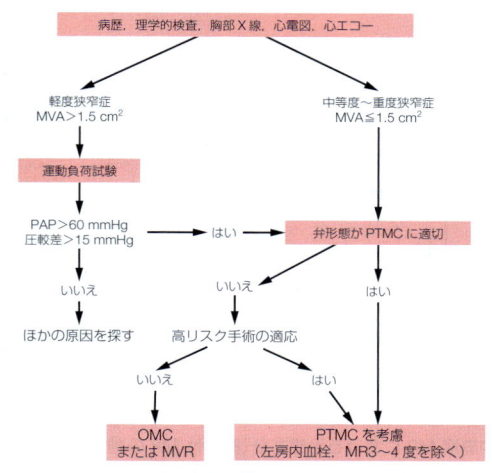

図5　NYHA 心機能分類Ⅲ・Ⅳ度の MS に対する治療指針

〔日本循環器学会．循環器病の診断と治療に関するガイドライン：弁膜疾患の非薬物治療に関するガイドライン（2012 年改訂版）．（http://www.j-circ.or.jp/guideline/pdf/JCS2012_ookita_h.pdf），2019 年 9 月閲覧〕

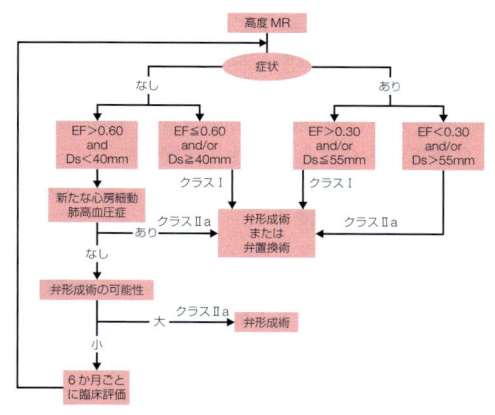

図6　高度 MR における治療方針（器質性 MR の場合）

〔日本循環器学会．循環器病の診断と治療に関するガイドライン：弁膜疾患の非薬物治療に関するガイドライン（2012 年改訂版）．（http://www.j-circ.or.jp/guideline/pdf/JCS2012_ookita_h.pdf），2019 年 9 月閲覧〕

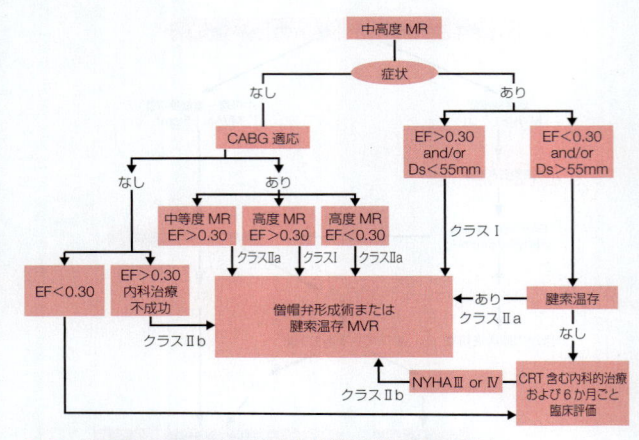

図7　中高度 MR における治療方針（機能性 MR の場合）

〔日本循環器学会．循環器病の診断と治療に関するガイドライン：弁膜疾患の非薬物治療に関するガイドライン（2012 年改訂版）．（http://www.j-circ.or.jp/guideline/pdf/JCS2012_ookita_h.pdf），2019 年 9 月閲覧〕

- 弁形成術
  - ・弁尖切除：逸脱した弁尖，腱索を切除して再縫合する．triangular resection，矩形切除などがある
  - ・人工腱索：人工腱索で逸脱した弁尖の高さを修正する
  - ・弁輪形成：人工弁輪を弁輪に縫着することで弁輪の前後径を減少させ，前後尖の coaptation zone を深くする．人工弁輪にはさまざまな種類があり，その特性を把握しておく．状況によっては人工弁輪を使わない Kay 法などを行うこともある
- 経カテーテル僧帽弁形成術

  2018 年 4 月に，大腿静脈アプローチで経心房中隔的に僧帽弁の前尖と後尖をクリップで接合させる経カテーテル僧帽弁形成術が保険収載され，ハイリスク患者が対象となるが，症例数が増えてきている．

参考文献

1) 日本循環器学会．循環器病の診断と治療に関するガイドライン：弁膜疾患の非薬物治療に関するガイドライン（2012 年改訂版）．（http://www.j-circ.or.jp/guideline/pdf/JCS2012_ookita_h.pdf），2019 年 9 月閲覧
2) 高本眞一（監）：弁膜症外科の要点と盲点．文光堂，2005；6-19，138-148

（峯岸祥人）

2）大動脈弁

マスターポイント

- ✦ 大動脈弁疾患の種類と病態，検査方法について理解する
- ✦ 大動脈弁疾患の外科的介入基準について
- ✦ TAVI と surgical AVR の適応について理解する

大動脈弁狭窄症（AS：aortic stenosis）

(1) 病態

- 左室の出口である大動脈弁が機能的に狭窄をきたす．左室に圧負荷を生じ，求心性肥大を呈する
- 加齢に伴う石灰化などの変性
- リウマチ性変性
- 二尖弁

(2) 診断

- 心エコーでの計測が一般的だが，心臓カテーテル検査での計測も併用される．TAVI が考慮される場合は TAVI プロトコールでの造影 CT を施行するが，CT から得られる解剖学的な情報も多い
- エビデンスを伴った日本人での重症度判定基準はないのが実情だが，欧米の基準に従って弁口面積（AVA）1.0 cm^2 または体表面積で除した indexed AVA 0.6 cm^2/m^2 を重症 AS のカットオフ値とすることが多い（表1）
- AS の診断についての経食道心エコー（TEE）の必要度は低い（図1）．

(3) 治療

- 「狭心症状」「失神」「心不全症状（労作時息切れなど）」は古典的な3大症状であり，これらの症状を有する AS は Class I で手術適応．図2，表2 を参照のこと
- 無症状でも心機能低下例は Class IIa の手術適応
- 他の心臓手術を行う場合には中等度 AS でも AVR 併施が Class IIa 適応

表1　AS の重症度

	軽度（mild）	中等度（moderate）	重度（severe）
連続波ドプラでの最高血流速度（m/sec）	<3.0	3.0〜4.0	≧4.0
簡易ベルヌーイ式による収縮期平均圧較差（mmHg）	<25	25〜40	≧40
弁口面積（cm²）	>1.5	1.0〜1.5	≦1.0
弁口面積係数	>0.85	0.6〜0.85	≦0.6

```
クラス I
    1  心電図検査
    2  胸部 X 線写真
       心エコー・ドプラ法
クラス IIa
    1  心臓カテーテル検査（含　冠動脈造影）
クラス IIb
    1  経食道心エコー法
    2  心プールシンチグラフィー，心電図同期 SPECT
    3  DSA による左室造影
```

図1　大動脈弁狭窄症の治療方針を判断する上での診断的手法の実施

〔日本循環器学会．循環器病の診断と治療に関するガイドライン：弁膜疾患の非薬物治療に関するガイドライン（2012 年改訂版）．
（http://www.j-circ.or.jp/guideline/pdf/JCS2012_ookita_h.pdf），
2019 年 9 月閲覧〕

　術式としては大動脈弁置換（AVR：aortic valve replacement）が第 1 選択．高齢や心臓手術既往ありなどのハイリスク症例では TAVI（transcatheter aortic valve implantation）が考慮される．外科的 AVR と TAVI の両者の特徴を理解する必要があるが，TAVI の治療経験の増加とともに適応拡大の傾向がみられる（表3）．

　限られた症例において，バルーンを用いた大動脈弁裂開術（BAV：balloon aortic valvuloplasty）が行われることもある．

　各種検査から得られるパラメーターのみならず，外科医による「患者の見た目が手術に耐えられそうか」の判断，いわゆる "Eye Ball Test" も有用とされ，それを体系化するものの 1 つとして frailty の考え方がある．

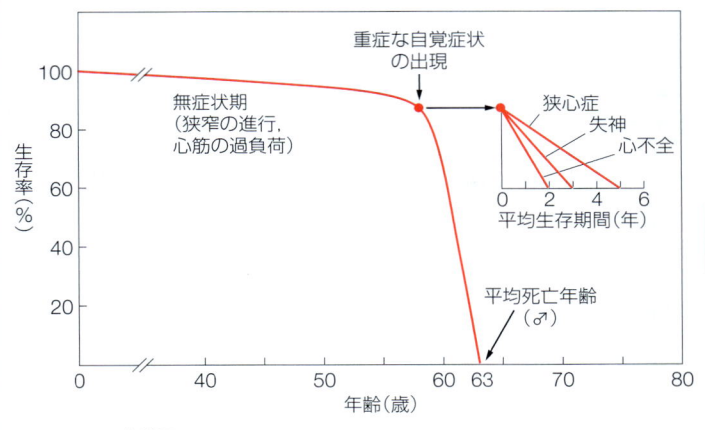

図2　ASの自然歴

〔Ross J, Jr., et al：Aortic stenosis. Circulation 1968；38（1 Suppl）：61-67〕

表2　ASに対するAVRの推奨

クラスⅠ
1　症状を伴う高度AS
2　CABGを行う患者で高度ASを伴うもの
3　大血管または弁膜症にて手術を行う患者で高度ASを伴うもの
4　高度ASで左室機能がEFで50%以下の症例
クラスⅡa
1　CABG，上行大動脈や弁膜症の手術を行う患者で中等度ASを伴うもの
クラスⅡb
1　高度ASで無症状であるが，運動負荷に対し症状出現や血圧低下をきたす症例
2　高度ASで無症状，年齢・石灰化・冠動脈病変の進行が予測される場合，手術が症状の発現を遅らせると判断される場合
3　軽度なASを持ったCABG症例に対しては，弁の石灰化が中等度から重度で進行が速い場合
4　無症状でかつ弁口面積<0.6 cm^2，平均大動脈－左室圧較差>60 mmHg，大動脈弁通過血流速度>5.0 m/sec
クラスⅢ
1　上記のClass ⅡaおよびⅡbに挙げられている項目も認めない無症状のASにおいて，突然死の予防目的のAVR

〔日本循環器学会．循環器病の診断と治療に関するガイドライン：弁膜疾患の非薬物治療に関するガイドライン（2012年改訂版）．（http://www.j-circ.or.jp/guideline/pdf/JCS2012_ookita_h.pdf），2019年9月閲覧〕

表3　外科的 AVR と TAVI の特徴

	外科的 AVR	TAVI
創の大きさ	大きい	小さい
手術侵襲	大きい	小さい
出血・感染リスク（術後縦隔炎）	高い	低い
弁周囲逆流の頻度・程度	低い，少ない	高い，多いことあり
造影剤	不要	必要
アクセス血管（大腿動脈・腸骨動脈など）のトラブル	ほとんどない	ありうる
術中トラブルへの対応	容易	困難→起きると重篤になりがち
ペースメーカー装着を要する房室ブロックの頻度	低い	高い
機械弁の選択肢	あり	なし
遠隔成績	豊富で安定	データが少なく今後の蓄積を要する

　近年，小切開 AVR を施行する施設も増えている（胸骨部分切開，傍胸骨横切開，腋窩切開など）．

　大動脈基部（バルサルバ洞）の拡大（通常 50 mm 程度をカットオフとする）を合併する場合は大動脈基部置換を考慮する．

　狭小弁輪症例では，弁輪拡大手術（Nicks 法，Manouguian 法など）や自己心膜を用いた大動脈弁再建法（OZAKI 法）も施行される．

　pitfall としては，

- 一見症状に乏しいようでも，病歴をよく聴取すると患者自身で活動度を制限しているためであることも多い
- 冠動脈疾患を含むほかの息切れ症状をきたす疾患が背景にある可能性も
- 心機能の低下により見かけの圧較差が小さい重症 AS（low flow low gradient AS）も散見される

大動脈弁閉鎖不全症（AR：aortic regurgitation, AI：aortic insufficiency）

(1) 病態

　大動脈弁の機能不全で血液が拡張期に左室に逆流することで循環効率が低下するとともに左室に容量負荷がかかる.

　急性発症の AR と慢性の AR とで臨床経過が異なる.

　急性の重症 AR では左室の柔らかさ（コンプライアンス）による代

表 4　大動脈弁閉鎖不全症の原因

●大動脈弁自体の病変
・先天性二尖弁・四尖弁
・リウマチ性
・感染性心内膜炎
・加齢変性による石灰化
・粘液腫様変化
・心室中隔欠損症
・バルサルバ洞瘤破裂
・外傷性
・開窓部（fenestration）の破綻
・高安病（大動脈炎症候群）
・強直性脊椎炎
・全身性エリテマトーデス
・慢性関節リウマチ
●大動脈基部の異常
・加齢による大動脈拡大
・結合織異常（Marfan 症候群, Ehlers-Danlos 症候群, Loeys-Dietz 症候群）
・大動脈解離, 限局解離
・巨細胞性動脈炎
・梅毒性大動脈炎
・ベーチェット病
・潰瘍性大腸炎関連の関節炎
・Reiter 症候群
・強直性脊椎炎
・乾癬性関節炎
・再発性多発軟骨炎
・骨形成不全症
・高血圧症
・ある種の食欲抑制薬

〔日本循環器学会. 循環器病の診断と治療に関するガイドライン：弁膜疾患の非薬物治療に関するガイドライン（2012 年改訂版）. 〈http://www.j-circ.or.jp/guideline/pdf/JCS2012_ookita_h.pdf〉, 2019 年 9 月閲覧〕

償機転が働きにくく，前方駆出の低下による低心拍出と左房圧上昇に伴う肺うっ血で重篤な心不全症状（ショック状態）を呈しうる．内科的治療抵抗性の場合はすみやかに外科手術を考慮する．

表5 AR の重症度評価

	軽度	中等度	重度
定性評価			
大動脈造影 Grade	I	II	III～IV
カラードプラジェット面積	<25% of LVOT		>65% of LVOT
vena contracta width（cm）	<0.3	0.3～0.6	>0.6
定量評価（カテまたはエコー）			
逆流量 RVol（mL/beat）	<30	30～59	≧60
逆流率（%）	<30	30～49	≧50
逆流口面積 ERO（cm²）	0.10	0.10～0.29	≧0.3

LVOT：左室流出路
〔吉川純一，他：大動脈弁逆流，弁膜疾患の手術適応と至適時期．In 今日の心臓手術の適応と至適時期．伊藤浩，他（編），文光堂，2011：108-112 より引用〕

表6 AR に対する AVR の推奨

クラス I
　1　胸痛や心不全症状のある患者（ただし，LVEF＞25%）
　2　冠動脈疾患，上行大動脈疾患または他の弁膜症の手術が必要な患者
　3　感染性心内膜炎，大動脈解離，外傷などによる急性 AR
　4　無症状あるいは症状が軽微の患者で左室機能障害（LVEF 25～49%）があり，高度の左室拡大を示す
クラス IIa
　無症状あるいは症状が軽微の患者で
　1　左室機能障害（LVEF 25～49%）があり，中等度の左室拡大を示す
　2　左室機能正常（LVEF≧50%）であるが，高度の左室拡大を示す
　3　左室機能正常（LVEF≧50%）であるが，定期的な経過観察で進行的に，収縮機能の低下/中等度以上の左室拡大/運動耐容能の低下を認める
クラス IIb
　1　左室機能正常（LVEF＞50%）であるが，軽度以下の左室拡大を示す
　2　高度の左室機能障害（LVEF＜25%）のある患者
クラス III
　1　全く無症状で，かつ左室機能も正常で左室拡大も有意でない

〔日本循環器学会．循環器病の診断と治療に関するガイドライン：弁膜疾患の非薬物治療に関するガイドライン（2012 年改訂版）．〔http://www.j-circ.or.jp/guideline/pdf/JCS2012_ookita_h.pdf〕．2019 年 9 月閲覧〕

ARが慢性的に重症化すると左室拡大が著明となり，左室収縮能も低下する．心機能低下傾向，左室拡大，不整脈出現，肺高血圧は外科的介入を示唆する所見である．

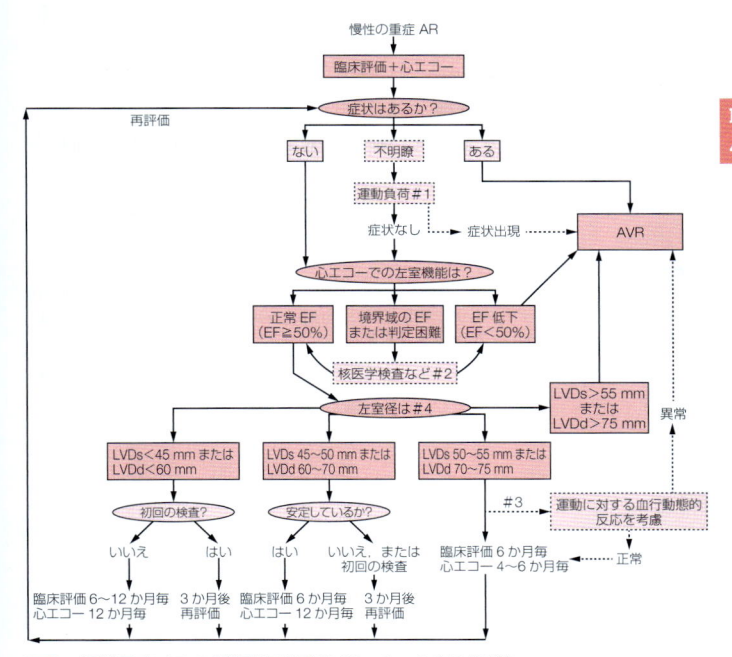

図3　慢性重症 AR の管理計画（重症 AR：3〜4 度の逆流）

基本的には症状と心エコー検査で経過を追う．
#1：臨床症状に乏しい場合には運動負荷時に症状の確認を行うという選択もある．
#2：臨床所見と心エコー検査所見に隔たりがある時や，境界域の EF の場合には核医学検査や超高速 CT，MRI，左室造影や血管造影を含む心臓カテーテル検査が有用である．
#3：左室の中等度拡大の場合には運動負荷時の反応を見るのも有用である．
#4：左室径については欧米での報告をもとに記述した．しかし，体格の小さな患者では，慎重な臨床的判断により，より小さな値の適用を考慮する必要もある．
LVDd＝左室拡張末期径，LVDs＝左室収縮末期径．
〔Bonow RO, et al：ACC/AHA 2006 guidelines for the management of patients with valvular heart disease：a report of the American College of Cardiology/American Heart Association Task Force on Practice Guidelines（writing Committee to Revise the 1998 guidelines for the management of patients with valvular heart disease）developed in collaboration with the Society of Cardiovascular Anesthesiologists endorsed by the Society for Cardiovascular Angiography and Interventions and the Society of Thoracic Surgeons. J Am Coll Cardiol 2006；48：e1-148〕

原因疾患は多岐にわたる（表4）.

(2) 診断

主にドプラ図を伴う心エコーで行う.

左室〜大動脈造影を含む心臓カテーテル検査も補助的に施行される.

重症度評価法を表5に示す.

(3) 治療

原則として大動脈弁置換.

一部の外科医により限られた症例に対して大動脈弁形成が施行される.

ARの手術適応に関しては図3および表6を参照のこと.

参考文献

1）日本循環器学会. 循環器病の診断と治療に関するガイドライン：弁膜疾患の非薬物治療に関するガイドライン（2012年改訂版）. （http://www.j-circ.or.jp/guideline/pdf/JCS2012_ookita_h.pdf），2019年9月閲覧

（縄田　寛）

3) 三尖弁

マスターポイント

- ✦ 三尖弁周囲の解剖を理解する
- ✦ 三尖弁輪形成術の適応を知る

▌三尖弁の解剖（図 1）

三尖弁の手術の大半は三尖弁輪形成術である．弁輪に糸をかける際に，中隔尖の弁輪接合部近傍の右室壁内に刺激伝導系が通っているので十分に注意する．

▌三尖弁の弁膜疾患

後天性三尖弁疾患のうち外科的治療対象となる件数は三尖弁閉鎖不全症（TR）が大半を占める．発生機序は左心不全と肺高血圧の合併，あるいはどちらかに続発する右心の拡張または右心不全，心房細動による2次性のものが一般的である．ほかに感染性心内膜炎でも発症する．

▌三尖弁閉鎖不全の外科治療の適応（図 2）

2次性の TR の場合，一般的には III 度（moderate）以上の逆流とされている．しかし II 度でも弁輪拡大がみられる場合は手術適応と考えられている．

▌三尖弁置換術

三尖弁形成術で逆流の制御が困難な場合は三尖弁置換術が必要になる．三尖弁置換術後に房室ブロックを発症した場合，特に機械弁装着後では経静脈的に右室内にペースメーカーリードを挿入することが不可能である点は留意する．

使用する弁（機械弁，生体弁）による早期，遠隔期の再手術回避率に特に差はないといわれているが，機械弁による置換術の件数は近

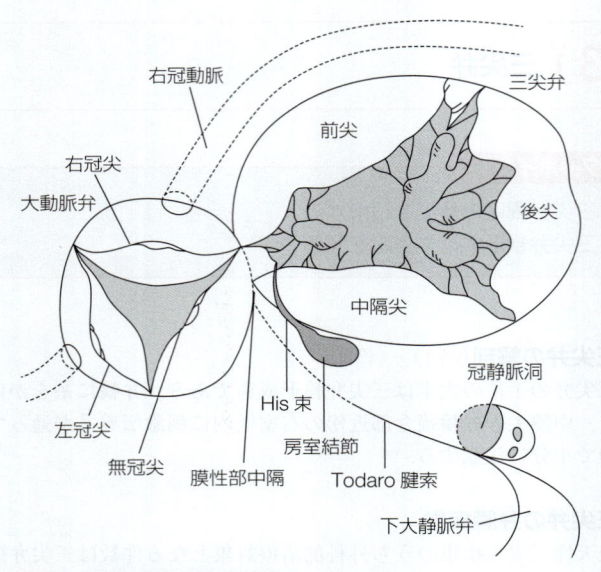

図1　三尖弁周囲の重要な構造物

〔龍野勝彦（編著）：心臓血管外科テキスト（第2版），中外医学社，2011より引用・改変〕

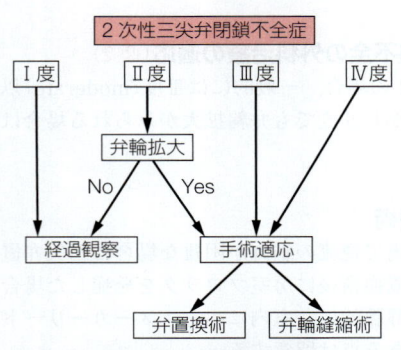

図2　2次性三尖弁閉鎖不全症の手術適応

年減少傾向である.

参考文献
 1) 弁膜疾患の非薬物治療に関するガイドライン（2012 年改訂版）（http://www.j-circ.
    or.jp/guideline/pdf/JCS2012_ookita_d.pdf）
 2) 龍野勝彦（編著）：心臓血管外科テキスト（第 2 版）. 中外医学社, 2011

（小前兵衛）

Ⅱ-4

4) 肺動脈弁

マスターポイント

✦ 肺動脈弁狭窄の病態を理解する
✦ 肺動脈弁閉鎖不全の介入適応を理解する
✦ 肺動脈弁位人工弁の選択について理解する

　日本の弁膜症ガイドライン〔弁膜疾患の非薬物治療に関するガイドライン（2012年改訂版）〕には肺動脈弁置換の適応に関する記載はない．2014 AHA/ACC Guideline for the Management of Patients With Valvular Heart Disease には短く言及があり，2018 Guideline for the Management of Adults with Congenital Heart Disease で先天性心疾患の治療として記述がある[1]．

▌肺動脈弁狭窄（PS：pulmonic stenosis）

(1) 病態
● 肺動脈弁が狭窄し，右室に圧負荷がかかっている状態
● 弁に生じる場合と右室流出路（弁直下の漏斗部）に生じる場合とがあるが，先天性心疾患〔特にファロー四徴症（TOF：tetralogy of Fallot)〕にしばしばみられる．先天性心疾患に付随するものについては「先天性心疾患」の項（268頁）に譲る
● 後天的に肺動脈弁狭窄症をきたし臨床的に問題となることは，感染性心内膜炎の巨大疣贅による閉塞機転，カルチノイド腫瘍に続発する右心系弁変性や，心臓原発腫瘍によるものなどを含めても，多くない

(2) 診断
● 心エコー，心臓カテーテル検査（肺動脈造影，圧測定），造影CT
● 弁通過血流速度＞4 m/sec または同時圧測定による圧較差＞64 mmHg で重症PSと診断

(3) 治療

- 右室圧負荷による右室拡大や続発性三尖弁閉鎖不全症からくる右心不全の症状が保存的治療で改善できないときは肺動脈バルーン形成術を考慮
- それでも効果が不十分な場合には，外科的治療として肺動脈形成術もしくは肺動脈弁置換術の適応となる．「先天性心疾患」の項（268頁）を参照のこと

▌肺動脈弁閉鎖不全症（PR：pulmonic regurgitation）

(1) 病態

- 拡張期に肺動脈から右室へ血液が逆流する疾患
- 軽度の PR は健常者にも高頻度にみられ，臨床的意義は乏しい．重要なのは右室拡大を伴う高度の PR

(2) 成人の PR の原因

- 肺高血圧症（肺高血圧→肺動脈弁輪拡大→PR 出現）が最多
- 小児期の肺動脈弁手術後（特にファロー四徴症根治術後）遠隔期の弁劣化が近年増加傾向
- 肺動脈弁輪拡大をもたらす疾患（マルファン症候群など）
- 感染性心内膜炎
- カルチノイド腫瘍に続発する右心系弁変性など

(3) 診断

- 重症度も含め，主に心エコーで診断

(4) 治療

- 他の弁膜症と比べ PR が臨床上問題となることは少ない
- 右心不全症状を伴う重度 PR や右室拡大が進行する PR は，まず体うっ血軽減目的で利尿薬投与（左室流出路狭窄の有無にも注意する）
- それでも効果に乏しければ弁置換術を考慮する
- 右心補助装置（RVAD）装着中の PR による右心補助不全状態に対しても肺動脈弁置換が考慮される

▌肺動脈弁置換術

- 肺動脈弁置換では，多くの場合は生体弁が用いられる
- 肺動脈弁位に機械弁を装着すると，以後スワンガンツカテーテル

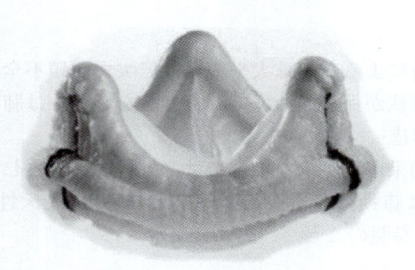

図 1　SJM Epic 生体弁®

を挿入できないため血行動態評価の手段を失うというデメリットがある．また，右心系の機械弁では血栓症の発症率が高いとされている

- 東京大学医学部附属病院では，肺動脈弁置換には弁の長軸方向の高さが比較的低い SJM Epic 生体弁®（Abbott 社）（図 1）を使用することが多い
- 体格の問題などで使用可能なサイズの生体弁が手に入らない場合は，一弁付き PTFE グラフトを用いる場合もある．ホモグラフトを用いた肺動脈再建も行われうる〔ロス（Ross）手術〕

参考文献

1) Nishimura RA, et al：2014 AHA/ACC guideline for the management of patients with valvular heart disease. J Am Coll Cardiol 2014：63：e57-185

（縄田　寛）

5　虚血性心疾患

1）冠動脈狭窄

マスターポイント

✦ 機能的に，あるいは器質的に冠動脈が狭窄することで心筋への酸素供給が減少する病態である

虚血性心疾患（冠動脈狭窄に起因する心疾患）に含まれる疾患

- 狭心症（非 ST 上昇型急性冠症候群＝不安定狭心症，および安定狭心症）
- 心筋梗塞（ST 上昇型急性心筋梗塞）
- 心筋虚血に起因する致死性不整脈
- 虚血性心筋疾患（陳旧性心筋梗塞による心収縮力低下）
- 心筋梗塞の機械的合併症
  ・急性期：左室自由壁破裂，乳頭筋断裂とそれに起因する（急性）僧帽弁閉鎖不全症，心室中隔穿孔
  ・慢性期：心室瘤，機能性僧帽弁閉鎖不全症

攣縮性（機能的）冠動脈狭窄

　血管が一過性に異常収縮を起こし灌流組織の虚血を生じる状態．喫煙・動脈硬化に加え，自律神経系や循環ホルモンの関与による内皮依存性血管拡張異常が原因とされる．発作中に ST 上昇がみられるものを特に異型狭心症とよぶ．

器質的冠動脈狭窄

　老化やコレステロールプラーク蓄積などで動脈硬化をきたし，血

管の内腔が狭くなって血流が悪くなっている状態.

診断法

- 心電図
- 運動負荷試験・負荷心筋シンチグラフィー(機能的虚血評価)
- 冠動脈CT(形態評価)
- 冠動脈造影(形態評価)
- FFR(fractional flow reserve:冠血流予備量比) 近年注目されている冠動脈造影時に施行可能な機能的虚血評価方法

※平成30年度診療報酬改定により,75%〜90%狭窄病変による安定狭心症に対するカテーテル的血行再建にあたっては,なんらかのmodality(診断方法)を用いた客観的な機能的虚血の証明が必須となった.

治療法

大まかには3つ.

①薬物療法〔攣縮に対するCaチャネルブロッカー(ベラパミルなど)投与,高脂血症に対するスタチン投与など〕
特徴:攣縮性冠動脈狭窄に対しては第1選択.器質性狭窄に対しては効果は限定的,あるいは即効性に欠ける.
②カテーテル治療(PCI:バルーン拡張,ステント留置,Rotablator™)
特徴:狭窄病変そのものに対して処置を加える.外科手術に比して体への侵襲は小さいが,1度に治療できるのは1病変のみ.血管損傷,放射線被曝と造影剤による腎障害のリスクがある.Rotablator™には施行可能な施設基準が定められている.
③外科手術(冠動脈バイパス)
特徴:同時にほかの心臓病変に介入することが可能.狭窄病変そのものには原則として介入しない.カテーテル治療と比較して,1回の治療での体への侵襲は大きいが,再度の血行再建を要する頻度は低く,生命予後改善のエビデンスもより多く示されている.
グラフト:左右内胸動脈,左右橈骨動脈,右胃大網動脈,左右

大伏在静脈

内胸動脈–左前下行枝吻合が最も予後改善効果が高いとの明確なエビデンスがある[1].

PCI と CABG の適応および対比を**表 1，2** にまとめた.

表 1　PCI と CABG の適応病変

解剖学的条件		PCI 適応	CABG 適応
1 枝/2 枝病変	LAD 近位部病変なし	Ⅰ A	Ⅱ bC
	LAD 近位部（入口部を除く）病変あり	Ⅰ C	
	LAD 入口部病変あり	Ⅱ bC	
3 枝病変	LAD 近位部病変なし	Ⅱ bB	Ⅰ A
	LAD 近位部病変あり	Ⅲ B	
非保護左主幹部病変	入口部，体部の単独病変あるいは＋1 枝病変	Ⅱ bC	
	分岐部病変の単独病変あるいは＋1 枝病変	Ⅲ C/Ⅱ bC ※	
	多枝病変	Ⅲ C	

※Ⅱ b は回旋枝入口部に病変なくかつ心臓外科医を含むハートチームが承認した症例
〔循環器病の診断と治療に関するガイドライン（2010 年度合同研究班報告）安定冠動脈疾患における待機的 PCI のガイドライン（2011 年改訂版）（http://www.j-circ.or.jp/guideline/pdf/JCS2011_fujiwara_h.pdf），2019 年 9 月閲覧〕

表 2　PCI と CABG の比較

	CABG	PCI
麻酔	全身麻酔	局所麻酔
造影剤による腎障害	なし	あり
放射線被曝	なし	あり
反復施行	困難	容易
待機的症例での死亡率	約 1%	<0.1%
他の手技との併施	容易	困難
再度の血行再建	少ない	多い
生命予後改善のエビデンス	多い	少ない
短期的コスト	高額	少額
侵襲度	高い	低い

参考文献

1) Cameron A, et al：Coronary bypass surgery with internal-thoracic-artery grafts--effects on survival over a 15-year period. N Engl J Med 1996；334：216-219
2) 循環器病の診断と治療に関するガイドライン（2010年度合同研究班報告）安定冠動脈疾患における待機的PCIのガイドライン（2011年改訂版）(http://www.j-circ.or.jp/guideline/pdf/JCS2011_fujiwara_h.pdf)

（縄田　寛）

2）急性期の機械的合併症

マスターポイント

✦ 急性心筋梗塞によって心筋が虚血に陥り組織が脆弱化すると，心筋が破綻する．特に，自然に，あるいはカテーテル治療などで再灌流が得られると心筋の収縮能が改善しうるが，かえってそのために脆弱化した心筋が破綻しやすいともいわれる．この機序によって生じる僧帽弁乳頭筋断裂，左室自由壁破裂，心室中隔穿孔（VSP：ventricular septal perforation, VSD：post-infarction ventricular septal defect, post-infarction ventricular septal rupture）は，早期再灌流治療の普及によって発生頻度は減少しているものの，今なお心筋梗塞急性期死亡の主要な原因疾患である．

✦ すべてが手術適応

✦ 至適時期としては「できるだけ早期」が基本であるが，急性心筋梗塞後早期には心筋組織がきわめて脆弱であるため，ある程度組織が瘢痕化して外科的操作に耐えうる程度の強度が出るまで保存的に内科治療で粘る場合もある．

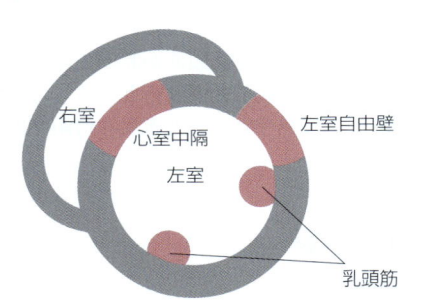

図1　破綻部位と機械的合併症の対応
左室壁のうち，心室中隔が破綻→心室中隔穿孔．
左室自由壁が破綻→左室破裂，乳頭筋が断裂→僧帽弁閉鎖不全

❶ 僧帽弁乳頭筋断裂

(1) 概念
- 無治療では 24 時間以内に半数が死亡し, 2 か月以上の生存は 10% 以下とされる

(2) 病理・病態生理
- 後乳頭筋のほうが前乳頭筋よりも 3〜6 倍断裂の頻度が高いとされる
- 後乳頭筋は解剖学的に右冠動脈あるいは回旋枝のいずれか 1 本のみから栄養されるため, 虚血を起こしやすく, 小さな下壁梗塞でも断裂を起こしうる
- 他方, 前乳頭筋は前下行枝と回旋枝の 2 枝支配であることが多く, 側副血行路の発達も良好で断裂しにくい

(3) 臨床像と検査所見
- 心筋梗塞から 7 日以内に発症することが多い
- 突如僧帽弁逆流が発生し, 急性左心不全による呼吸困難から肺水腫, 心原性ショックへと短時間に進展する
- 心筋梗塞後に心尖部から左腋窩に放散する汎収縮期雑音と第Ⅲ音が聴取されれば疑い, 心エコー検査で確定診断する. 逆流部位や程度を調べるとともに VSP との鑑別も重要である

(4) 治療と成績
- 後述の VSP と同様, 冠動脈造影検査と初期治療による血行動態の安定が得られれば, 可及的すみやかに外科的に介入すべきである
- 乳頭筋断裂の急性期では梗塞乳頭筋が脆弱であるため弁形成術は困難であり, 原則として人工弁置換術となる. 可能であれば, 術後の左心機能への影響を考慮して腱索温存僧帽弁置換術を行う
- 手術死亡率は 25〜45% と報告されている

❷ 左室自由壁破裂

(1) 発症要因と病態
疫学的には以下のような特徴が挙げられる.

①高齢者ほど発症しやすく, 女性に多い.

②正常血圧の患者より高血圧の患者が多い.

③左室自由壁破裂が右室自由壁破裂より7倍多く，心房破裂はまれである.

④LAD 領域末梢の前壁または側壁に発症しやすい.

⑤左室の20％以上の範囲に及ぶ貫壁性心筋梗塞に合併しやすい.

⑥急性心筋梗塞発症後1日～3週間で発症するが，1～5日の発症が多い. 24時間後ごろに最初のピークがあり，次いで3～5日目に再度のピークが来る二峰性のパターンを示す.

⑦心筋壊死領域で菲薄化した左室拡張領域が破裂しやすい.

⑧破裂部は限局した裂隙を呈するか，血腫を形成し心筋解離を生じている.

⑨梗塞中央部よりも正常領域との境に発症しやすい.

⑩初回急性心筋梗塞症例に発症しやすい.

急性心筋梗塞に対して血栓溶解療法(thrombolysis)や direct PTCA が盛んに施行されるようになり自由壁破裂の頻度が増加したという意見もある. 血栓溶解療法や direct PTCA 後の抗血栓療法は出血性梗塞部の心外膜面からの染み出し(oozing)を助長すると予測される.

(2) 急性期治療

- 緊急開胸による心タンポナーデ解除と破裂部の修復がゴールドスタンダード

- 急激な心停止に対処する方法としては
  ①peripheral ECMO を導入して血行動態を確保する.
  ②心嚢ドレナージにより心タンポナーデを解除して血行動態を回復させる. 心エコーガイド下の心嚢ドレナージは容易であり，14～16 G のカテーテルを左室後壁に沿って心嚢内に留置させることで良好なドレナージを得ることができる.

- PCPS を準備できる施設は，持続する出血に備えて心嚢ドレナージと並行して PCPS の準備や手術室への搬送準備を進めることも重要である

- 心破裂部修復法：手術室や体外循環装置が直ちに使用可能な場合は，心臓外科チームが直ちに開胸手術を実施することが最善. 穿

孔部に対して補強材を使用しながら縫合による修復を試みるが，blow out type ではなく oozing type である場合には縫合しないで止血剤併用の圧迫止血のみで対処することも多い．心臓外科チームによる介入が直ちには困難な場合，心嚢ドレナージに引き続いて経皮的心嚢内フィブリン糊充填療法を施行するとの報告もある

❸ 心室中隔穿孔（VSP，VSD）

(1) 病態と疫学

- 急性心筋梗塞によって心室中隔が虚血に陥り，脆弱化した組織が破綻して急激に左室→右室のシャントを生じる．シャント量にもよるが，肺うっ血，肺水腫をきたすことが多い
- 外科的介入が必須の病態であり，外科手術を行わない場合の死亡率は 24 時間で 25％，1 週間で 50％，1 か月で 80〜90％との報告がある一方，外科治療を行っても 13〜52％の死亡率が報告されている
- 心筋梗塞発症後，数時間から 2 週間にわたっての期間に発症するとされるが，1〜4 日での発症が多い

(2) 治療と成績

- 発症初期の内科的治療の目的は，外科的介入の前に可能な限りショック状態からの状態安定化をはかり，心臓カテーテル検査などの必要な検査のための時間を稼ぐことである．ほとんどの症例ではショックを伴うか急速に悪化する危険が高いため，VSP の診断後可及的すみやかな（原則として 24 時間以内）手術の適応である．VSP の診断がつき次第，IABP（intra-aortic balloon pump）を留置して左室収縮期の後負荷を下げ，またカテコールアミンなどの強心薬を使用して，全身の臓器灌流を維持する
- IABP は左室収縮期の後負荷を低減し，拡張期の冠血流を増加させることで，心拍出量を増加し，結果として左-右シャントを減少させる効果が期待できる．VSP の初期治療として理にかなった循環補助デバイスであるが，あくまでも手術までの「つなぎ」の治療であって根治的ではない
- 代表的な手術術式
  ・Daggett の infarctectomy and closure：両心室切開，梗塞部切

除，ダクロンパッチによる欠損部の閉鎖
- ・David, Komeda による infarct exclusion 法：大きな牛心膜パッチを健常心筋に縫着し，左室から梗塞部位を除外することにより穿孔部も左室から遮断される
- ・Isoda の sandwich technique：右室切開，穿孔部周辺のみの梗塞部心筋切除，穿孔部の左室側と右室側の2枚のパッチとパッチ間への GRF glue 注入で VSP を閉鎖する
- 乳頭筋断裂を認めるときは僧帽弁置換（経左房あるいは経左室）が必要
- 急性期の病態の理解に基づく患者管理の進歩，緊急手術の一般化，術式の改良が進んではいるものの，VSP の治療成績はいまだに満足すべきものとはいえないのが実情である．VSP 症例の予後の向上のためには，今後も術式の改良や低侵襲性の追求が必要かもしれない．

参考文献
1) 循環器病の診断と治療に関するガイドライン（2012 年度合同研究班報告）ST 上昇型急性心筋梗塞の診療に関するガイドライン（2013 年改訂版）(http://www.j-circ.or.jp/guideline/pdf/JCS2013_kimura_h.pdf)
2) 循環器病の診断と治療に関するガイドライン（2011 年度合同研究班報告）非 ST 上昇型急性冠症候群の診療に関するガイドライン（2012 年改訂版）(http://www.j-circ.or.jp/guideline/pdf/JCS2012_kimura_h.pdf)

（縄田　寛）

3) 慢性期の機械的合併症

マスターポイント

✦ 心筋梗塞の慢性期機械的合併症としての機能性僧帽弁閉鎖不全症と心室瘤の病態を理解する
✦ 機能性僧帽弁閉鎖不全症に対する治療法の種類について理解する
✦ 心室瘤に対する治療法について理解する

❶ 機能性僧帽弁閉鎖不全

虚血性・機能性僧帽弁閉鎖不全

虚血性心疾患の亜急性期・慢性期の機械的合併症に（乳頭筋断裂を機序としない）僧帽弁閉鎖不全があり，僧帽弁閉鎖不全の Carpentier 分類（図1）では Ⅲb に分類される．

● 収縮期に弁尖の動きが制限されて接合が不十分となり逆流を生じる

● この僧帽弁逆流があると症例の死亡率はほぼ倍増するといわれており，予後悪化の独立した危険因子である

● tethering すなわち「左室拡大に伴って外側へ変位した乳頭筋が僧帽弁尖を強く牽引し弁尖の可動性を低下させ，その閉鎖を妨げる」ことが発症機序といわれている

介入の適応と時期

● この病態に対する手術適応や至適時期についてはいまだに議論の的である

● 通常の器質的僧帽弁閉鎖不全に準じた弁形成手技に加えて，①左室径を低減させるための左室形成，②両乳頭筋間の距離を近づける papillary muscle approximation，③乳頭筋と僧帽弁輪（特に前尖弁輪）との距離を短縮する乳頭筋吊り上げなどが考案されてい

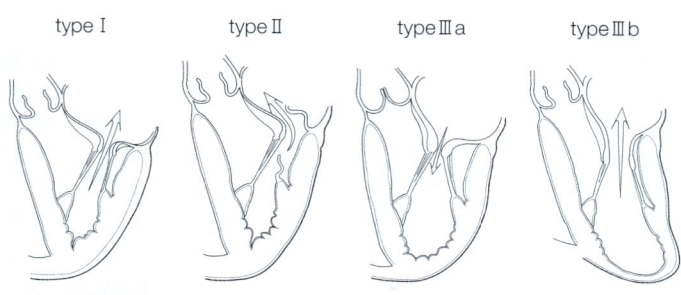

図1 僧帽弁閉鎖不全の Carpentier 分類

type Ⅰ ：正常な弁尖，弁輪の拡大（心房細動などによる）
type Ⅱ ：弁尖の逸脱（最も多い）
type Ⅲa：拡張期も収縮期も弁尖の動きが制限（リウマチ性心疾患）
type Ⅲb：収縮期に弁尖の動きが制限（拡張型心筋症や虚血性心筋症）

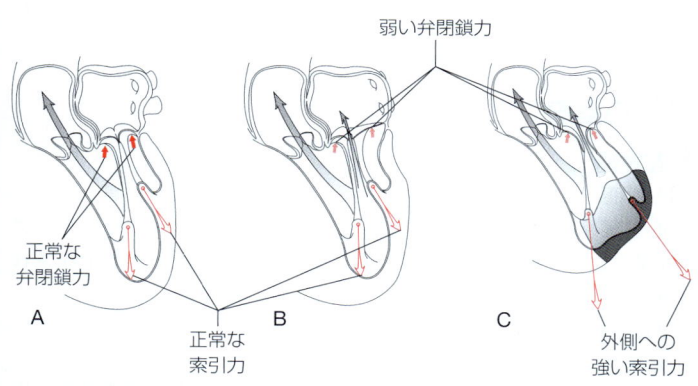

図2 左室機能低下と左室拡大が tethering によって僧帽弁閉鎖不全をきたす機序の仮説

A：正常
B：左室機能低下により僧帽弁逆流が生じる
C：左室機能低下に加え左室拡大によって僧帽弁逆流がさらに増加する

　るが，この術式で確実に僧帽弁逆流が止まるという手技は確立していない
● 一方で「不確実な手技（代表は弁輪形成術）を行った後の予後は改

善していない」というエビデンスはある

- 弁逆流を確実に止めるという意味では僧帽弁形成よりも僧帽弁置換のほうが確実であるが，乳頭筋と僧帽弁輪との連続性が失われることによる左室機能の低下や，人工弁にまつわる問題点（機械弁の抗凝固関連合併症や生体弁の耐久性など）を許容する必要がある
- 「弁膜疾患の非薬物療法に関するガイドライン」では，「高度左室機能低下による2次性の慢性重症僧帽弁閉鎖不全で，両室ペーシングを含む心不全に対する至適治療にもかかわらずNYHA Ⅲ～Ⅳの患者に僧帽弁形成術を考慮してもよい（クラスⅡb）」という扱いである
- 一方で外科手術が著効する症例もあり，一例一例慎重に検討を加える必要がある

（縄田　寛）

❷ 心室瘤

▍左室瘤
（1）病態
- 心筋梗塞によって壊死して脆弱になった左室壁がリモデリング（線維化・菲薄化）の過程で時間とともに拡張し左室瘤が形成される（**図1**）
- 動脈瘤とは異なり破裂することはまれ
- 合併症として心不全，致死的不整脈，塞栓症がある
- 収縮時にdyskineticな壁運動をすると心拍出量を減ずる効果を生むために低心拍出量症候群となりやすく，また血液のうっ滞により血栓形成も頻発する

（2）外科治療
- 左室形成術を行う（**表1**）
- 人工心肺使用下に，多くの外科医は心拍動下で実施する
- 僧帽弁または僧帽弁下組織に対する介入を併施することもある
- 不整脈防止のために左室梗塞巣と健常部の境界に冷凍凝固での心筋焼灼を併施することもある

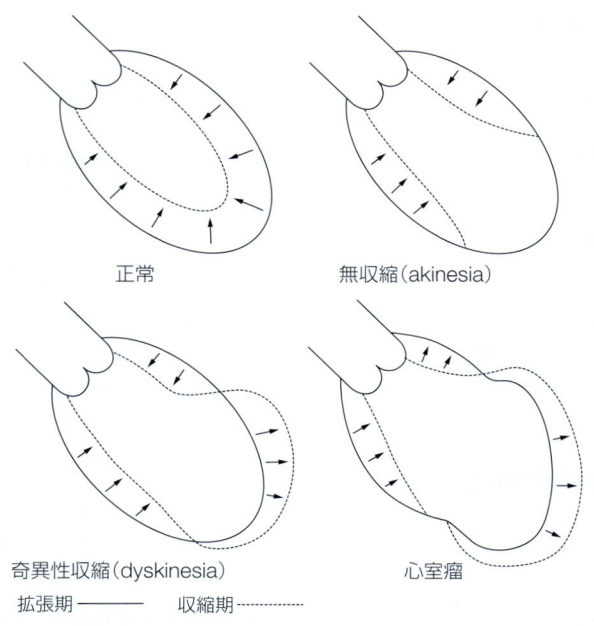

正常　　　　　　　　　無収縮（akinesia）

奇異性収縮（dyskinesia）　　　　　心室瘤

拡張期 ————　　　収縮期 ⋯⋯⋯⋯

図1　壁運動異常の分類
壁運動の変曲点，運動方向を矢印で示している．

(3) 周術期の合併症

● 低心拍出量症候群
　心機能の低下した患者が多いため，カテコールアミンの適切な使用やIABPによる循環補助を積極的に導入する．手術によって左室容積が小さくなりすぎると容易に低心拍出量症候群をきたすことが知られており，左室容積を小さくしすぎないことも重要である．

● 不整脈
　不整脈を起こしやすい病態であるので，前の記述と矛盾するようだが不要なカテコールアミンの使用は控えるべきである．ICD（implantable cardioverter defibrillator）の植込みも考慮する．

表1　左室形成術の種類

術式	切開部位	手技の内容
直接縫合術	左室自由壁	左室を切開，瘤部分を潰す形で直線的に縫合閉鎖
ドール(Dor)手術	LAD灌流領域	左室の梗塞部と健常部の境界にパッチを縫着し，パッチを覆うように左室壁を閉鎖
SAVE手術	LAD灌流領域	左室の梗塞部と健常部の境界に楕円形のパッチを縫着し，これを覆うように左室長軸方向に左室壁を閉鎖
オーバーラッピング(overlapping)手術	LAD灌流領域	瘤部をLADに平行に切開し，左室壁を重ね合わせて縫合
バチスタ(Batista)手術	左室自由壁(側壁)	側壁を切除し，直接縫合閉鎖

■ 虚血性心筋症に対する左室形成術の効果

- 虚血性心筋症に対する左室形成術の効果を評価した唯一のランダム化比較試験（RCT：randomized controlled trial）である STICH trial が2009年に報告された
- 心筋梗塞後低左心機能症例1,000例を CABG 単独群と CABG＋左室形成（SVR：surgical ventricular reconstruction）群とに無作為割付けし，SVR の効果を平均追跡期間48か月で検討したところ，術後の症状，運動耐容能，死亡率，再入院率などに単独 CABG 群と比して優位性がみられなかったため，左室形成術の生命予後効果を否定する結論が導き出された
- しかしながら，STICH trial の対象となった症例は real world で左室形成手術の対象とされている群よりも左室容積が小さく，RCT ではないほかの研究では，より左室拡大の進んだ症例を対象とした左室形成手術の良好な成績が報告されている．STICH trial は誤った前提から誤った結論に達した臨床研究であり，misleading であったとの評価をする外科医が多い
- 左室形成術の予後規定因子としては，諸家の報告から，術前 LVEF が低い（30％以下）こと，左室容積が大きい（左室収縮末期容積係数＞80 mL/m²）こと，壁運動に無収縮（akinetic）な部分があること，十分に左室径を低減できていないこと，僧帽弁閉鎖不

全を合併することなどが挙げられている

参考文献
1) 循環器病の診断と治療に関するガイドライン（2012 年度合同研究班報告）ST 上昇型急性心筋梗塞の診療に関するガイドライン（2013 年改訂版）（http://www.j-circ.or.jp/guideline/pdf/JCS2013_kimura_h.pdf）
2) 循環器病の診断と治療に関するガイドライン（2011 年度合同研究班報告）非 ST 上昇型急性冠症候群の診療に関するガイドライン（2012 年改訂版）（http://www.j-circ.or.jp/guideline/pdf/JCS2012_kimura_h.pdf）

（縄田　寛）

Ⅱ–5

マスターポイント

- ✦ 代表的心臓腫瘍を理解する
- ✦ その他の心臓腫瘍について知る
- ✦ 心臓外傷について知る
- ✦ 収縮性心外膜炎について理解する
- ✦ 心内異物とカテーテル損傷について理解する

代表的な心臓腫瘍

- 原発性心臓腫瘍はまれで，続発性心臓腫瘍は原発性の 16〜40 倍
- 原発性心臓腫瘍の約半数は粘液腫で，表面が柔らかく遊離し，塞栓となる

  以下，粘液腫（myxoma）の特徴
  - ・左房が 75%，右房 18%，残りが右室・左室の順
  - ・心房腫瘍は房室弁狭窄，心室腫瘍は心室流出路狭窄
  - ・腫瘍の一部あるいは全体，腫瘍表面に形成された血栓，腫瘍感染巣上の疣贅などの遊離による臓器塞栓．発見次第手術
  - ・遠隔期予後は再発と置換弁の合併症に規定される．再発は 0〜6%，再々発は再発例の 10〜20%．再発は左房発生例に多く，右房発生の再発はまれ，心室発生の再発報告なし
  - ・再発時期は術後 6 か月後から，平均 30 か月後
  - ・左房粘液腫と血栓の鑑別（粘液腫が左房後壁に存在することはまれ，CT 値は粘液腫がやや低い）
  - ・まれにみられる家族性腫瘍（カーニー症候群：常染色体優性遺伝）

その他の心臓腫瘍

- 2 番目に多くみられるのは乳頭状線維弾性腫（papillary fibroelastoma，日本病理学会の日本語表記に準ずる）．塞栓症のリスクあ

- り，成人では大動脈弁に多い
- 横紋筋腫は原発性心臓腫瘍の 20％ を占める．また，小児の心臓腫瘍の 45〜80％ を占める[1]．通常多発性で左室に発生し，刺激伝導系を障害する
- 結節性硬化症患者の 50％ に心横紋筋腫が認められる
- 線維腫は主に小児の弁組織に発生する
- 原発性悪性腫瘍は肉腫，心膜中皮腫，リンパ腫
  - 原発性心臓腫瘍として粘液腫に次いで多い
  - 40％ が血管肉腫その大半が右房に発生
  - そのほかには未分化肉腫，悪性線維性組織球腫，平滑筋肉腫，線維肉腫，横紋筋肉腫，脂肪肉腫，骨肉腫など
  - 心膜中皮腫は心タンポナーデを引き起こす
  - 原発性リンパ腫は通常，免疫不全患者に生じる
  - 手術適応は，単発で遠隔転移がなく，心膜進展がない例．遠隔転移陽性例では急性心不全の程度と遠隔転移によっては姑息的腫瘍切除を考慮．完全切除例でも姑息的で予後不良である．一般に放射線療法や化学療法も予後を改善しない
- 転移性腫瘍（ほとんどの心臓腫瘍は転移性腫瘍である）
  - 頻度が高いのは肺癌，乳癌，軟部肉腫，腎癌からの転移
  - ほかには悪性黒色腫，白血病，およびリンパ腫
  - 手術適応は原発巣が制御できており，単発で心腔を閉塞する症例，あるいは疼痛解除が期待できる症例

▌心臓外傷

- 胸部外傷による心損傷は，受傷機転から鋭的または穿通性心外傷と鈍的または非穿通性心外傷に分けられる．Karrel ら 1,802 例の報告では，損傷部位は右心室 765 例（42％），左心室 594 例（33％），右心房 277 例（15％），左心房 105 例（6％），心囊内大血管 61 例（4％）の順で，複数の chamber の損傷は約 1/3 に達していた．
- 穿通性心外傷
  - 心タンポナーデか血胸で発症
  - 穿通性外傷の救命には，早期の心膜切開による心タンポナーデの解除と損傷部位の修復
- 非穿通性心外傷

- ・心膜損傷，心筋挫傷，心自由壁・腱索・乳頭筋・弁の破裂，冠動脈損傷に分類
- ・心筋挫傷が最も多い．心外膜の点状出血から広範囲の心筋壊死まで多様．種々の不整脈の原因にもなる

■ 収縮性心外膜炎

- 長時間持続した炎症により心膜が癒着肥厚をきたし，石灰化をきたす
- 以前多かった結核性のものは減少し，慢性ウイルス性心膜炎が原因として増加
- 放射線療法後の発症例．冠動脈バイパス術または弁置換術の0.2〜0.3%に収縮性心膜炎が発症
- 本症の心機能異常は，肥厚した心膜に包まれた心室の拡張障害で，右室に著明
- 心筋に病変がおよび心収縮能が低下することがある
- 診断には心外膜の肥厚（≧5 mm），心外膜の石灰化が拘束型心筋症との鑑別ポイント
- 心膜炎は進行性で自然寛解は期待できない．症状があれば早期に手術
- 手術効果は永続的，剥離は左室側から
- 予後不良因子は NYHA 分類Ⅳ度，右室拡張末期圧の高値，腎機能障害，放射線治療後の収縮性心膜炎

■ 心内異物とカテーテル損傷

- カテーテル遺残[2]
- ・迷入部位：肺動脈（33%），大静脈系（25%），右室（18%），右房（15%），肺の末梢（4%）
- ・右房・右室の穿孔，敗血症，不整脈，心内膜炎，肺血栓塞栓症，上大静脈症候群，真菌性肺動脈瘤など重篤な合併症がみられる
- ・右室遺残の半数に重篤な合併症が多いため静脈系から右室に移動する前に摘出すべき
- ・遺残カテーテルの強固な癒着が考えられるときは外科的介入を考慮
- カテーテルによる損傷

・心タンポナーデ（あらゆるカテーテルの心内操作中に発生する）
・冠血管損傷（入口部解離，冠動脈解離，血栓，debris 塞栓，冠攣縮）
・弁損傷

参考文献
1) Hugh DA et al：Moss & Adams' Heart Disease in Infants, Children, and Adolescents：Including the Fetus and Young Adult(8th ed). Lippincott Williams & Wilkins, Philadelphia, 2013：1551-1554
2) Richardson JD：Experience with twenty cases and collective review. Am J Surg 128：722-727, 1974
3) 川島康生（編）：心臓血管外科．朝倉書店，2000

（星野康弘）

II-6

マスターポイント

✦ 不整脈に対する心臓外科的な治療介入の概要を理解する
✦ 術後に起きうる変化，特徴について理解する

■ 代表的な不整脈手術

　手術法の詳細についてはここでは割愛し，本項では不整脈手術後に起きうる特徴的な事項に特化して解説する．また，不整脈手術といっても日常臨床で見るのは，①心房細動に対する治療としての手術，②術後徐脈時のバックアップのための一時的ペーシング，がほとんどであるためこれに絞る．

(1) 心房細動に対する外科療法

● Maze 手術（図1）

　古典的な切開縫合を置く Maze 手術よりも，近年は冷凍凝固を行う Cryo-Maze が普及している．また，高周波焼灼を用いたデバイス（AtriCure 社）も出てきている．いずれの方法もリエントリー回路を断つという原則に基づいている．

● 左心耳閉鎖

　心房細動時の血栓の主要母地となる左心耳を閉鎖する手技を術中に追加する例がある．また，近年は左心時閉鎖を単独で行う術式もある．方法としては，心外膜側からの結紮，左房側からの縫合閉鎖，切除，クリップによる閉鎖，（経皮的）デバイスによる閉鎖，などがある．

(2) 一時的ペーシングリード留置

　心外膜にリード（電極）を留置し，術後に徐脈性不整脈が生じた際などに一時的ペーシングを行う．（右）心房，（右）心室に留置するものと，floating lead といって心嚢内に固定せずにおくタイプがある．

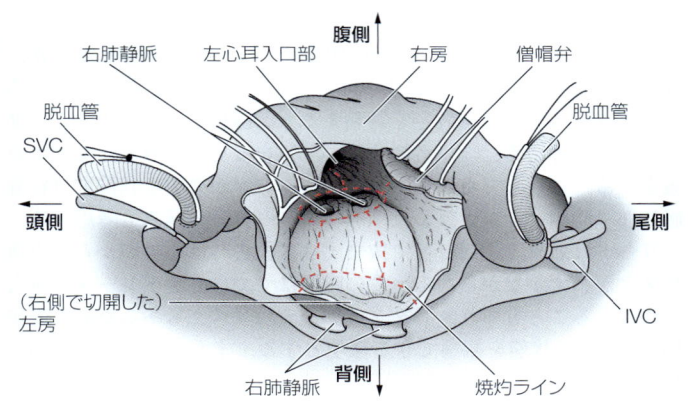

図1　Maze 手術〔PV isolation（左房）〕

ワンポイントアドバイス　手術の目的を意識する

・Maze は rhythm control
・左心耳閉鎖は脳梗塞予防
・一時ペーシングリードは徐脈時のバックアップ

■各手術後に留意すべき点

（1）Maze 手術

　術直後は心房細動のままのことも多いが，多くは時間経過とともに洞調律に復帰する．術後に洞不全や房室ブロックをきたす場合や，右房峡部の焼灼が不十分の際に心房頻拍が起こることもある．ペースメーカーを要する場合もある．

（2）左心耳閉鎖

　左心耳が正しく閉鎖されていれば，左心房内血栓による血栓塞栓症の危険性はきわめて低くなる．切除やクリップの確実性は高いが，単純結紮の場合は再疎通のリスクがあることに留意する．また，術後の画像評価の際に左心耳を閉鎖していること，およびその方法を検者に伝達する（異物がある，と勘違いされる場合がある）．

(3) 一時的ペーシングリード

　徐脈時にはペーシングが循環動態を保つために重要となるが，リードの位置や接触などによりペーシングが不良となる場合がある．①ペースメーカー設定を調整する，②陽極陰極を交換する，他のリードに替える，③患者の体位（姿勢）を変更してみる，などの対策をとる．これらでも改善せず，ペーシングが必要な状況では経静脈的な一時ペーシング，またはペースメーカー植込みも考慮する．

　リードは通常1週間ほどで抜去する．抜去時は心外膜からの出血リスクがわずかながらある．この時期はすでに心嚢ドレーンも抜去されていることもあり，心タンポナーデのリスクもあるため抜去後1時間ほどは状態を観察できる環境とする．また，抗凝固が開始されている場合は，PT-INR＜2.0 で抜去する．2以上の場合は調整して，下がってから抜去する．

参考文献
1) Kouchoukos NT, et al：Kirklin／Barratt-Boyes Cardiac Surgery（4th ed）. Elsevier, Philadelphia, 2013

（井上嶢文）

8 重症心不全

1）補助人工心臓

マスターポイント
- ✦ 補助人工心臓の種類を理解する
- ✦ 植込み型補助人工心臓の適応を理解する
- ✦ 補助人工心臓装着の目的を理解する

■ 人工心臓とは
- 心臓のポンプ機能を代替する医療機器
- 「完全置換型人工心臓（TAH：total artificial heart）」心臓を切除し同所性に植込まれる（わが国では未導入，本項では詳述しない）
- 「補助人工心臓（VAD：ventricular assist device）」自己心を温存して心臓のポンプ機能の一部を補う（臨床成績が良好）

　わが国では心臓移植待機期間がきわめて長いため，補助人工心臓を装着して移植を待つ患者が大半であり，心臓移植治療と補助人工心臓治療とは密接な関係にある．

■ 補助人工心臓の種類
（1）補助するのが左心系か右心系か？
- 左心補助の VAD：LVAD
　通常は左室心尖部（時に左房）脱血，上行（時に下行）大動脈送血．
- 右心補助の VAD：RVAD
　右房または右室脱血，肺動脈送血．
- 両心補助の VAD：BiVAD
　上記の組み合わせ．

(2) ポンプ本体が体内か体外か？

- 経皮的補助人工心臓（percutaneous VAD）
  - Impella 2.5® および Impella 5.0®（Abiomed 社）が 2017 年 9 月に保険収載
  - 短期間の左心補助デバイス
- 体外設置型補助人工心臓（paracorporeal VAD, extracorporeal VAD）
  - ポンプ本体を体外に置く
  - ニプロ VAD（ニプロ社）と小児用の EXCOR®（Berlin Heart 社）の 2 機種がわが国で保険適用（2019 年 1 月現在）．
  - 急性・慢性の重症心不全に対して装着
- 植込み型補助人工心臓（implantable VAD）

  長期（数か月〜数年）の使用を想定，ポンプ本体を体内（胸腔内/腹腔内/腹壁下）に設置する．わが国では 2011 年 4 月に初めて保険収載．心臓移植までの橋渡し治療（BTT：bridge to transplantation）としての位置づけで，心臓移植適応認定を受けていることが保険適用の条件．心臓移植適応に準じた適応基準であり〔「心臓移植」の項（354 頁）を参照〕，装着適応年齢は 65 歳未満．実施基準に適応疾患，実施施設，実施医に関する規定が示されている（表1）[1]．植込み型補助人工心臓は J-MACS レジストリーに全例登録が義務づけられている．

- 植込み型補助人工心臓の機種
  - 軸流ポンプ（非拍動流型）
  Jarvik 2000（Jarvik Heart 社）（図 1A）
  HeartMate Ⅱ（Abbott 社）（図 1B）
  - 浮上型遠心ポンプ（非拍動流型）
  EVAHEART2（サンメディカル技術研究所）（図 1C）
  HVAD（Medtronic 社）　2018 年 11 月保険収載（図 1D）
  DuraHeart（Terumo 社）　2017 年 3 月で新規植込み終了

▌補助人工心臓装着の目的

- BTT（bridge to transplantation）：心臓移植への橋渡し
- BTB（bridge to bridge）：別のデバイスへの橋渡し
- BTR（bridge to recovery）：心機能回復までの循環補助手段

表1　植込み型補助人工心臓実施基準

適応基準		
対象	疾患，病態	心臓移植適応基準に準じた末期的重症心不全で，対象となる基礎疾患は，拡張型および拡張相肥大型心筋症，虚血性心筋疾患，弁膜症，先天性心疾患，心筋炎後心筋症などが含まれる．
選択基準	心機能	NYHA：クラスⅢ～Ⅳ(Ⅳの既往あり)．
	ステージ	D(重症の構造的疾患があり，最大限の内科治療にもかかわらず，安静でも明らかな心不全症状がある患者)．
	薬物治療	ジギタリス，利尿薬，ACE阻害薬，ARB，硝酸塩，β遮断薬などの最大限の治療が試みられている．
	強心薬，補助循環	ドブタミン，ドパミン，エピネフリン，ノルエピネフリン，PDE3阻害薬などに依存，またはIABP，体外設置型補助人工心臓などに依存．
	年齢	65歳以下が望ましい(身体能力によっては65歳以上も考慮する)．
	BSA(体表面積)	システムにより個別に規定．
	血行動態	stage D，NYHA クラスⅣの既往．
	条件	他の治療では延命が望めず，また著しくQOLが障害された患者で，治療に参加することで高いQOLが得られ，長期在宅治療が行え，社会復帰が期待できる患者．
	治療の理解	補助人工心臓の限界や併発症を理解し，家族の理解と支援が得られる．
除外基準	感染症	重症感染症．
	呼吸器疾患	・重度のCOPD． ・高度の肺高血圧症． ・30日以内に発症した肺動脈塞栓症．
	循環器疾患	・開心術後早期(2週間程度)． ・治療不可能な腹部動脈瘤や重度の末梢血管疾患． ・胸部大動脈瘤*，心室瘤*，心室中隔破裂． ・中等度以上の大動脈弁閉鎖不全症*，大動脈弁位機械弁*． ・胸部大動脈に重篤な石灰化． *経験数の多い施設において，手術リスクを高めることなく同時手術により修復可能と判断されるものは除外とならない．
	神経障害	・重度の中枢神経障害． ・薬物中毒またはアルコール依存の既往． ・プロトコールに従えない，あるいは理解不能と判断されるほどの精神神経障害．
	その他の臓器不全	・重度の肝臓疾患． ・重度の出血傾向，高度慢性腎不全，慢性腎不全による透析症例，癌などの生命予後不良な悪性疾患，膠原病などの全身性疾患，インスリン依存性重症糖尿病．
	妊娠	妊娠中．
	その他	著しい肥満，輸血拒否など施設内適応委員会が不適当と判断した症例．

(つづく)

表1 （つづき）植込み型補助人工心臓実施基準

施設基準	
1. 施行実績	心臓血管外科を標榜している病院であること.
2. 手術実績	開心術症例が年間 100 例以上であること.
3. 施設認定	心臓血管外科専門医認定修練基幹施設であること.
4. 補助人工心臓実績	補助人工心臓の装着手術実績が過去 5 年間に 3 例以上あり，うち 1 例はその後連続して 90 日以上の管理を行い，その間にベッド外でのリハビリを行った経験があること．心臓移植実施施設あるいは実施施設と密接に連携を取れる施設であること．（連携とは，適応判定，植込み型補助人工心臓装着手術ならびに装着後管理の指導ならびに支援が受けられる条件にあることを意味する.）
5. 常勤医	1 名以上の実施医基準を満たす常勤医がいること.
6. 施設内委員会	補助人工心臓装着の適応を検討する循環器内科医を含めた施設内委員会が組織されていること.
7. チーム医療	装着患者を統合的に治療，看護する体制が組めること.
8. 在宅治療	患者の在宅治療管理体制が組め，緊急対応が取れること.

実施医基準	
1. 専門医資格	心臓血管外科専門医または日本胸部外科学会指導医，日本心臓血管外科学会国際会員であること.
2. 学会資格	専門医資格条件に含む.
3. 研修義務	使用する植込み型補助人工心臓システムについての研修プログラムを受講していること.
4. 手術経験	3 例の補助人工心臓装着手術経験を持つこと.

〔（http://www.jacvas.com/ より）〕

- BTC（bridge to candidacy）：補助人工心臓を装着し，臓器機能の回復を待ってから心臓移植登録を行う
- BTD（bridge to decision）：（通常一時的）補助人工心臓を装着し，心臓移植適応の有無を判断する
- DT（destination therapy）：心臓移植を最終形とするのではなくVAD 装着状態を最終形とする考え方．欧米ではすでに主流であり，わが国でも治験が終了して近く保険医療として認められるようになる見通し

補助人工心臓装着の対象となる病態

- 急性および慢性の重症心不全（INTERMACS/J-MACS Profile 1〜3）（表2）
拡張型心筋症，拡張相肥大型心筋症などの心筋症

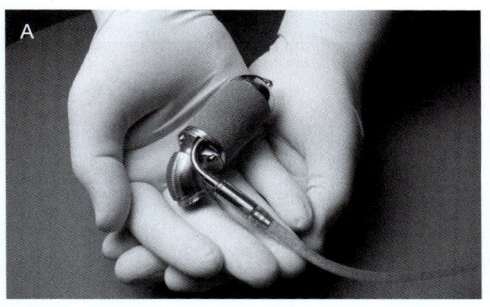
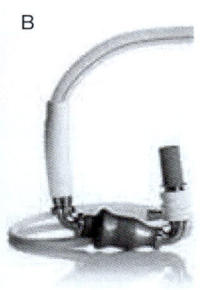
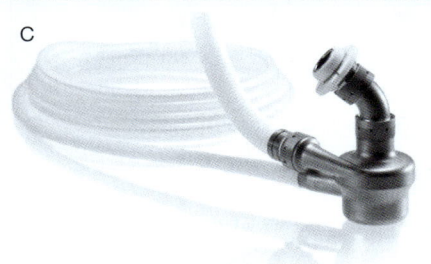
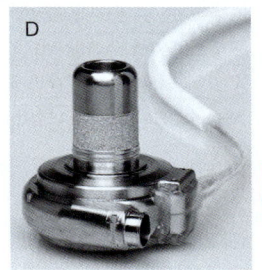

図1　植込み型補助人工心臓の機種
A：Jarvik 2000　B：HeartMate Ⅱ
C：EVAHEART2　D：HVAD

- 急性心筋梗塞後ポンプ失調，先天性心疾患およびその術後の心不全，心臓弁膜症
- 心筋炎（急性・劇症型），心筋炎後心筋症，そのほか2次性心筋症，難治性不整脈

補助人工心臓の術後管理の特徴

- 植込み型補助人工心臓では非拍動流で脈圧が小さいため，収縮期圧ではなく平均動脈圧で循環を評価する．平均動脈圧は50〜80 mmHg が望ましく，85 mmHg を超えると高血圧とみなす
- 右心機能低下症例では管理に難渋する．肺血管拡張薬（一酸化窒素吸入，PDE 3 阻害薬静注，PDE 5 阻害薬内服）が効果的であることが多い

表2 INTERMACS/J-MACS Profiles

レベル	INTERMACS	J-MACS	INTERMACS の ニックネーム	VAD 適応 決定までの 時間
1	Critical cardiogenic shock	重度の心原性 ショック	Crash and burn	hours
2	Progressive decline	進行性の衰弱	Sliding fast	days
3	Stable but inotrope dependent	安定した強心薬 依存	Dependent stability	few weeks
4	Resting symptoms	安静時症状	Frequent flyer	months
5	Exertion intolerant	運動不耐容	House-bound	
6	Exertion limited	軽労作可能状態	Walking wounded	
7	Advanced NYHA Ⅲ	安定状態		

AHA/ACC [Stage A] [Stage B] [Stage C] [Stage D]
　　　　NYHA 　　　Ⅰ　　　Ⅱ Ⅲ　　　Ⅳ
INTERMACS/J-MACS 　　7 654 3 2 1
心臓移植医学的緊急度 　　　　　2　 1
〔(http://www.uab.edu/intermacs/)および(http://www.info.pmda.go.jp/kyoten_kiki/track.html)より〕

- 血液の吸い込みに起因する心室性不整脈が発生しうる(サッキング)．補助人工心臓ポンプの流量を下げる，β 遮断薬を投与(増量)する，などで対応する

▌補助人工心臓装着後の合併症・問題点

- 外科的処置に付随するもの：出血・創痛・創感染
- 術前の循環不全によるもの：低栄養，肝・腎機能障害
- 当該治療に独特のもの：デバイス感染・抗凝固療法関連合併症，特に脳血管障害(脳出血・脳梗塞など)を含む血栓塞栓症
- 軸流ポンプで特に関与が指摘されるフォン・ヴィレブラント(von Willebrand)因子欠乏症(消化管出血など)
- デバイス不具合(機械的トラブル，ポンプ内血栓によるポンプ機能不全と溶血)
- 補助されていない右心の機能不全からくる右心不全
- 大動脈弁閉鎖不全の増悪による左心不全

▌植込み型補助人工心臓の在宅管理

　合併症のない植込み型補助人工心臓患者は在宅移植待機が可能であり，すみやかな自宅復帰の実現が望ましい．その一方で，24 時間365 日，常に患者の近くに介護者が帯同することができる態勢を求められている．また，患者本人が機器使用法に習熟している必要があるが，さらに介護者も同様に機器について十分な知識をもつことが要求される．自動車の運転は禁止されている．

▌植込み型補助人工心臓治療の遠隔成績

　J-MACS レジストリーの報告から，1 年生存率 90％，2 年生存率86％である．国際レジストリーである INTERMACS の報告よりも良好な成績である[2].

▌補助人工心臓の終末期医療

　合併症を生じ生活の質が低下した，いわゆる終末期の患者における補助人工心臓治療の継続方針については，多職種で構成されるハートチームによる検討を必要とする．

参考文献

1) 日本循環器学会/日本心臓血管外科学会合同ガイドライン（2011-2012 年度合同研究班報告）「重症心不全に対する植込型補助人工心臓治療ガイドライン」（http://www.j-circ.or.jp/guideline/pdf/JCS2013_kyo_h.pdf）
2) 2018 年補助人工心臓レジストリー（https://www.jacvas.com/adoutus/registry/）

（縄田　寛）

2) 心臓移植

マスターポイント

- ✦ 心臓移植の適応病態を理解する
- ✦ 心臓移植の予後を知る
- ✦ 多職種で構成される心不全ハートチームの重要性を理解する

注）移植臓器の提供者をドナー，臓器提供を受ける者をレシピエントと記す.

心臓移植の歴史

世界初の心臓移植：1967 年 12 月（南アフリカ）

日本初の心臓移植：1968 年 8 月（札幌医科大学）

臓器移植法（1997 年 10 月施行）のもとでのわが国の心臓移植 1 例目：1999 年 2 月（大阪大学）

2010 年 7 月の改正臓器移植法施行後，実施数が増加傾向，現在は年間 50〜60 例

世界的には現在は年間 5,000〜6,000 例，うち半数弱が北米

心臓移植適応（レシピエントの適格性）

心臓移植の適応疾患

「従来の治療法では救命ないし延命の期待がもてない以下の重症心疾患」

Ⅰ. 拡張型心筋症，および拡張相の肥大型心筋症

Ⅱ. 虚血性心筋疾患

Ⅲ. その他（日本循環器学会および日本小児循環器学会の心臓移植適応検討会で承認する心臓疾患）

心臓移植の適応条件

1. 不治の末期的状態にあり，以下のいずれかの条件を満たす場合

   a. 長期間または繰り返し入院治療を必要とする心不全

b. β 遮断薬および ACE 阻害薬を含む従来の治療法では NYHA Ⅲ度ないしⅣ度から改善しない心不全
  c. 現存するいかなる治療法でも無効な致死的重症不整脈を有する症例
2. 年齢は 65 歳未満が望ましい
3. 本人および家族の心臓移植に対する十分な理解と協力が得られること

心臓移植の除外条件

Ⅰ. 絶対的除外条件
  a. 肝臓，腎臓の不可逆的機能障害
  b. 活動性感染症（サイトメガロウイルス感染症を含む）
  c. 肺高血圧症（肺血管抵抗が血管拡張薬を使用しても 6 Wood 単位以上）
  d. 薬物依存症（アルコール性心筋疾患を含む）
  e. 悪性腫瘍
  f. ヒト免疫不全ウイルス（HIV）抗体陽性

Ⅱ. 相対的除外条件
  a. 腎機能障害，肝機能障害
  b. 活動性消化性潰瘍
  c. インスリン依存性糖尿病
  d. 精神神経症（自分の病気，病態に対する不安を取り除く努力をしても，なんら改善がみられない場合に除外条件となることがある）
  e. 肺梗塞症の既往，肺血管閉塞病変
  f. 膠原病などの全身性疾患

（日本循環器学会心臓移植委員会 HP より）

心臓移植希望者（レシピエント）選択

次に挙げる項目を判断材料とする.

①ABO 式血液型，②体重（サイズ），③前感作抗体の有無，④CMV 抗体の有無，⑤HLA 型，⑥虚血許容時間

(1) 優先順位

適合条件に合致するレシピエントが複数存在する場合には，第一に以下に述べる，①が優先され，それ以降の優先順位は，②から⑤までを勘案して決定する.

①親族

臓器の移植に関する法律第6条の2の規定に基づき，親族に対し臓器を優先的に提供する意思が表示されていた場合には，当該親族を優先する.

②医学的緊急度

定義：

Status 1：次の（ア）から（エ）までのいずれか1つ以上に該当する状態

　（ア）補助人工心臓を装着中の状態

　（イ）大動脈内バルーンパンピング（IABP），経皮的心肺補助装置（PCPS）又は動静脈バイパス（VAB）を装着中の状態

　（ウ）人工呼吸管理を受けている状態

　（エ）ICU，CCU 等の重症室に収容され，かつ，カテコラミンなどの強心薬の持続的な点滴投与を受けている状態

　　＊カテコラミンなどの強心薬には PDE 阻害薬なども含まれる

　　＊ただし，18歳未満に限り，重症室に収容されていない場合であって，カテコラミンなどの強心薬の持続的な点滴投与を受けている状態も含まれる（この状態で待機中に18歳以上となったときには，（ア）から（ウ）までのいずれかに該当しない限り，Status 2 とする）

Status 2：待機中の患者で，上記以外の状態

Status 3：Status 1, Status 2 で待機中，除外条件（感染症など）

を有する状態のため一時的に待機リストから削除された状態

　Status 1, Status 2 の順に優先する. また, Status 3 への変更が登録された時点で, 選択対象から外れる. 除外条件がなくなり, Status 1 または Status 2 へ再登録された時点から, レシピエントとして選択対象となる.

③年齢

④ABO 式血液型

⑤待機期間　以上の条件が全て同一のレシピエントが複数存在する場合は, 待機期間の長い者を優先する.

(厚生労働省の HP より抜粋, 一部改変)

■ 心臓移植待機中の非薬物的治療

　2018 年時点での Status 1 での待機日数は 3～4 年と超長期にわたるため, 大半の患者が補助人工心臓(VAD)を装着し, 機械的循環補助のもとでの心臓移植待機状態にある. 多くは, 心臓移植適応が認められれば保険適用となる植込み型左心補助人工心臓を装着するが, 高度右心不全状態も合併する場合には右心補助装置の装着が必要な場合もある.

　植込み型除細動器(ICD)や心室再同期療法(CRT), 呼吸補助(CPAP や ASV)を導入されている場合もある. 心臓リハビリテーションを導入して心臓移植までの待機期間中に運動耐容能の維持・改善をはかることは重要である.

■ ドナー管理

　脳死判定の方法については成書に譲るが, ドナーコーディネーター組織である日本臓器移植ネットワークのアレンジのもと 2 回の脳死判定が 6 歳以上で 6 時間以上, 6 歳未満では 24 時間以上の間隔を設けて行われる. この 1 回目と 2 回目の脳死判定の間に「メディカルコンサルタント」とよばれる移植に携わる医師がドナーの臓器の評価を行うとともに, ドナーの血行動態などの管理について担当医に助言を行っている.

心臓移植手術

- わが国では多くの場合，レシピエントは手術歴を有するため，ドナー心摘出手術とのタイミングを合わせて再開胸・癒着剥離を行い，ドナー心が届けられたら人工心肺装着下にレシピエントの心臓を摘出できるようにしておく
- 左心系は左心房と上行大動脈，右心系は右房または上下大静脈と肺動脈主幹部での吻合になる．Lower-Shumway 法（右房で吻合）（図 1A，B）と bicaval 法（上下大静脈で吻合）があり，わが国では Kitamura らの考案した modified bicaval（図 1C，D）法が多い

心臓移植後急性期合併症

- primary graft failure
- （超）急性拒絶
- 右心不全
- 心タンポナーデ
- 不整脈
- 他

心臓移植後の管理

　免疫拒絶に対して免疫抑制剤を投与するが，免疫抑制が効きすぎると感染のリスクが上昇するため，免疫抑制と感染とのバランスを取る必要がある．

(1) 免疫抑制剤
- カルシニューリン阻害薬（シクロスポリン，タクロリムス）
- 核酸合成阻害薬（ミコフェノール酸モフェチル）
- mTOR 阻害薬（エベロリムス）
- ステロイド製剤
- その他の免疫抑制剤（生物製剤）

(2) 感染症予防
- 抗菌薬
- 抗真菌薬
- 抗ウイルス薬（サイトメガロウイルス感染対策は重要）

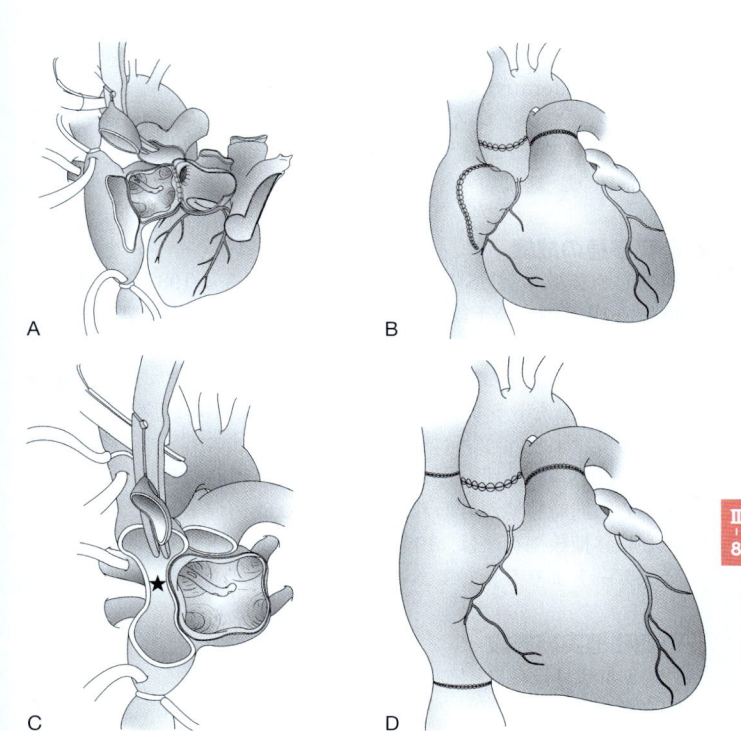

図1　心臓移植手術2種類
A，B：Lower-Shumway 法．右房と右房を吻合する
C，D：modified bicaval 法．上大静脈同士，下大静脈同士を吻合する．レシピエントの上下大静脈間の連続性（図Cの★部分）を残して，心臓を摘出するのが"modified"でわが国から提唱された術式

▍遠隔期の合併症

- 急性拒絶反応（ACR：acute cellular rejection）
  T細胞による免疫拒絶．rule out のために定期的に心筋生検を施行する必要がある．
- 抗体関連型拒絶反応（AMR：antibody-mediated rejection）
- 移植心冠動脈病変（CAV：cardiac allograft vasculopathy）
  慢性の拒絶プロセスといわれている．

- 悪性腫瘍，移植後リンパ増殖性疾患（PTLD：post-transplant lymphoproliferative disorder）
  サイトメガロウイルス，エプスタイン-バー（Epstein-Barr）ウイルスなどの感染が関連するとされる．
- 腎機能障害，糖尿病

▮ 心臓移植の成績

- 国際心肺移植学会（ISHLT）レジストリーにみる 1982 年以降の心臓移植 10 万例余の予後曲線からは，移植後 6 か月間に急激な生存率の低下がみられる後は，15 年後付近までは直線的に生存率が低下している．全体の移植後生存期間中央値は 11 年であり，移植後 1 年間生存したレシピエントの生存期間中央値は 14 年[1]
- わが国では 1999 年 2 月に行われた臓器移植法のもとでの第 1 例目以来，2018 年 10 月末までに 400 例あまりの心臓移植，および 3 例の心肺同時移植が行われた．わが国の 2016 年 6 月までの 284 例の心臓移植後生存率は，10 年 89.6％，15 年 81.8％であり，ISHLT 登録データよりも良好である[2]

▮ 心臓移植実施施設

（2018 年 6 月現在）11 施設．

国立循環器病研究センター，大阪大学医学部附属病院，東京女子医科大学病院，東京大学医学部附属病院，東北大学病院，九州大学病院，北海道大学病院，埼玉医科大学国際医療センター，岡山大学病院，名古屋大学医学部附属病院，千葉大学医学部附属病院．

参考文献
1) Lund, LH. et al：The registry of the International Society for Heart and Lung Transplantation：thirty-first official adult heart transplant report--2014；focus theme：retransplantation. J Heart Lung Transplant 2014；33：996-1008
2) Fukushima N, et al：Registry Report on Heart Transplantation in Japan（June 2016）. Circ J 2017；81：298-303

（縄田　寛）

III

呼吸器外科各論

1 肺癌

1）疫学

マスターポイント

✦ 肺癌の部位別罹患数・死亡数・生涯罹患率を理解する
✦ 喫煙による肺癌発生リスクを理解する
✦ 喫煙以外の肺癌発生リスクを理解する

▌肺癌の部位別罹患数・死亡数・生涯罹患率（図1）

- 世界および日本で肺癌は特に高い罹患率・死亡率を有する悪性腫瘍である
- わが国における部位別癌罹患数で肺癌は全癌罹患数 865,238 に対して，男性 76,914 人，女性 36,134 人である
- 肺癌による死亡者数は，全癌死（370,346 人）中，男性で第 1 位（53,208 人），女性で第 2 位（21,170 人）である
- 生涯罹患率に関して，肺癌になる割合は男性で 7.4 ％，女性で 3.1 ％となっている

▌喫煙による肺癌発生リスク

- 喫煙率は男性 30.1 ％，女性 7.9 ％である．男性はいずれの年齢階級でも減少傾向である．女性は 20 歳代から 40 歳代では近年減少傾向だが，50 歳代では増加傾向
- 肺癌患者のうち，喫煙者は男性 68 ％，女性 18 ％
- 非喫煙者に比べて喫煙者が肺癌になるリスクは男性で 4.4 倍，女性で 2.8 倍と高い
- 禁煙後は肺癌リスクが低下し，10〜19 年では 1.8 倍，20 年以上で非喫煙者とほぼ同様であり，禁煙年齢が低いほど効果が大きい

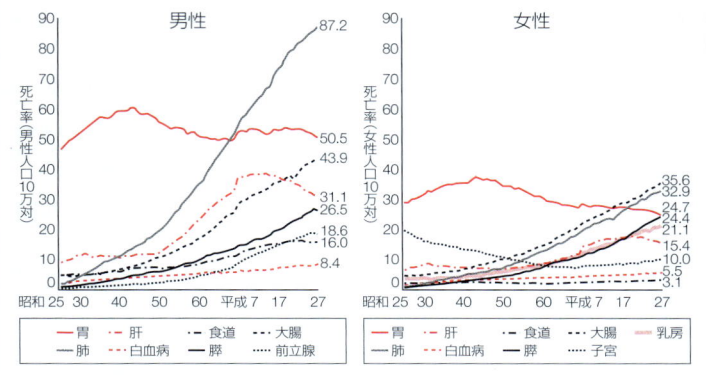

図 1　部位別にみた癌死亡率の年次推移

参考：平成 29 年我が国の人口動態：部位別にみた癌の死亡率の年次推移
平成 27 年：男性の癌の死亡数 21 万 9,508 人，死亡率（男性人口 10 万対）は 359.7
女性の癌の死亡数 15 万 838 人，死亡率（男性人口 10 万対）は 234.6

- 受動喫煙者は，受動喫煙がない者に比べて肺癌リスクは約 1.3 倍
  増加する
- 喫煙者は組織型別では，扁平上皮癌に関しては男性 12 倍，女性
  11 倍であるのに対し，腺癌に関しては男性 2.3 倍，女性 1.4 倍と
  少ない

▌喫煙以外の肺癌リスクファクター

- 大気汚染物質：PM 2.5，PM 10，ディーゼル排気ガスなど
- 化学物質：アスベスト，ヒ素，ベリリウム，シリカ，コールター
  ルなど

参考文献
1) 国立がん研究センターがん情報サービス「がん登録・統計」地域がん登録全国推計値
   2016
2) Katanoda K, et al：An updated report of the trends in cancer incidence and mortality
   in Japan. Jpn J Clin Oncol 2015；45：390–401
3) Wakai K, et al：Tobacco smoking and lung cancer risk：an evaluation based on a
   systematic review of epidemiological evidence among the Japanese population. Jpn J
   Clin Oncol 2006；36：309–324
4) 加茂憲一，他：日本人におけるがん生涯リスク評価．厚生の指標 2005；52：21–26
5) 日本肺癌学会：EBM の手法による肺癌診療ガイドライン．金原出版，2016

6) IARC : Tobaco Control : Reversal of Risk after Quitting Smoking. IARC Handbook of Cancer Prevention, Volume 11, 2007

7) Hori M, et al : Secondhand smoke exposure and risk of lung cancer in Japan : a systematic review and meta-analysis of epidemiologic studies. Jpn J Clin Oncol 2016 ; 46 : 942-951

8) Sobue T, et al : Cigarette smoking and subsequent risk of lung cancer by histologic type in middle-aged Japanese men and women : the JPHC study. Int J Cancer 2002 ; 99 : 245-251

（土屋武弘）

2）分子生物学

マスターポイント

✦ 代表的なドライバーミューテーションとその機構を理解する
✦ 主な分子標的薬の機構を理解する

　肺癌を含む悪性腫瘍は，遺伝子の異常が経時的・多段階的に蓄積することにより生じる．癌化にかかわる遺伝子として「癌遺伝子」，「癌抑制遺伝子」が知られている．

　癌遺伝子とは増殖促進を担い，変異の獲得により発癌を誘導する遺伝子である．肺癌の成因に関与する遺伝子として EGFR，ALK-EML4，ROS1，KRAS などがあり，近年 EGFR，ALK-EML4，ROS1 を標的とした分子標的治療薬が広く用いられる．

EGFR(Epidermal Growth Factor Receptor：上皮成長因子受容体)

(1) シグナル伝達経路・変異型 EGFR によるシグナル伝達機構・EGFR-TKI；ゲフィチニブ作用機序（図1）

(2) 疫学

　腺癌，アジア人，女性，非喫煙者で EGFR 変異が多いとされており，日本人は腺癌 47.9％，扁平上皮癌 4.6％で EGFR 変異を有する．

(3) EGFR-TKI 耐性

　多くの症例は EGFR-TKI 使用後約 1〜2 年で耐性を獲得し再発をきたす．最も頻度の多いものは，T790M であり 50〜60％を占める．

　T790M：EGFR の 790 番目のスレオニンがメチオニンに変異することで，ATP 結合部位に構造的変化が生じて EGFR-TKI(ゲフィチニブ，エルロチニブ)への親和性が低下して耐性を獲得する(図2)．

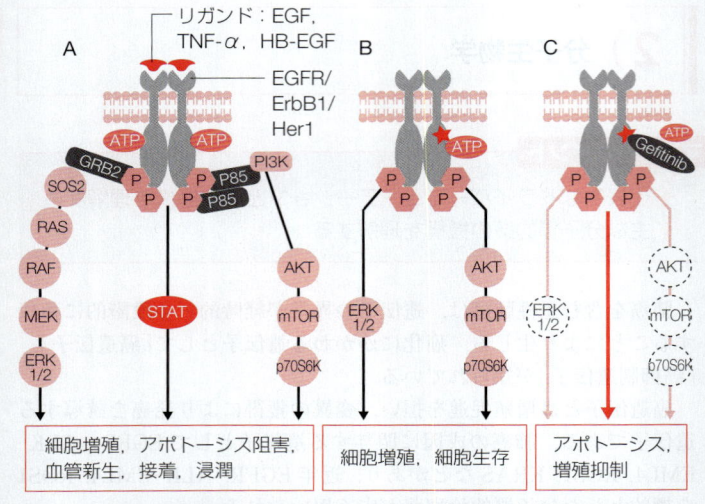

図1　シグナル伝達経路・変異型 EGFR によるシグナル伝達機構・EGFR-TKI；
**　　　　ゲフィチニブ作用機序**

A：EGFR は ErbB ファミリーに属している，1回膜貫通型の受容体型チロシンキナーゼ
　　である．EGF，TNF-α，HB-EGF などのリガンドが結合することで，EGFR 同士に
　　よるホモ二量体，あるいはほかの ErbB family とのヘテロ二量体が形成され，活性化
　　される．下流の Ras/Raf/MEK 経路，Jak/STAT 経路，PI3K/Akt 経路を活性化する
　　ことで細胞の増殖，生存を正に制御する．

B：EGFR のチロシンキナーゼ部位に活性型変異が生じることにより（del746-750 あるい
　　は L858R），リガンドが結合しない状態であっても，下流の経路を自律的に活性化し
　　て細胞の増殖，生存を促し癌化に至る．

C：EGFR-TKI は ATP 結合部位と競合的に結合することにより，リン酸化を阻害し，下
　　流シグナルを遮断する．その結果，増殖抑制やアポトーシスが誘導される．

(4) EGFR-TKIs

	一般名	商品名	主な副作用
第1世代	ゲフィチニブ	イレッサ®	皮疹・下痢・急性肺障害
第1世代	エルロチニブ	タルセバ®	皮疹・下痢・急性肺障害
第2世代	アファチニブ	ジオトリフ®	皮疹・下痢・急性肺障害
第3世代	オシメルチニブ	タグリッソ®	皮疹・下痢・急性肺障害

● アファチニブ：EGFR に加えて，HER2，HER4 も標的とするチロ
　シンキナーゼ阻害薬．第1世代と異なり，不可逆的に EGFR と結

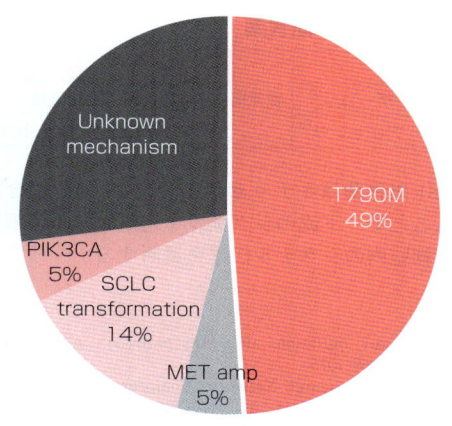

図2　EGFR-TKI 耐性獲得機構
（Sequist LV, et al：Genotypic and histological evolution of lung cancers acquiring resistance to EGFR inhibitors. Sci Transl Med 2011；3：75ra26 より引用・改変）

合する
- オシメルチニブ：T790M により耐性を獲得した症例に対して有効な第3世代 EGFR-TKI．使用に際しては，組織の再生検による T790M による耐性獲得の証明が必要となる

▌ALK-EML4
染色体短腕2番に存在する遺伝子 EML4 と ALK が転座の結果融合したもので，融合蛋白はきわめて強い発癌活性を有する．全肺腺癌の5%程度に ALK 遺伝子転座がみられる．

▌ROS1
ROS1 遺伝子と別の遺伝子が融合し ROS1 再構成が生じることで癌遺伝子として機能する．NSCLC のおよそ1%に ROS1 再構成が認められる．

(5) ALK 阻害薬，ROS1 阻害薬

一般名	商品名	主な副作用
クリゾチニブ	ザーコリ®	視覚障害（視力障害・視野欠損・複視など）
アレクチニブ	アレセンサ®	皮疹，味覚異常，Bil 上昇

　　ALK・ROS1 阻害薬はキナーゼドメインの ATP 結合部位に競合的に結合することで，下流のシグナルを遮断して腫瘍細胞の成長と生存に必要な細胞内のシグナル伝達を遮断する．

参考文献

1) Ding L, et al：Somatic mutations affect key pathways in lung adenocarcinoma. Nature 2008；455：1069-1075
2) Cancer Genome Atlas Research Network：Comprehensive molecular profiling of lung adenocarcinoma. Nature 2014；511：543-550
3) Olayioye MA, et al：The ErbB signaling network：receptor heterodimerization in development and cancer. EMBO J 2000；19：3159-3167
4) Carpenter G, et al：Epidermal growth factor. J Biol Chem 1990；265：7709-7712
5) Wells A：The epidermal growth factor receptor and its ligands. Cancer Treat Res 1989；47：143-168
6) Yarden Y, et al：Untangling the ErbB signaling network. Nat Rev Mol Cell Biol 2011；2：127-137
7) Graus-Porta D, et al：ErbB-2, the preferred heterodimerization partner of all ErbB receptors, is a mediator of lateral signaling. EMBO J 1997；16：1647-1655
8) Paez JG, et al：EGFR mutations in lung cancer：correlation with clinical response to gefitinib therapy. Science 2004；304：1497-1500
9) Lynch TJ, et al：Activating mutations in the epidermal growth factor receptor underlying responsiveness of non-small-cell lung cancer to gefitinib. N Engl J Med 2004；350：2129-2139
10) Kobayashi S, et al：EGFR mutation and resistance of non-small-cell lung cancer to gefitinib. N Engl J Med 2005；352：786-792
11) Sequist LV, et al：Genotypic and histological evolution of lung cancers acquiring resistance to EGFR inhibitors. Sci Transl Med 2011；3：75ra26
12) Cross DA, et al：AZD9291, an Irreversible EGFR TKI, Overcomes T790M-Mediated Resistance to EGFR Inhibitors in Lung Cancer. Cancer Discov 2014；4：1046-1061
13) Soda M, et al：Identification of the transforming EML4-ALK fusion gene in non-small-cell lung cancer. Nature 2007；448：561-566
14) Soda M, et al：A mouse model for EML4-ALK-positive lung cancer. Proc Natl Acad Sci USA 2008；105：19893-19897
15) Takeuchi K, et al：RET, ROS1 and ALK fusions in lung cancer. Nat Med 2012；18：378-381
16) Shaw AT, et al：Crizotinib in ROS1-rearranged non-small-cell lung cancer. N Engl J Med 2014；371：1963-1971

（土屋武弘）

3）組織分類と特徴

呼吸器外科手術を行うにあたり，肺癌組織分類はきわめて重要な情報であり，その特徴によって治療法が異なることがあるので，十分に理解することが必要である．肺癌組織分類の特徴は WHO による肺腫瘍の組織分類（第4版）（2015年4月改訂）に基づいて解説する．

第4版での改訂点

- 腺癌：優位な組織亜型を主たる診断名とした．上皮内腺癌，上皮内癌から浸潤癌になる前の癌が微小浸潤腺癌として分類された[3]
- 大細胞癌：定義が厳密になり，これまでの大細胞癌の多くは免疫組織化学的染色によって腺癌，扁平上皮癌と分類されるようになった
- 神経内分泌腫瘍：小細胞癌，大細胞神経内分泌癌，カルチノイドなどが含まれた
- STAS：spread through air spaces という概念が導入された[1]

腺癌：adenocarcinoma

肺胞上皮細胞マーカー（TTF-1，Napsin A）が陽性を示す．

- 前浸潤性病変：preinvasive lesions
  - ・異型腺腫様過形成（AAH：atypical adenomatous hyperplasia）通常5mm以下．多発することもある．
  - ・上皮内腺癌（AIS：adenocarcinoma *in situ*）（腫瘍径3cm未満）
  肺胞置換性増殖を示す．非粘液性，粘液性がある．ほとんどが非粘液性．腫瘍径が3cmを超える場合は，lepidic predominant adenocarcinoma と診断．完全切除例では5年生存率は100%
- 微小浸潤性腺癌（MIA：minimally invasive adenocarcinoma）（腫瘍径3cm以下）
  肺胞置換性増殖が優位で，浸潤径は5mm以下．非粘液性，粘液性がある．ほとんどが非粘液性．腫瘍径が3cmを超える場合や，浸潤径が5mmを超える場合は lepidic predominant adenocarcinoma と診断．完全切除例では5年生存率は100%．

表1　WHO による肺腫瘍の組織分類（第 4 版）

腺癌 adenocarcinoma
扁平上皮癌 squamous cell carcinoma
神経内分泌腫瘍 neuroendocrine tumours
大細胞癌 large cell carcinoma
腺扁平上皮癌 adenosquamous carcinoma
肉腫様癌 sarcomatoid carcinoma
分類不能癌 other and unclassified carcinomas
唾液腺型腫瘍 salivary gland-type tumours
乳頭腫 papillomas
腺腫 adenomas
間葉系腫瘍 mesenchymal tumours
リンパ組織球系腫瘍 lymphohistiocytic tumours
異所性起源の腫瘍 tumours of ectopic origin
他癌肺転移 metastases to the lung

● 浸潤性腺癌：invasive adenocarcinoma

5つの組織亜型の占める割合を5％刻みで記録．腫瘍内の各組織亜型の割合で最も優勢な組織亜型を優勢型とし，診断名とする．

・置換型腺癌：lepidic adenocarcinoma
・腺房型腺癌：acinar adenocarcinoma
・乳頭型腺癌：papillary adenocarcinoma
・微小乳頭型腺癌：micropapillary adenocarcinoma
・充実型腺癌：solid adenocarcinoma

微小乳頭型腺癌でリンパ節転移のない早期病変だとしても，微小乳頭状増殖の存在そのものが予後不良因子となる[5]．このように，肺腺癌組織亜型はその存在を正確に診断することが重要である．

● 特殊型腺癌：variants of adenocarcinoma

5つの組織亜型に分類される．①浸潤性粘液性腺癌，②粘液・非粘液混合腺癌，③コロイド腺癌，④胎児型腺癌，⑤腸型腺癌

STAS：spread through air spaces（図 1）

主に肺腺癌において腫瘍周囲の離れた肺胞腔内に拡がる腫瘍細胞のことである．微小乳頭状構造，充実性胞巣，孤立性腫瘍細胞の3つのパターンを認める．STASは腫瘍進展様式であり，肺内転移としない．STAS を含めた部分を腫瘍径として測定し

ない．STAS は新しい浸潤タイプとして考えられ，早期小型肺腺癌であっても，縮小手術をした際に再発リスク因子となる[4]．

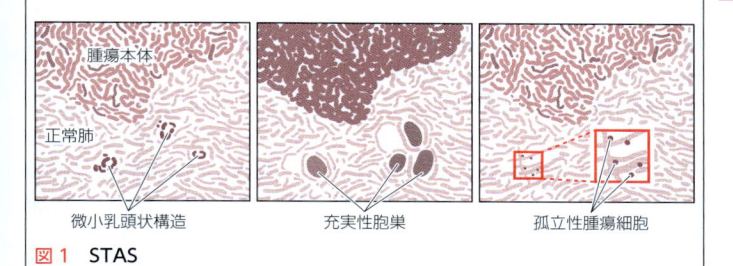

図 1 STAS

■ 扁平上皮癌：squamous cell carcinoma

角化型，非角化型，類基底細胞型に分類される．角化型の診断には HE 染色にて角化，細胞間橋を確認する必要がある．非角化型の診断には大細胞癌との鑑別のために扁平上皮癌マーカー（p40, p63, CK14, CK5/6 など）の免疫組織化学的染色にて発現を確認する必要がある．ほとんどの扁平上皮癌は中分化または低分化である．扁平上皮癌の割合は肺癌全体の 30% 程度．約半数が末梢に発生するとされている．

- 角化型扁平上皮癌：keratinizing squamous cell carcinoma
- 非角化型扁平上皮癌：non-keratinizing squamous cell carcinoma
- 類基底細胞型扁平上皮癌：basaloid squamous cell carcinoma
  類基底細胞の成分が 50% を超える場合にこの診断となる．ほかの非小細胞肺癌よりやや予後不良である．
- 前浸潤性病変：preinvasive lesion, squamous cell carcinoma *in situ*
  異形成（軽度・中等度・高度）と上皮内扁平上皮癌がある．

■ 神経内分泌腫瘍：neuroendocrine tumours

非小細胞肺癌に分類されていた大細胞神経内分泌癌，小細胞肺癌，カルチノイド腫瘍と別の分類になっていた組織を第 4 版から神経内分泌腫瘍のカテゴリーにまとめた．

- 小細胞癌：small cell carcinoma

小型細胞からなり，細胞質に乏しい．核分裂像が多い．神経内分泌マーカーが陽性．肺癌の15〜20％に認め，中枢に多く，末梢発生は少ない．リンパ節転移をきたした状態で発見される．リンパ節転移のない症例は手術適応．喫煙との相関がある．

- 大細胞神経内分泌癌（LCNEC：large cell neuroendocrine carcinoma）

大型の核と比較的豊かな細胞質をもつ．組織学的に神経内分泌形態（ロゼット）をもち，胞巣辺縁の柵状配列，胞巣中心壊死などに加え，神経内分泌マーカー（クロモグラニン A，シナプトフィジン，NCAM/CD56）が陽性の場合にこの診断となる．肺癌の3％程度．高齢者，男性，喫煙との関連がある．予後不良である[4]．

- カルチノイド腫瘍：carcinoid tumors

円形もしくは紡錘形の神経内分泌細胞からなる．低〜中間悪性度の上皮性腫瘍．肺癌の1％程度．中枢発生が多い．喫煙との相関は乏しい．予後は比較的良好．

　・定型カルチノイド：typical carcinoid

カルチノイド腫瘍の大部分を占める低悪性腫瘍．核分裂像が少ない．壊死がないことが異型カルチノイドとの鑑別点．

　・異型カルチノイド：atypical carcinoid

核分裂像が目立つか，壊死の存在する腫瘍．

- 前浸潤性病変：preinvasive lesions

びまん性特発性肺神経内分泌細胞過形成（DIPNECH：diffuse idiopathic pulmonary neuroendocrine cell hyperplasia）．カルチノイドの背景肺に偶然診断されることがある．

■ 大細胞癌：large cell carcinoma

未分化な非小細胞肺癌で，形態学的にも免疫組織化学的にも腺癌，扁平上皮癌，小細胞癌の性質を示さない腫瘍．第4版になり，これまで大細胞癌と診断されていた腫瘍の多くは腺癌もしくは扁平上皮癌に分類されるようになった．大細胞癌の割合は肺癌の約10％程度であり，喫煙との関連がある．

腺扁平上皮癌：adenosquamous carcinoma

　腺癌と扁平上皮癌の成分からなる．腫瘍内にそれぞれの成分が10%以上を占めるものと定義される．腺扁平上皮癌の割合は肺癌の約0.4〜4%程度．男性に多く，喫煙との関連が示唆される．

肉腫様癌：sarcomatoid carcinoma

- 多形癌：pleomorphic carcinoma
- 紡錘細胞癌：spindle cell carcinoma
- 巨細胞癌：giant cell carcinoma
- 癌肉腫：carcinosarcoma
- 肺芽腫：pulmonary blastoma

分類不能癌：other and unclassified carcinoma

- リンパ上皮腫様癌：lymphoepithelioma-like carcinoma
　高度のリンパ球浸潤を特徴とする．EBER1が腫瘍細胞の核内に証明される．EBウイルスの関与が証明されない場合は本腫瘍であると確定することはできない．
- NUT転座癌：NUT carcinoma
　2004年以降に新たに独立した疾患として同定された．小児，若年成人の腫瘍とされていたが，どの年齢にも発生しうる．NUT抗体を用いた免疫染色が診断上有用である．

唾液腺型腫瘍：salivary gland-type tumours（表2）

　唾液腺腫瘍に類似した腫瘍．気管・気管支腺に由来．
- 粘表皮癌：mucoepidermoid carcinoma
　中枢気管支に発生する（気管発生はまれ）．気管支内腔に結節状に突出し，表面は気管支粘膜に覆われているため，平滑である．30〜40歳代に好発．性差なし．喫煙と関連がない．肺腫瘍の1%未満．
- 腺様嚢胞癌：adenoid cystic carcinoma
　中枢気管支に発生することが多い．粘膜下の浸潤傾向や壁外進展を認めるため，気管支鏡や画像診断よりも浸潤していることがあり，しばしば切除断端，剝離面で腫瘍細胞陽性となることがある．40〜50歳代に好発する．性差なし．喫煙と関連がない．肺腫瘍の1%未満．

表2　唾液腺型腫瘍の特徴

	好発部位	好発年齢	発育パターン	長期予後
粘表皮癌 (mucoepidermoid ca.)	中枢〜末梢気管支	30〜40代	気管支腔内に結節状	比較的よい
腺様嚢胞癌 (adenoid cystic ca.)	中枢気管支が多い	40〜50代	粘膜下浸潤・壁外進展	比較的悪い

参考文献

1) Travis WD, et al(eds)：WHO Classification of Tumours of the lung, Pleura, Thymus and Heart, World Health Organization, 2015
2) 日本肺癌学会（編）：臨床・病理　肺癌取扱い規約（第8版）．金原出版，2017
3) Travis WD, et al：International association for the study of lung cancer/american thoracic society/european respiratory society international multidisciplinary classification of lung adenocarcinoma. J Thorac Oncol 2011；6：244-285
4) Kadota K, et al：Tumor Spread through Air Spaces is an Important Pattern of Invasion and Impacts the Frequency and Location of Recurrences after Limited Resection for Small Stage I Lung Adenocarcinomas. J Thorac Oncol 2015；10：806-814
5) Nitadori J, et al：Impact of micropapillary histologic subtype in selecting limited resection vs lobectomy for lung adenocarcinoma of 2 cm or smaller. J Natl Cancer Inst 2013；105：1212-1220
6) Nitadori J, et al：Immunohistochemical differential diagnosis between large cell neuroendocrine carcinoma and small cell carcinoma by tissue microarray analysis with a large antibody panel. Am J Clin Pathol 2006；125：682-692
7) Kumar V, et al：A Comparative Study of Primary Adenoid Cystic and Mucoepidermoid Carcinoma of Lung. Front Oncol 2018；8：153

（似鳥純一・佐藤雅昭）

4) TNM 分類とステージング（病期）

- ✦ TNM 分類および病期分類の意義について理解する
- ✦ 原発性肺癌における T 因子・N 因子・M 因子について理解する
- ✦ 原発性肺癌の TNM 分類および病期分類について理解する

TNM 分類とは？

- 悪性腫瘍の進行度を T（tumor：原発腫瘍の進展度），N（lymph node：所属リンパ節転移），M（metastasis：遠隔転移）ごとに分類したものである
- 治療前に CT などの画像所見から判断した臨床 TNM 分類（cTNM）・臨床病期（cStage）と，手術後の病理組織診断によって明らかとなる病理 TNM 分類（pTNM）・病理病期（pStage）を各症例で記載する必要がある
- TNM 分類の1つひとつには1つの病期（Stage）が対応する．TNM を明らかにし，病期を決め，治療方針の決定，治療効果の判定や生命予後の予測を行う．ここでは最新の UICC-TNM 分類および日本肺癌学会編『肺癌取扱い規約第8版』に基づいて示す

原発性肺癌の T，N，M 因子について

各分類の要約および TNM 分類・病期分類を（表1，2）に示す．

(1) T 因子

肺癌原発巣は細胞増殖のために次第に増大する．浸潤性に増殖するため，肺胸膜→壁側胸膜→胸壁や縦隔に進展する．腫瘍の最大径および浸潤部位によって T 分類が定められている．早期の肺腺癌では，癌細胞が肺胞構造を破壊することなく正常肺胞上皮細胞を置換し増殖することが多い．腺癌については，この置換型増殖部位の全体径を T 因子決定には用いず，中心部の浸潤型増殖を示す部分の径

表1　原発性肺癌の TNM 分類の要約

TX	潜伏癌
Tis	上皮内癌(carcinoma *in situ*)：肺野型の場合，充実成分径 0 cm かつ病変全体径≦3 cm
T1	充実成分径≦3 cm
T1mi	微少浸潤性腺癌：部分充実型を示し，充実成分径≦0.5 cm かつ病変全体径≦3 cm
T1a	充実成分径≦1 cm かつ Tis・T1mi に相当しない
T1b	充実成分径>1 cm かつ≦2 cm
T1c	充実成分径>2 cm かつ≦3 cm
T2	充実成分径>3 cm かつ≦5 cm，あるいは主気管支浸潤，臓側胸膜浸潤，一側部分または全体の無気肺・閉塞性肺炎
T2a	充実成分径>3 cm かつ≦4 cm
T2b	充実成分径>4 cm かつ≦5 cm
T3	充実成分径>5 cm かつ≦7 cm，あるいは壁側胸膜，胸壁，横隔神経，心膜への浸潤，同一葉内の不連続な副腫瘍結節
T4	充実成分径>7 cm　あるいは横隔膜，縦隔，心臓，大血管，気管，反回神経，食道，椎体，気管分岐部への浸潤，同側の異なった肺葉内の副腫瘍結節
N1	同側肺門リンパ節転移
N2	同側縦隔リンパ節転移
N3	対側肺門，対側縦隔，前斜角筋または鎖骨上窩リンパ節転移
M1	対側肺内の副腫瘍結節，胸膜または心膜結節，悪性胸水，悪性心囊水，遠隔転移
M1a	対側肺内の副腫瘍結節，胸膜結節，悪性胸水(同側・対側)，悪性心囊水
M1b	肺以外の一臓器への単発遠隔転移
M1c	肺以外の一臓器または多臓器への多発遠隔転移

〔日本肺癌学会(編)：臨床・病理　肺癌取扱い規約(第8版)．金原出版，2017 より引用〕
注) 「病変全体径」とはすりガラス成分と充実成分を合わせた最大径を，「充実成分径」とは充実成分の最大径を表す．

を T 因子決定のために用いる．腺癌における置換型増殖は CT 上すりガラス状陰影(GGO：ground glass opacity)として認識される．〔「GGO 肺癌」の項(386 頁)を参照〕

表2 病期とTNM分類

	N0	N1	N2	N3	M1a	M1b	M1c
Tis	0						
T1a (T1mi)	ⅠA1	ⅡB	ⅢA	ⅢB	ⅣA	ⅣA	ⅣB
T1b	ⅠA2	ⅡB	ⅢA	ⅢB	ⅣA	ⅣA	ⅣB
T1c	ⅠA3	ⅡB	ⅢA	ⅢB	ⅣA	ⅣA	ⅣB
T2a	ⅠB	ⅡB	ⅢA	ⅢB	ⅣA	ⅣA	ⅣB
T2b	ⅡA	ⅡB	ⅢA	ⅢB	ⅣA	ⅣA	ⅣB
T3	ⅡB	ⅢA	ⅢB	ⅢC	ⅣA	ⅣA	ⅣB
T4	ⅢA	ⅢA	ⅢB	ⅢC	ⅣA	ⅣA	ⅣB

〔Brierley JD, et al（eds）：TNM Classification of Malignant Tumours, 8th ed. JOHN WILEY & SONS, Hoboken, NJ, 2017 より引用〕

(2) N因子

　リンパ節転移の画像診断はCTで行う．肺門・縦隔所属リンパ節の短径が1cmを超える場合リンパ節転移と判断する．FDG-PET検査所見や縦隔鏡所見を診断の参考とする．

(3) M因子

　遠隔転移としては，胸膜・心膜播種や対側肺転移をM1a，胸腔外への単発転移をM1b，多発転移をM1cとする．

参考文献
1) Brierley JD, et al（eds）：TNM Classification of Malignant Tumours, 8th ed. JOHN WILEY & SONS, Hoboken, NJ, 2017
2) 日本肺癌学会（編）：臨床・病理　肺癌取扱い規約（第8版）．金原出版，2017

（中島　淳）

マスターポイント

✦ 術前に thin-slice CT，3DCT を確認する習慣を身につける
✦ 術前マーキング・マッピング法と，それぞれの特徴を理解する
✦ 術中区域間同定法を理解する

術前 thin-slice CT，3DCT

- 肺葉切除・区域切除の術前には thin slice CT で解剖（気管支，肺動静脈）を確認する習慣をつける
- 可能な限り 3DCT を作成し，立体的に肺とその脈管の構造を理解するよう努める

ワンポイントアドバイス　3D 画像を活用しよう！

特に肺区域切除については 3DCT の役割は重要である．放射線技師に依頼し病院のワークステーションで作成してもらう場合と，市販の機器で自分で作成する場合がある．3DCT はさまざまな角度から脈管や区域の解剖を検討することができ，きわめて有用である．一方，コンピューターの作成する画像を妄信してはならないのも事実であり，自己の解剖の知識に従いもとのCT を検討し，3DCT と「答え合わせ」することが重要である．コンピューターが間違える可能性，細かな枝を拾えない可能性を常に念頭に置く．術前に一定の時間を費やし解剖を検討すること自体が若手外科医にとっては重要なイメージトレーニングである．

術前マーキング・マッピング

- 微小肺癌（特に GGO など）や微小肺転移の術中同定は困難なこと

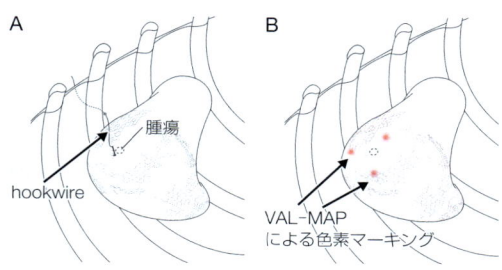

図1　マーキングとマッピングの違い
複数のマークを置くマッピングでは，肺表面に「座標」が設定されるため，マージンを考慮したより精密な切除が可能になる．

が多い
- 腫瘍径が腫瘍表面までの深さより小さくなると触診が困難になるとされる
- 確実な腫瘍同定・切除のためにマーキングは重要である．現在保険診療の範囲で実施可能なものとしては，①hookwire による CT ガイド下マーキング，②インジゴカルミンによる気管支鏡下マーキング*，③CT ガイド下に腫瘍直上の皮膚にマーキングし，術中にこれをもとに腫瘍位置を同定する方法
- CT ガイド下に hookwire を留置する方法は，CT ガイド下肺生検同様，空気塞栓の報告が多数あり，中には致命的な転帰を辿ったものもあるため避けるか慎重な実施と IC が必要

▌術中区域間同定法

現在，下記の方法が保険診療として実施可能である．

■含気虚脱ライン作成

手術中に，標的区域の気管支をクランプまたは切離した後で一度両肺換気にして標的区域以外を膨らませて含気虚脱ラインをつくり

---

*特に，複数の色素マーキングを置き reference point とすることで，腫瘍同定だけでなく適切な切離ラインの決定と十分なマージン確保を目指す方法は「肺マッピング」とよばれ，特にバーチャル気管支鏡を利用する方法を VAL-MAP（virtual-assisted lung mapping）とよんでいる（図1）．

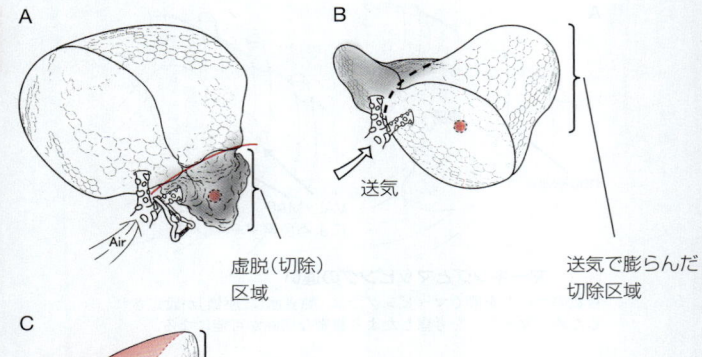

A

B

送気

虚脱（切除）
区域

送気で膨らんだ
切除区域

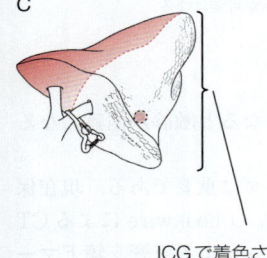

C

ICGで着色されない
切除区域

図2　術中区域間同定法

区域間を同定する方法（図2A）と，標的区域の気管支に選択的に送気（気管支鏡下または術野での標的気管支へのチューブ挿入＊＊）して含気虚脱ラインをつくる方法（図2B）がある．

■ **インドシアニングリーン（ICG）静注**

標的区域の肺動脈をクランプまたは切離したうえでICGを静注，赤外胸腔鏡を用いることで，ICGで灌流される標的区域以外の部分が蛍光発色し区域間を同定できる（図2C）．

■ **VAL-MAP**

前述の気管支鏡下マーキング（複数）を，目標区域の周辺に実施することで，区域切除時の切離ライン決定に用いることができる．ま

＊＊針による穿刺での送気は空気塞栓の報告があり，危険なので基本的に行わない．

表 1　各種区域間同定法の比較

方法	含気虚脱ライン		ICG 静脈投与による区域ライン	VAL-MAP 法
	切除区域虚脱	切除区域含気		
原理	目的気管支をクランプまたは切離した後で換気	目的気管支に jet ventilation などで送気	目的区域の肺動脈をクランプまたは切離し ICG 静注．赤外光胸腔鏡で ICG の蛍光発色をみる	目的区域の角，または隣接区域に色素マーキングを複数施す
利点	きわめて簡便	・比較的簡便 ・視野があまり妨げられない． ・切除区域虚脱よりマージンがとりやすい(？)	・簡便にきれいな区域間境界が得られる ・肺門付近の肺実質もきれいに染め分けられる	・特別な機器を要しない ・マーキング位置と腫瘍の関係を事前に確認できるため，確実なマージンを確保しやすい
欠点	胸腔鏡下では切除区域含気法と比べ視野が妨げられる	針を使った送気は禁忌	・区域間同定は正確に血管処理したあとに限られる ・血管内の ICG は比較的すみやかに(数分)クリアされる ・側副循環や気腫肺で境界がわかりにくいことがある ・赤外光胸腔鏡が必要	・術前に複数段階の準備が必要 ・原理的に区域間はマップを頼りに設定する必要がある(VAL-MAP 自体が区域間をすべて示すわけではない)
	・collateral ventilation や気道分泌物で区域間が曖昧になるとマージンが不安 ・電気メスで区域間をつくると含気部が虚脱して，境界不明瞭になる			

た十分なマージンを確保するため隣接区域に切り込む切除(拡大区域切除)を行う場合にも，区域解剖から自由にマーキングを活用できる利点がある.

参考文献
1) 出雲雄大，佐藤雅昭(編)：仮想気管支鏡作成マニュアル—迅速な診断と VAL-MAP のために．医学書院，2017
2) 佐藤雅昭：区域間同定のための技術．胸部外科　2018；71：862-867

（佐藤雅昭）

6) 外科治療

❶ Ⅰ～Ⅱ期肺癌

マスターポイント

✦ Ⅰ～Ⅱ期肺癌の手術適応，術式，術後治療の要否を，エビデンスとプラクティスの両面から理解する

▎エビデンスに基づく手術適応

- 臨床病期Ⅰ～Ⅱ期非小細胞肺癌（縦隔リンパ節転移がなく，リンパ節転移はあっても肺門・肺内にとどまるもの*）で標準手術が可能な患者には外科切除がすすめられる（C）
- 臨床病期Ⅰ～Ⅱ期非小細胞肺癌で外科切除が可能な患者には肺葉切除以上がすすめられる（B）
- 臨床病期ⅠA期，最大腫瘍径2 cm以下の非小細胞肺癌に対して，画像所見，病変の位置など**を勘案したうえで縮小切除（区域切除または楔状切除）を行うことを弱く推奨する（積極的縮小手術）（C）
- 臨床病期Ⅰ期非小細胞肺癌で外科切除が可能であるが肺葉以上の切除が不可能な患者には，縮小切除（区域切除または楔状切除）を行うことを弱く推奨する（消極的縮小手術）（C）

〔日本肺癌学会・肺癌診療ガイドライン（2018）より一部改変〕

＊正しくは，腫瘍径が7 cmを超えるもの（T4），または5～7 cm（T3）で肺門・肺内リンパ節転移がある（N1）ものはステージⅢA以上になる〔→375頁，「TNM分類とステージング（病期）」の項を参照〕．

＊＊実際には末梢（CTでおよそ外側1/3に位置する）の，すりガラス陰影（GGOを含む病変）に対して選択されることが多い（→次項，GGO肺癌の項を参照）．

表1　肺癌の原発部位と所属リンパ節群

	右肺			左肺		
	上葉	中葉	下葉	上葉 （上区原発）	上葉 （舌区原発）	下葉
第1a群（肺内）	12u 13 14	12m 13 14	12l 13 14	12u 13 14	12u 13 14	12l 13 14
第1b群（肺門）	10 11s	10 11s 11i	10 11s 11i	10 11	10 11	10 11
第2a-1群（縦隔）	2R 4R	2R 4R 7	7 8 9	4L 5 6	4L 5 6 7	7 8 9
第2a-2群（縦隔）	7		2R 4R	7		4L 5 6
第2b群（縦隔）	3a 3p 8 9	3a 3p 8 9	3a 3p	2L 3a 3p 8 9	2L 3a 3p 8 9	2L 3a 3p

〔日本肺癌学会（編）：肺癌取扱い規約（第8版）．金原出版，2017 より引用〕

■ 手術術式

- 現段階では肺葉切除またはそれ以上の切除とリンパ節郭清（または系統的サンプリング）が標準である
  - →歴史的に，Lung Cancer Study Group による3 cm 以下の臨床Ⅰ期非小細胞肺癌に対する肺葉切除 vs. 縮小手術のランダム化比較試験で，局所再発・生存とも肺葉切除が優れていた結果が根拠[1]
- 一部のⅠ期非小細胞肺癌，特にGGO 肺癌では，縮小切除が肺葉切除と同等の治癒率を期待できるとのデータがあり，複数の前向き臨床研究が日本を中心に行われている
  - →近い将来，一部の肺癌では標準術式が変わる可能性がある．〔→「GGO 肺癌」の項（386 頁）を参照〕.
- リンパ節郭清が治癒率を上げるという確固たるエビデンスはない
- リンパ節郭清の目的は，正確なステージングを得ることと，治癒

率を上げる可能性がある*ことである

- ND2a-1 郭清以上が施されることが多い(**表1**)

縮小手術とその適応

- 区域切除と部分切除を総じて，肺葉切除に対する縮小手術 sublobar resection とよぶ
- すりガラス陰影(GGO：ground glass opacity)を含む肺癌は，進行が緩徐なことが多く，標準術式は肺葉切除だが，実臨床では GGO を含む肺癌(またはその疑い)に対しては同等の治癒率が見込めるとして縮小手術を行うことがある(積極的縮小手術：「GGO肺癌」の項を参照)
- ハイリスク患者(呼吸機能不良，全身状態不良など)では，肺葉切除のリスクが高いため治癒率が下がる可能性を受け入れて縮小手術を行うことがある(消極的縮小手術)
- 縮小手術として楔状切除を行うか区域切除を行うかは，施設や術者の考えにより異なるが，おおむね下記の要素を加味して総合的に判断される
  - ・画像から推定される腫瘍の悪性度→GGO 成分だけの pure GGO であればリンパ節転移の可能性が低く，技術的に可能なら部分切除でよいかもしれない
  - ・腫瘍の深さ・大きさ→CT で外側 1/3 より内側に切離線がくるようだと，部分切除では十分なマージン確保が難しくなる
  - ・患者の状態→部分切除のほうが侵襲は小さく合併症も少ない

> **ワンポイントアドバイス**　**楔状切除と部分切除？**
>
> ガイドラインの「楔状切除」は英語の wedge resection にあたるが，国内で一般的な「部分切除」と同義である．ただし，この英訳である "partial resection" は海外ではほとんど聞かない．またステープラーでかなり大きく切除することを「大部分切除(大

---

*実際に切除単独で N のある症例(N2 も含む)でも治癒が経験されるので，腫瘍量を減らすことに意義があるかもしれないがエビデンスには乏しい.

部切）」英語で wide wedge resection ともいう．どこからが「大」なのか基準はないが，結構がんばって大きく取ってるな〜と思うときは，外科医の意気込みを込めて（？）「大」をつけたりする．

▌周術期治療

- 臨床病期ⅢA期に対して，術前プラチナ併用化学療法，または術前化学放射線療法を弱く推奨する（C）
- 病変全体径＞2 cm の術後病理病期ⅠA／ⅠB／ⅡA期（UICC第8版）の，完全切除例に対して，
  - ・腺癌症例では，テガフール/ウラシル配合剤療法を行うようすすめられる（A）
  - ・非腺癌症例では，テガフール/ウラシル配合剤療法を行うよう弱く推奨する（C）
- 術後病理病期Ⅱ〜ⅢA期，完全切除例に対して，シスプラチンの投与が可能であれば術後にシスプラチン併用化学療法を行うようすすめられる（A）

わずかなデータしかないⅠ〜Ⅱ期の術前化学療法に対し，術後補助化学療法は質・量とも豊富なエビデンスがあり，治療対象や行うべきレジメンが病理結果に基づき明確なため，実地臨床ではまず外科治療を行い，術後病理病期をみて補助化学療法を検討することが多い．

術後テガフール/ウラシル配合剤療法
テガフール/ウラシル配合剤　250 mg/m^2/日　2年間内服
術後シスプラチン併用療法（わが国での投与量）
シスプラチン　80 mg/m^2　第1日目　　3週ごと，4サイクル
ビノレルビン　25 mg/m^2　第1, 8日目

- 最近は外科と内科の分業が進み，外科医が化学療法を行うケースは減ってきているが，それでもⅠB〜Ⅱ期非小細胞肺癌の術後に外来で外科医がUFT（テガフール/ウラシル配合剤）の内服処方をすることは多い

❷ GGO 肺癌

マスターポイント

✦ 画像上 GGO 結節を呈する患者に対する個別の対応
✦ GGO 肺癌の頻度が増えており，UICC 第 8 版では GGO が大きく取り上げられたためここでも別項目として扱う

pure GGO と mixed（または part solid）GGO

- GGO 部分は，気腔に沿って異型細胞が増殖している（→既存構造を破壊せず低悪性度）（図 1）
- solid 部分は気腔がつぶれた，悪性度が比較的高い部分である可能性が強い（図 1）

経過観察か手術か

- 5 mm 未満の GGO は線維化や炎症など AAH や肺癌でないことも多い
- 5 mm を超えるものは AAH や AIS 以上であることが多く，手術も選択肢となる
- 切除して病理学的に AIS と診断される pure GGO でも，長年大きさがまったく変化しないものもある．患者の年齢や背景リスク，

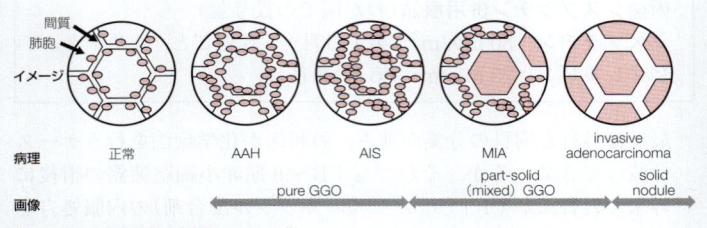

図 1　GGO 肺癌の進展イメージ

AAH：atypical adenomatous hyperplasia
AIS：adenocarcinoma *in situ*
MIA：minimally invasive adenocarcinoma

希望，手術の侵襲などを加味して適応を検討する（図2）
- part solid なものは進行してくることが多く，より前向きに手術適応を検討すべき（図2）

> **ワンポイントアドバイス　多発GGO**
>
> 異時性または同時性に GGO 病変が多発する患者にしばしば遭遇する．これらの GGO は肺腺癌，またはその前癌病変とされる AAH：atypical adenomatous hyperplasia と思われる．数が多い場合はすべてを取り切ることは難しく，また予後規定因子とならなそうな小さく淡い病変を切除する意義も定かではない．プラクティスとしては solid な部分が出てきているものや増大傾向を示すものを切除し，残りは経過観察とすることが多い．将来の切除に備えて，可能であれば縮小手術を選択することが多い．

JCOG による GGO 肺癌に対する縮小手術に関する前向き臨床試験

- GGO 肺癌に対する縮小手術が肺葉切除に劣らないという後ろ向き研究のデータの多くが日本から出されている
- JCOG により図3 の前向き臨床試験が実施され，世界に向けて GGO 肺癌の取り扱いに関する重要なエビデンスが出されつつある

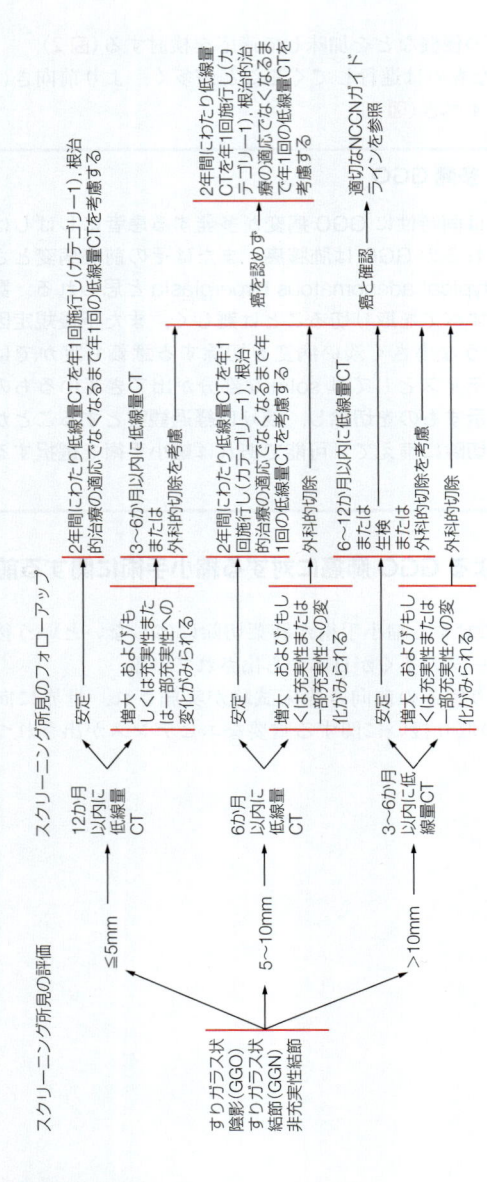

図 2 GGO 病変に対する対応のアルゴリズム例

(NCCN ガイドライン日本語版 肺癌スクリーニング 2014 年 第 2 版より一部改変)

スクリーニング所見の評価　スクリーニング所見のフォローアップ

すりガラス状陰影(GGO)
すりガラス状結節(GGN)
非充実性結節

≦5mm ── 12か月以内に低線量CT

| | 安定 → 2年間にわたり低線量CTを年1回施行し(カテゴリー1)、根治的治療の適応でなくなるまで年1回の低線量CTを考慮する |
| 増大、もしくは充実性または一部充実性への変化がみられる → 3～6か月以内に低線量CT または 外科的切除を考慮 |

5～10mm ── 6か月以内に低線量CT

| 安定 → 2年間にわたり低線量CTを年1回施行し(カテゴリー1)、根治的治療の適応でなくなるまで年1回の低線量CTを考慮する |
| 増大、もしくは充実性または一部充実性への変化がみられる → 6～12か月以内に低線量CT 生検 または 外科的切除 |

>10mm ── 3～6か月以内に低線量CT

| 安定 → 2年間にわたり低線量CTを年1回施行し(カテゴリー1)、根治的治療の適応でなくなるまで年1回の低線量CTを考慮する |
| 増大、もしくは充実性または一部充実性への変化がみられる → 生検 または 外科的切除を考慮 |

癌を認めず → 2年間にわたり低線量CTを年1回施行し(カテゴリー1)、根治的治療の適応でなくなるまで年1回の低線量CTを考慮する

癌と確認 → 適切なNCCNガイドラインを参照

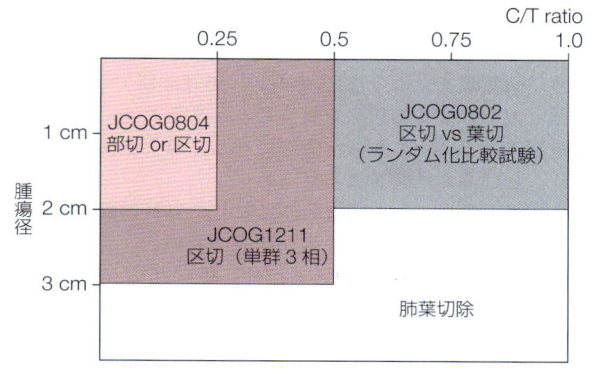

図3　JCOG による GGO 肺癌を対象とした臨床試験

C/T ratio＝consolidation/tumor ratio　腫瘍径と，その中の充実部分の径の比率

※2 cm 以下の末梢型非小細胞肺癌に対する肺葉切除 vs. 縮小手術（区域切除または部分切除）のランダム化比較試験は北米でも CALGB 140503 が進行中である．

❸ N2–ⅢA 期非小細胞肺癌とその周辺

マスターポイント

✦ N2（またはその疑い）の非小細胞肺癌について，N2 の組織診断と手術適応の関係について，エビデンスの不十分なグレーゾーンも含めて理解する

▎N2–ⅢA 期非小細胞肺癌の扱い

- 臨床病期ⅢA 期 N2 非小細胞肺癌の診断は組織学的に確認するようすすめられる（B）
  → EBUS-TBNA または縦隔鏡（→100 頁）または VATS リンパ節生検．必要に応じて EUS-FNA.
- cN0〜1 と画像的に診断していても組織学的に N2 であることがある．基準は明確でないが，T2 以上や N1 症例では潜在的な N2 肺

癌であることを考慮し，上記のように組織学的確認を行ったうえで手術するのが丁寧といえる

- 手術時に胸腔鏡または VATS を行い，迅速診断で N2 でないことを確認してそのまま肺切除を行うことがある
- 臨床病期ⅢA 期 N2 非小細胞肺癌に対して導入療法後に外科切除を行うことは弱く推奨される(C)
- 臨床病期ⅢA 期 N2 非小細胞肺癌に対して外科切除単独療法を行うようすすめられる科学的根拠が明確でない
  →実際には，患者の状態(たとえば肺線維症)により手術しか手がないことがあり，やむなく手術単独の治療にかけることもないわけではない．が，やはり一般に予後は不良である．
- 手術時のリンパ節郭清またはサンプリングで発見された single station の N2 は比較的予後が良好であることが知られている．
  →このデータを曲解して，PET/CT で単発の N2 が疑われる(1 つのリンパ節のみ取り込みがある)場合に，single station N2 だからとそのまま手術に持ち込むのは正しくない．
- ⅢB 期，Ⅳ 期の非小細胞肺癌には基本的に手術はすすめられない
  →N2 またはその疑いである場合に，N3(対側リンパ節転移)を否定しておくことは重要．

❹ 肺尖部肺癌

マスターポイント

✦ 肺尖部肺癌の治療戦略について，ステージング別に理解する
✦ 肺尖部肺癌の切除に必要なアプローチを理解する
✦ 肺尖部肺癌の切除に必要な解剖を理解する

手術適応

- 切除可能な臨床病期 T3〜4N0〜1 症例に対しては術前化学放射線療法を施行後，外科治療を行うようすすめられる(B)
- 通常の CT に加え，神経・血管浸潤の予測には MRI も有用である

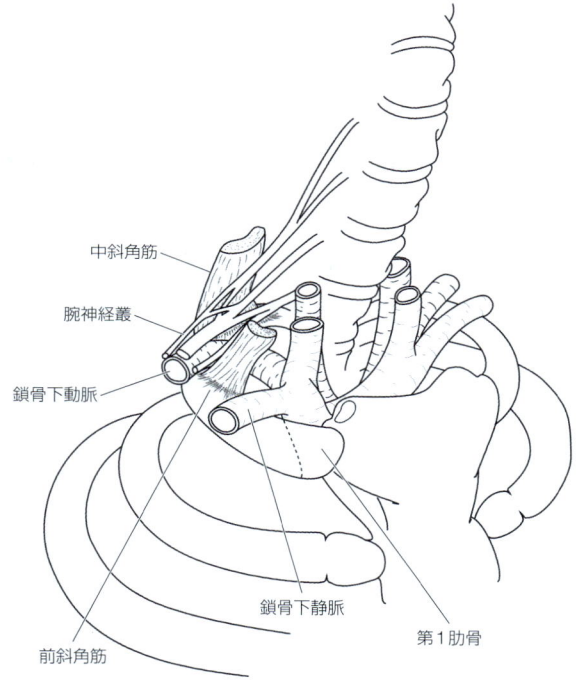

図4 肺尖部の解剖のポイント

- 腕にしびれ，痛みなどの症状がある場合は，対応する神経節から浸潤の程度を推察する
- 手術侵襲が通常の肺癌手術よりかなり大きくなることを考慮する．根治的化学放射線療法で良好な QOL と予後が得られる場合もあることを忘れてはならない

■ 解剖

　肺尖部は，狭い空間に鎖骨下動静脈，腕神経叢が位置し，第1肋骨とその付着筋（前斜角筋，中斜角筋）の間を通る図4のような位置関係になる．よりよい視野を得るためには腫瘍の浸潤部位によってアプローチを変える必要がある．

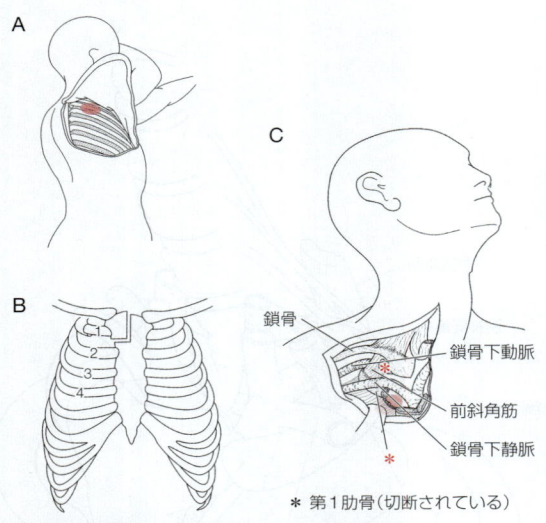

図5 肺尖部肺癌に対するアプローチ

鎖骨
鎖骨下動脈
＊
前斜角筋
鎖骨下静脈
＊
＊ 第1肋骨(切断されている)

アプローチ

さまざまなアプローチが考案されているが，代表的なものとして
- 後側方切開の切り上げ→椎体浸潤を含め後方に位置する腫瘍に向いている（図5A）
- Grunenwald の transmanubrial（経胸骨柄）approach→鎖骨下動静脈浸潤を含め前方に位置する腫瘍に向いている（図5B，C）

患者説明と合併症

- 腕神経叢の合併切除や損傷により，上肢に神経障害が残ることがある
- 乳び胸が出やすい（特に左）
- 鎖骨を切離した場合は，同部の動揺が残る場合がある（これを避けることが，鎖骨と胸骨柄を離断しない transmanubrial approach の大きなメリット）

❺ 非小細胞肺癌と拡大手術

マスターポイント

✦ 非小細胞肺癌に対する拡大手術の適応とエビデンスレベルを理解する
✦ 拡大手術の手技と注意点を理解する

▎手術適応とエビデンスレベル

- T3 肺癌：胸壁，心膜切除
  →臨床病期 T3N0〜1M0 の胸壁浸潤非小細胞肺癌には，胸壁合併切除を行うようすすめられる(B)．
  →心膜に浸潤した臨床病期 T3N0〜1M0 の非小細胞肺癌には，それぞれの合併切除を行うことを考慮してもよい(C)．
- T4 肺癌：横隔膜，椎体，大血管，左房，下大動脈，気管，気管分岐部(食道)
  →臨床病期Ⅲ A 期非小細胞肺癌の治療方針は呼吸器外科医を含めた集学的治療グループで検討するようすすめられる．(A)
  →外科治療の効果に関するデータは限られており，合併切除は大きな侵襲を加えることになりうるため，手術適応には慎重な検討が必要であるが，一方手術によって根治が期待できるケースもある．一口に T4 肺癌といっても状況はさまざまである．
  →臨床病期Ⅲ A 期 T4N0〜1 非小細胞肺癌に対しては外科治療が弱く推奨される(D)．
  →食道については有効性を示す報告は特に限られており，侵襲も過大となるため通常合併切除の対象とならない．
- T3, T4 肺癌で N2 症例の予後は特に不良であり，手術を考慮する場合は縦隔リンパ節の組織学的検索(EBUS-TBNA など)を行ったうえで実施すべきである．PET/CT だけでは感度が十分でないと考えるべき〔「核医学検査」の項(54 頁)を参照〕
- 肺内転移(PM)：同一肺葉内(PM1：T3)であれば通常は手術適応
- 同側の異なった肺葉内の副腫瘍結節(T4)：多中心発生の肺癌と

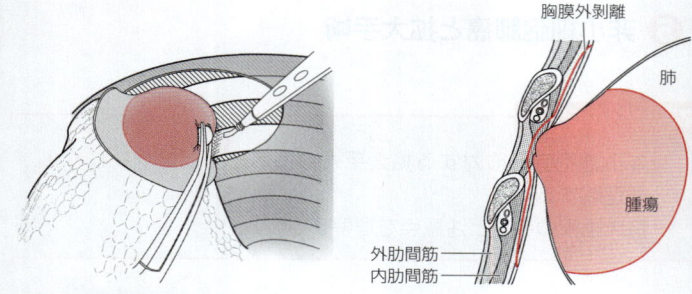

図6 壁側胸膜切除

外肋間筋
内肋間筋
胸膜外剝離
肺
腫瘍

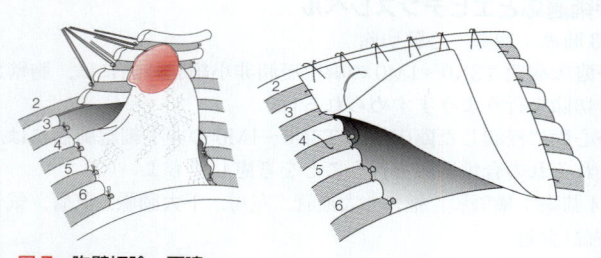

図7 胸壁切除・再建

の鑑別が問題になる

█ 壁側胸膜切除（図6）

- 壁側胸膜への浸潤が疑われるが，胸壁（肋骨と肋間筋）を切離するまでではないと思われる場合に，胸膜外剝離を行い切除する
- 実際に臓側胸膜に浸潤が及んでいる場合，この方法ではそれほど多くのマージンが期待できず，局所再発の可能性が高い．常に胸壁切除の可能性を念頭におくべき

█ 胸壁切除・再建（図7）

- 十分なマージンをとって胸壁を切除し，欠損が大きい場合は奇異呼吸を防ぐためゴアテックスシートなどで再建する．通常3肋骨以上の切除の場合に必要
- 肩甲骨裏面は不要だが，肩甲骨が落ち込む位置に欠損ができる場

合は再建する

▌心膜切除・再建

- 心膜浸潤がある場合，心囊水が陽性でないか，心膜内播種がないか注意する（→M1a になる）
- 心膜は小さな欠損でも心臓脱（致命的合併症）の原因となりうるため特に注意する
- 心膜切除は通常容易．欠損はゴアテックスパッチ（0.1 mm 厚）などで再建する
- あまりタイトに縫合すると，心膜自体や心囊内に貯留する液体が心臓の動きを妨げるので注意する（拡張障害や心タンポナーデの原因となる）

▌横隔膜切除・再建

- 腫瘍の横隔膜浸潤の部位によっては，胸腹部切開（横隔膜を横切る切開，胸腹部大動脈や噴門付近の食道癌に対するアプローチ）が通常開胸より視野に優れている場合がある（このアプローチは一部の縦隔腫瘍にも有用なので覚えておくとよい）
- 横隔膜合併切除となった場合，直接縫合閉鎖またはゴアテックスシート（1 mm の厚手のものなど）を用いる
- 横隔膜は激しく動く筋肉組織であり，縫合が破綻すると横隔膜ヘルニアになりうる
  →連続縫合よりは水平マットレス縫合を繰り返すのが望ましいかもしれない．

▌椎体合併切除

- 必要に応じて整形外科医に協力を依頼する．図8 の A～B または C くらいまでなら何とか呼吸器外科医の守備範囲で可能
- 椎体の切除範囲によっては椎体固定が必要となる．このため皮膚切開を 2 つに分け，整形外科医による後方アプローチ，椎体切除，固定に続き，胸部外科医による開胸肺切除を行うことがある．これを二期的に行うこともある

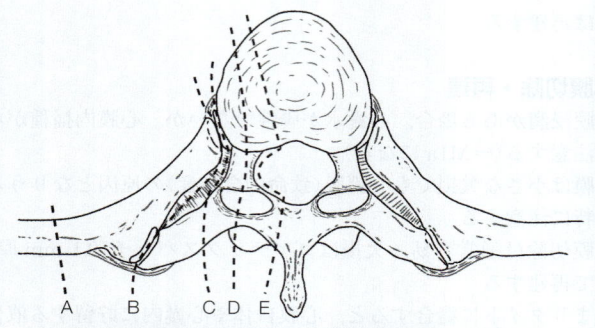

図8　椎体付近の胸壁切除(A, B)と椎体合併切除(C〜E)
(淺村尚生：淺村・呼吸器外科手術　金原出版，2011 より転載)

上大静脈切除・再建
- 右肺上葉肺癌の直接浸潤がしばしばみられる
- サイドクランプで直接縫合閉鎖できる場合も多いが，置換が必要であれば，いったん右房-腕頭静脈間のバイパスを置くのが望ましい．上大静脈の30分以上の遮断は脳浮腫のリスクが高まる
- バイパスなどの操作は胸骨正中切開やクラムシェル切開，トラップドアなどのほうが右開胸よりやりやすい．腫瘍の浸潤範囲と予想される再建方法によってアプローチを検討する

左房合併切除(図9)
- クランプの際に腫瘍を巻き込まないことが肝要
- 術前のCTに加えて，術野でのエコーが有用である
- 左房切離後，左房の筋肉が縮むため，クランプからの滑脱が起こりうる．縫合閉鎖前にクランプが脱落すると致命的にもなるため，クランプ後にまず左房の両端に糸針をかけて，万が一滑脱した場合に引っ張れるよう備えるのがよい

大動脈切除・再建
- 直接浸潤しているかどうか，術前CTなどでは判断が難しいことが多い．血管内エコーでも判別が難しいことがある
- あらかじめ大動脈内ステントを留置しておく方法もある

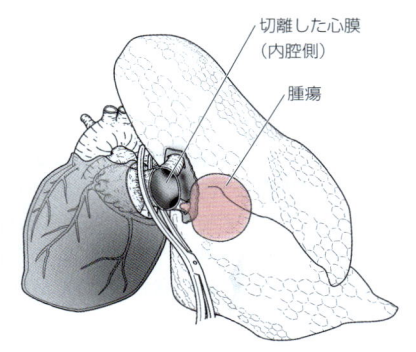

切離した心膜
(内腔側)

腫瘍

図9　左房合併切除

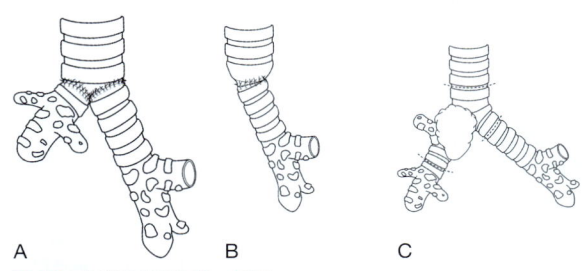

A　　　　　　　　B　　　　　　　　C

図10　気管分岐部切除・再建
A：気管分岐部に及ぶ右肺癌の例
B：スリーブ右肺全摘術における気管・気管支形成
C：右肺下葉を温存して行った気管分岐部再建

- サイドクランプをかけて直接縫合閉鎖する場合，人工血管への置換を要する場合などがある．いずれにしても心臓血管外科と十分に検討のうえ術式を決定する

■ 気管分岐部切除・再建（図10）

- 腫瘍の範囲によって，右開胸か，胸骨正中切開かが異なる（左側は主気管支が長いため，一部の例外（たとえば腺様嚢胞癌などの slow growing な腫瘍）を除き左肺癌が分岐部に及ぶ場合はほかの重要臓器も巻き込まれており手術適応にならないことが大部分
- 再建方法は，腫瘍の浸潤範囲によってスリーブ肺全摘とするか，

右肺の一部を温存した分岐部再建とするかが異なる

- さまざまな再建方法が提案されているが，基本は気管支の血流温存と緊張をかけないことである（188頁，「気管支縫合・吻合」の項を参照）
- 気管分岐部切除の場合，術中の換気をどうするか考える必要がある．主に，①術野挿管（清潔な気管チューブを術野から末梢気管支に挿入），②挿管チューブを術野で誘導して一時的に末梢気管支に進める，③jet ventilation を用いて末梢気管支を換気する，④ECMO を用いる．状況に合わせて麻酔科，ECMO 使用の場合は心臓血管外科とも打ち合わせを行う

❻ 小細胞肺癌

マスターポイント

- ✦「小細胞癌＝手術適応なし」ではないことを理解する
- ✦ 手術適応がある場合，手術までに必要な検査と手術後の治療計画を理解する
- ✦ 小細胞癌は縦隔リンパ節転移しやすいことに留意する
- ✦ 実際には切除して初めて小細胞肺癌（または非小細胞肺癌と小細胞肺癌の混合）と診断されることも多い

手術適応の判断

- Stage I の小細胞肺癌は手術適応がある
- 腹部造影 CT に加え，頭部 MRI（または造影 CT），PET/CT で限局型小細胞肺癌が疑われ，臨床ステージ cT1〜2N0（つまり StageI）と考えられ，かつ耐術能などから手術適応が考えられる場合は，縦隔の病理学的ステージング（縦隔鏡，EBUS-TBNA，EUS-FNA，胸腔鏡下リンパ節生検など）を行ったうえで手術適応か判断するのが望ましい
- 手術適応となり，リンパ節郭清の結果 N0 であっても，補助化学療法を行うのが基本

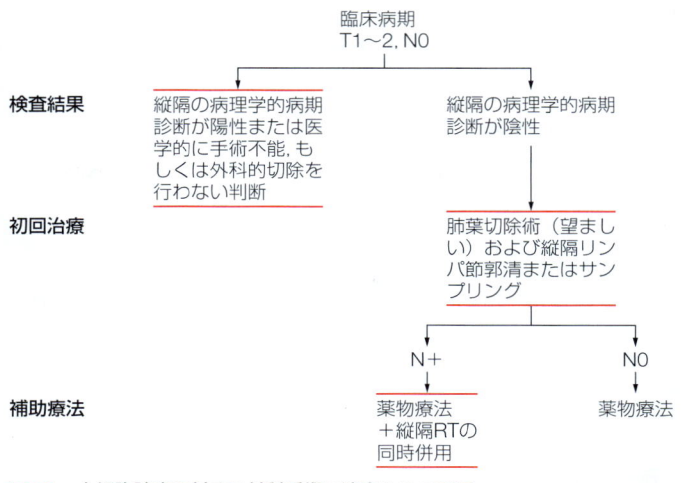

臨床病期
T1〜2, N0

検査結果　縦隔の病理学的病期診断が陽性または医学的に手術不能, もしくは外科的切除を行わない判断　　縦隔の病理学的病期診断が陰性

初回治療　肺葉切除術（望ましい）および縦隔リンパ節郭清またはサンプリング

N+　　　　N0

補助療法　薬物療法＋縦隔RTの同時併用　　薬物療法

図 11　小細胞肺癌に対する外科手術の適応とその周辺
（NCCN 腫瘍学臨床診療ガイドライン　小細胞肺癌　2017 年　第 2 版より一部改変）

混合型小細胞肺癌（c-SCLC：combined small cell lung cancer）（図 11）

- 複数の組織型が混在する肺癌に小細胞癌の成分が入っているものが混合型小細胞肺癌
- 厳密な頻度は不明だがおそらく小細胞肺癌の 2〜3 割
- 非小細胞肺癌として手術されたものが混合型小細胞肺癌と判明する場合もある→小細胞肺癌に準じた術後補助療法を行う

参考文献
1) Ginsberg RJ, et al：Randomized trial of lobectomy versus limited resection for T1 N0 non-small cell lung cancer. Lung Cancer Study Group. Ann Thorac Surg 1995：60：615-622
2) 日本肺癌学会（編）：臨床・病理　肺癌取扱い規約（第 8 版）, 金原出版, 2017
3) 日本肺癌学会（編）：肺癌診療ガイドライン 2018 年版. 金原出版, 2018
4) 淺村尚生：淺村・呼吸器外科手術. 金原出版, 2011
5) NCCN 腫瘍学臨床診療ガイドライン　小細胞肺癌　2017 年　第 2 版（https://www2.tri-kobe.org/nccn/guideline/lung/japanese/small.pdf）

（佐藤雅昭）

7) 外科治療以外の治療

❶ 放射線治療

マスターポイント

- ✦ 進行期や目的に応じた放射線治療の方法と標準を知る（表1）
- ✦ 非小細胞肺癌（NSCLC）に対する体幹部定位照射（SBRT）の適応や特徴がわかる
- ✦ 胸部放射線治療の有害事象を理解する

肺癌の放射線治療

- 非小細胞肺癌（NSCLC）と小細胞肺癌（SCLC）で治療法や予後が大別される
- 根治が困難な症例に対しても症状や状況に応じて緩和照射を行う

非小細胞肺癌（NSCLC）の放射線治療

- 早期 NSCLC 非切除（医学的不可または拒否）症例は SBRT 単独で根治を狙う
- Ⅱ～Ⅲ期局所進行 NSCLC に対しては化学放射線療法が標準

非小細胞肺癌に対する SBRT（図1）

> **SBRT の適応基準（Ⅰ～Ⅱ期非小細胞肺癌の治療法として確立→転移性肺癌に適応拡大）**
> ・原発性肺癌：5 cm 以内・転移なし
> ・転移性肺癌：5 cm 以内・3 個以内・原発制御良好・多臓器転移なし

- 縮小手術（区域/楔状）と同等の成績（無作為比較試験は報告なし）
- 中枢側肺/縦隔腫瘍は高リスク

表 1　肺癌病期別の標準的放射線治療

病期病態	標準治療・線量	成績（過去の報告より）
手術不能　Ⅰ〜Ⅱ期	体幹部定位照射（SBRT） ・末梢型：48 Gy/4 回〜 　（BED≧100 Gy） 　（ほか 50〜60 Gy/5 回，45 　Gy/3 回など） ・中枢型：50〜60 Gy/8〜 　10 回	局所制御 90〜95% 3 年 OS（国内） ⅠA 期 83%，ⅠB 期 72%
切除不能 局所進行　Ⅲ期	プラチナ製剤を含む化学放射線療法 （CP 療法・CD 療法など） ・化学療法は同時併用推奨 ・高齢者や PS 不良例は放射線治療単独 ・60 Gy/30 回/6 週以上（単独の場合も同様） ・予防的リンパ節照射は省く施設が多くなっている	5 年 OS 15〜20% OS 中央値　16〜22 か月
肺尖部胸壁浸潤癌 （切除可能　T3〜4N0〜1）	術前化学放射線療法＋外科治療 ・45 Gy/25 回 （リンパ節は含めず．施設や臨床研究による）	完全切除 68〜75% 5 年 OS 44〜56%
その他	遠隔転移（脳・骨など）に対する緩和照射 30 Gy/10 回が標準．短期〜8 Gy 単回照射も増加 単発/少数個転移または再発の場合は根治線量照射も考慮する	

・肺葉切除可能な臨床病期ⅢA 期（N2）に対する術前化学放射線療法はガイドラインでの推奨はないが，日常診療では行われている
・わが国では肺癌に対する粒子線治療は保険診療としては認められておらず，先進医療として行われている
・分子標的薬・免疫療法の開発により標準治療や予後は大きく変化しており最新の情報が必要である

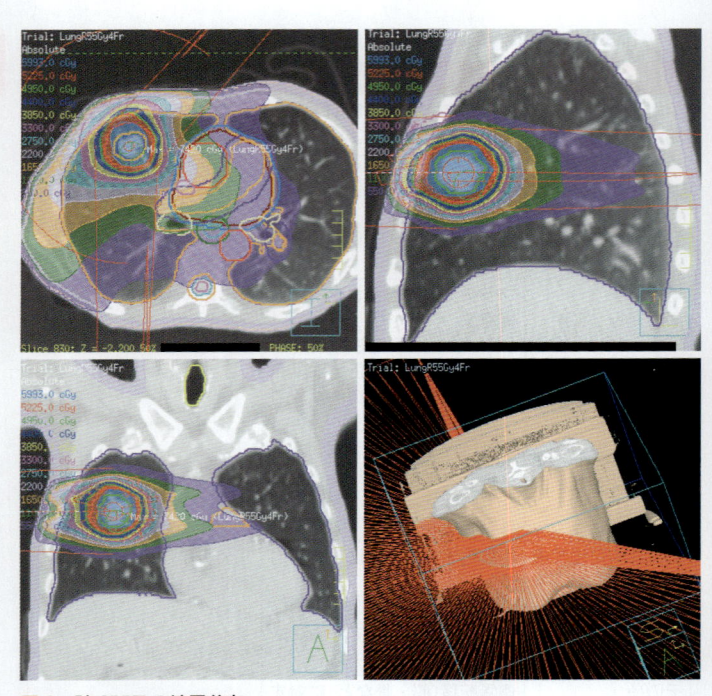

図 1　肺 SBRT の線量分布
高精度な照射技術により腫瘍局所に絞り込んだ照射が可能.

■ 小細胞肺癌(SCLC)の放射線治療

- 限局型(LD:limited disease)と進展型(ED:extended disease)の2型に分類される. LD:全病変が根治的照射野に含められる程度の範囲に限局している状態(両側鎖骨上窩リンパ節,および対側縦隔リンパ節転移まで)
- LD 期のみ根治的胸部照射が可能→根治的化学放射線療法が標準(PS 0〜2)
  - ・加速過分割照射法(1日2回照射),45 Gy/30 回/3 週,化学療法同時併用
  - ・〔臨床病期 I 期(特に cT1N0M0)に限り外科治療または SBRT を検討〕

- 予防的全脳照射（PCI）：初期治療でCR（complete remission）を得たLD症例に対する脳転移再発予防（25 Gy/10回）

胸部放射線治療の有害事象
(1) 急性期有害事象
　放射線食道炎，放射線皮膚炎，骨髄抑制，放射線肺臓炎．放射線肺臓炎：照射終了直後〜数か月で照射野に一致，無症状も多い．照射野外に広がる肺臓炎発症の場合は重症化・遷延の可能性あり．重症化のリスク因子は患者素因（間質性肺炎・呼吸機能不良）・肺線量・腫瘍サイズ（大），腫瘍部位（中枢側・縦隔），化学療法併用など*．
(2) 晩期有害事象
　放射線性肺臓炎，肺線維症，胸水，心嚢水，気管潰瘍，食道潰瘍，肋骨骨折，気胸，術後胃管潰瘍，皮膚潰瘍，腕神経叢障害，放射線肝障害（RILD）．

> **ワンポイントアドバイス　肺癌の緊急照射適応3つをおさえよう（当日中に照射依頼！）**
>
> ・転移性脊髄圧迫：運動知覚麻痺・ほか脊髄神経障害
> ・上大静脈症候群（SVC症候群）：悪性腫瘍による上大静脈（SVC）閉塞・高度狭窄
> ・気道閉塞

参考文献
1) 日本放射線腫瘍学会（編）：放射線治療計画ガイドライン2016（https://www.jastro.or.jp/medicalpersonnel/guideline/jastro/2016.html）
2) Kimura T, et al：A randomized Phase III trial of comparing two dose-fractionations stereotactic body radiotherapy（SBRT）for medically inoperable Stage IA non-small cell lung cancer or small lung lesions clinically diagnosed as primary lung cancer：Japan Clinical Oncology Group Study JCOG1408（J-SBRT trial）. Jpn J Clin Oncol 2017；47：277-281
3) RTOG 0236 Protocol（https://www.rtog.org/ClinicalTrials/ProtocolTable/StudyDetails.aspx?study=0236）

（青木秀梨・山下英臣）

*同時併用注意：イリノテカン（食道の有害事象），ゲムシタビン（肺臓炎）．分子標的薬併用は効果，安全性に関する検証不十分につき現時点では臨床試験以外推奨されない．

❷ 化学療法

マスターポイント

✦ 化学療法の適応について理解する
✦ 化学療法の種類とその使い分けについて理解する
✦ 分子標的治療薬，免疫チェックポイント阻害薬による治療を想定した場合に事前に行うべき検査について理解する

▌化学療法（単独）の適応

- 非小細胞肺癌：手術・根治的放射線化学療法不適応の進行癌，または術後再発
- 小細胞肺癌：根治的放射線化学療法不適応例（進展型 extensive disease）

  （いずれも手術や放射線照射可能な範囲を越えて病変が存在する進行癌）

※集学的治療の一部に，化学療法を使うものとしては，

- 術後補助化学療法：完全切除例のⅠA3〜ⅠB期非小細胞肺癌〔UFT（テガフール/ウラシル）〕，Ⅱ〜ⅢA期非小細胞肺癌（シスプラチン併用化学療法），Ⅰ期小細胞肺癌
- 放射線化学療法：切除不能・根治照射可能Ⅲ期の非小細胞肺癌，切除可能Ⅰ期を除く限局型小細胞肺癌

▌化学療法の種類

(1) 細胞障害性抗癌剤

DNA 合成や細胞分裂にかかわる機序に対する攻撃（アルキル化薬，白金化合物，代謝拮抗薬，トポイソメラーゼ阻害薬，微小管阻害薬，抗腫瘍性抗生物質）．

副作用：骨髄抑制，消化器毒性，脱毛など，細胞増殖が盛んな部位の障害．

(2) 分子標的治療薬

癌化に至った責任遺伝子（ドライバー遺伝子）異常を標的とした治療（2018 年末時点で保険適用となる標的は，EGFR 遺伝子変異，ALK

遺伝子再構成，ROS1 遺伝子再構成，BRAF 遺伝子変異）．

　副作用：標的薬により異なる（EGFR チロシンキナーゼ阻害薬では，皮疹，下痢，肝機能障害，間質性肺炎など）．

(3) 免疫チェックポイント阻害薬

　異物である癌細胞が宿主の免疫から回避する機構を阻害〔2018 年末時点で非小細胞肺癌において保険適用となる治療薬は抗 PD-1 抗体（ニボルマブ，ペムブロリズマブ）および抗 PD-L1 抗体（アテゾリズマブ，デュルバルマブ）〕．

　副作用：それぞれ低頻度ながら免疫関連有害事象（皮疹，大腸炎，甲状腺・副腎機能異常，間質性肺炎，重症筋無力症，1 型糖尿病など）が出現しうる．

ワンポイントアドバイス　免疫チェックポイント阻害薬について

腫瘍の変異蛋白が腫瘍（または抗原提示細胞）から T 細胞受容体に提示され T 細胞を活性化させる際に，それを抑制するシグナルが免疫チェックポイントであり，阻害薬により細胞傷害性 T 細胞による対腫瘍の免疫応答を促進する．現在, PD-1 阻害薬，PD-L1 阻害薬，CTLA-4 阻害薬が承認され，前 2 者においては非小細胞肺癌への有効性が示されているが，単剤のみならず，既存の治療との併用効果もエビデンスが構築されつつあり，肺癌の 1 次治療を含めた治療アルゴリズムが近年大きく変わってきている．一方で有効例の選別や細胞障害性抗癌剤では経験しないような副作用の対策なども課題となっている．

なお免疫チェックポイントにかかわる PD-1，CTLA-4 を発見した本庶佑, James P. Allison は 2018 年ノーベル生理学・医学賞を受賞した．

各治療の使い分けと実際

※前提として,

- 年齢・全身状態：ECOG Performance Status（PS）（**表 1**）
- 臓器機能：特に腎機能
- 併存疾患：特に間質性肺炎（放射線治療は原則禁忌，一部の細胞障害性抗癌剤は禁忌，分子標的治療薬や免疫チェックポイント阻

Score	定義
0	全く問題なく活動できる．発病前と同じ日常生活が制限なく行える．
1	肉体的に激しい活動は制限されるが，歩行可能で，軽作業や座っての作業は行うことができる．例：軽い家事，事務作業
2	歩行可能で自分の身の回りのことはすべて可能だが作業はできない．日中の50%以上はベッド外で過ごす．
3	限られた自分の身の回りのことしかできない．日中の50%以上をベッドか椅子で過ごす．
4	全く動けない．自分の身の回りのことは全くできない．完全にベッドか椅子で過ごす．

〔Oken M, et al：Am J Clin Oncol. 1982；5：649-655. JCOG（日本臨床腫瘍研究グループ）による邦訳〕

害薬はおおむね禁忌に近い慎重投与），膠原病などの自己免疫性疾患（免疫チェックポイント阻害薬は自己免疫性疾患を発症/悪化させるリスクがある）

- 小細胞癌か非小細胞癌か：小細胞癌では①明確に治療標的となるドライバー遺伝子異常は知られていない，②現時点では免疫チェックポイント阻害薬の適応はない，③細胞障害性抗癌剤の奏効率は非小細胞癌より高い
- 非小細胞癌の場合，扁平上皮癌か非扁平上皮癌か：扁平上皮癌では①明確に治療標的となるドライバー遺伝子異常は知られていない，②代謝拮抗薬ペメトレキセドや血管新生阻害薬ベバシズマブの効果が乏しい
- 化学療法単独で完治には至らないという認識の共有．予後を見越したライフプランを相談

(1) 非小細胞肺癌（図1）

- 生検検体や過去の手術検体を用いて，あらかじめ以下を測定する
  - 1）EGFR遺伝子変異，ALK融合遺伝子，ROS1融合遺伝子，BRAF遺伝子変異の検索
  - 2）腫瘍細胞におけるPD-L1発現陽性細胞率
- ECOG PS 0〜1の1次治療では，禁忌に該当しなければ，
  - ・1）で該当があれば（多くは非扁平上皮癌の非喫煙者）分子標的治療

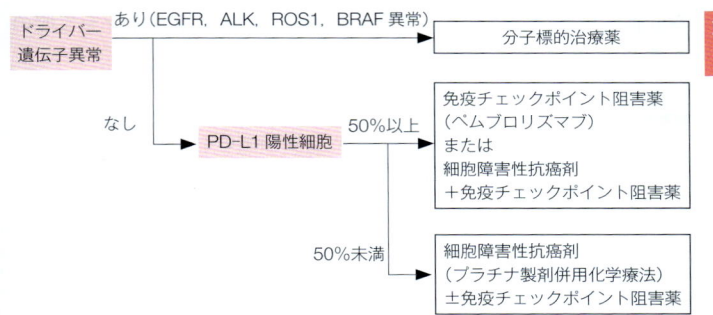

図1 ECOG PS 0〜1のⅣ期非小細胞肺癌の1次治療
(肺癌診療ガイドライン2018年版より改変)

- 1)で該当なく, 2)でPD-L1 50%以上であれば免疫チェックポイント阻害薬(ペムブロリズマブ)または細胞障害性抗癌剤＋免疫チェックポイント阻害薬
- それ以外は細胞障害性抗癌剤(プラチナ製剤を含む併用化学療法)±免疫チェックポイント阻害薬
  - 例：非扁平上皮癌　①シスプラチン/カルボプラチン＋ペメトレキセド＋ペムブロリズマブ, ②カルボプラチン＋パクリタキセル＋ベバシズマブ＋アテゾリズマブ
  - 扁平上皮癌　カルボプラチン＋nab-パクリタキセル＋ペムブロリズマブ
  - (下線は免疫チェックポイント阻害薬)
- 2次治療において, ドライバー遺伝子異常がなく, 免疫チェックポイント未使用例の場合は, 免疫チェックポイント阻害薬単独治療が推奨される：ニボルマブ, ペムブロリズマブ, アテゾリズマブ

(2) 小細胞肺癌
- 現時点において分子標的治療薬, 免疫チェックポイント阻害薬の適応はなく, 細胞障害性抗癌剤を用いる：シスプラチン＋イリノテカン/エトポシド
- 一般的に細胞障害性抗癌剤の有効性は非小細胞肺癌より高いため1次治療では, ECOG PS 3であってもプラチナ製剤を含む併用療法を行うことが推奨されている

※詳細・最新情報は日本肺癌学会の肺癌診療ガイドラインを参照のこと.

参考文献
1) 肺癌診療ガイドライン 2018 年版(悪性胸膜中皮腫・胸腺腫瘍含む)
  (https://www.haigan.gr.jp/modules/guideline/index.php?content_id=3)

(天野陽介)

❸ 免疫治療

マスターポイント

✦ 免疫チェックポイント阻害薬の作用機序について理解する
✦ 免疫治療特有の副作用や臨床経過があることを知る

　肺癌に対する標準治療といえば，これまで手術・化学療法・放射線の3つであった．近年，免疫チェックポイント阻害薬が開発され，肺癌を含む多くの固形癌における有効性が示されたことにより，癌に対する免疫治療は標準治療の仲間入りを果たした．

▌免疫チェックポイント阻害薬とは？

　免疫が過剰な攻撃を続けたり，正常な細胞を攻撃したりしないようにブレーキをかけるしくみが，生体には備わっている．免疫細胞である T 細胞上に発現する PD-1 は，このブレーキを担う分子（＝免疫チェックポイント分子）の代表である．PD-1 やそのリガンドである PD-L1 を阻害することで，免疫細胞による癌の攻撃を活性化させるというのが，免疫チェックポイント阻害薬の作用機序である（図1）．

▌免疫チェックポイント阻害薬の肺癌に対する適応

　切除不能な進行・再発の非小細胞肺癌に対する 2 次治療以降の治療薬としてニボルマブ（抗 PD-1 抗体）が 2015 年 12 月に適応承認されたのを皮切りに，わが国では 2019 年 2 月現在までに 4 種類の免疫チェックポイント阻害薬が非小細胞肺癌治療薬として承認されている（表1）．免疫チェックポイント阻害薬に関連して数多くの臨床試験が今なお進行中であるが，臨床試験の結果をふまえて肺癌診療ガイドラインも逐一更新されている．本書が発刊される頃にはさらに状況が変わっている可能性が大きい．その都度最新版のガイドラインや添付文書を確認するのが大事である．
　また，免疫チェックポイント阻害薬には，これまでの化学療法と

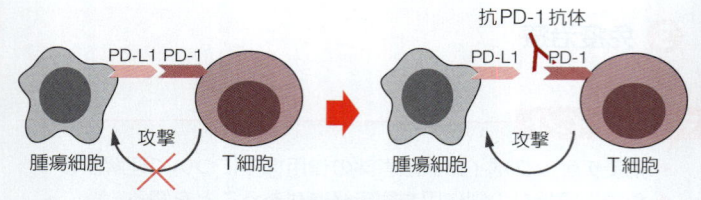

図1 免疫チェックポイント阻害薬の作用機序

表1 非小細胞肺癌に対して適応のある免疫チェックポイント阻害薬（2019年2月現在）

一般名（商品名）	種別	適応
ニボルマブ（オプジーボ®）	抗 PD-1 抗体	IV期非小細胞肺癌[1]
ペムブロリズマブ（キイトルーダ®）	抗 PD-1 抗体	IV期非小細胞肺癌[2] *
アテゾリズマブ（テセントリク®）	抗 PD-L1 抗体	IV期非小細胞肺癌[3] *
デュルバルマブ（イミフィンジ®）	抗 PD-L1 抗体	切除不能III期非小細胞肺癌[4]

1) 化学療法未治療例に対する使用や化学療法との併用に関しては，適応承認されていない．
2) 単剤として使用する場合は，化学療法歴の有無にかかわらず PD-L1 陽性腫瘍細胞が1％以上でなければならない．プラチナ併用化学療法と併用する場合は，PD-L1 陰性例でも使用可能である．
3) 化学療法既治療の切除不能な進行・再発の非小細胞肺癌患者に対する単剤使用に加えて，化学療法未治療の切除不能な進行・再発の非小細胞肺癌（扁平上皮癌を除く）に対するプラチナ併用化学療法およびベバシズマブとの併用も承認されている．
4) 切除不能な局所進行非小細胞肺癌における根治的化学放射線療法後の維持療法としてのみ承認されている．
＊化学療法との併用については 2018 年 12 月に適応承認されたため，2018 年版肺癌診療ガイドライン（2018 年 11 月 29 日発刊）には記載されていない．

異なり，immune-related adverse events＊や pseudo-progression＊＊などの免疫治療特有の副作用や臨床経過を呈する場合がある．胸部外科医が主体的に免疫治療を行うことはあまりないかもしれない

＊immune-related adverse events（自己免疫誘発性の免疫関連副作用）：間質性肺炎，大腸炎，甲状腺機能低下症，下垂体炎，発疹・白斑，糖尿病，重症筋無力症などが代表的だが，さまざまな自己免疫疾患を発症しうる．
＊＊pseudo-progression：免疫治療開始後，効いている場合であっても一過性に腫瘍の増大が認められることがある．免疫療法によって活性化されたリンパ球が腫瘍に集簇し，炎症によって一過性に腫瘍が増大していると考えられている．progression か pseudo-progression かを判定することは，現実には困難である．

が, 術後再発患者に対する治療方針やレジメンを検討する際は, 内科や放射線科, 病理医を含めた cancer board での討議が一層重要である.

参考文献
1) 日本肺癌学会(編):肺癌診療ガイドライン(2018 年版)(https://www.haigan.gr.jp/modules/guideline/index.php?content_id=3)

(唐崎隆弘)

8) 外科からみた集学的治療

マスターポイント

✦ 肺癌の集学的治療における手術の役割とエビデンスレベル を理解する

✦ 肺癌の集学的治療の一部として手術を行う場合のリスク・ ベネフィットを理解し，患者に説明できるようにする

✦ 一般に N2-ⅢA 期肺非小細胞肺癌に対する術前放射線化学 療法は，縦隔のダウンステージング，治療反応性，根治切除 率で術前化学療法より良好だが，再発率・生存率では差がな い

集学的治療とは？

現在の肺癌の治療には，手術，化学療法（分子標的治療薬・免疫 チェックポイント阻害薬を含む→404頁，409頁），放射線治療（→400 頁）が治療の柱となっているが，病態によっては，いずれか１つで十 分な治療をすることが難しい，あるいは治療経過の中で別の選択肢 が必要となることがある．本項では肺癌の集学的治療において現 在，そして今後外科の果たす役割について解説する（図1）．

集学的治療のエビデンスレベル

■（Ⅰ）術後補助化学療法について

● 術後病理病期ⅠA3，ⅠB，ⅡA 期肺腺癌（UICC 第8版）に対する テガフール/ウラシル配合剤療法（B→382 頁）

● 術後病理病期ⅠA3，ⅠB，ⅡA 期の肺腺癌以外の非小細胞肺癌 （UICC 第8版）に対するテガフール/ウラシル配合剤療法 （C1→382 頁）

● 術後病期ⅡB～ⅢA 期完全切除例に対するシスプラチン併用化学 療法（B→382 頁）

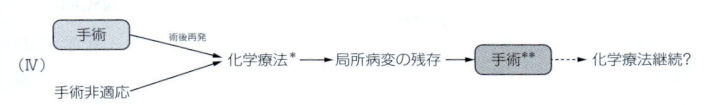

図1　集学的治療の一部として外科が果たしうる役割

＊分子標的治療薬・免疫チェックポイント阻害薬を含む
＊＊手術は，いわゆるサルベージ手術に該当

■（Ⅱ）術後補助化学放射線療法

- 術後の放射線治療は，補助化学療法への放射線の併用も含め，完全切除可能だったⅠ～Ⅱ期ではむしろ予後を悪化させるとのデータがあり，行わないようすすめられる（A）
- 一方，Ⅲ期 N2 症例では，術後化学放射線療法は術後化学療法と比べ無再発生存期間が有意に長く，生存期間中央値も長い傾向が示されたとのデータがあり，行うことが弱く推奨されている（D）

■（Ⅲ）術前化学療法・術前放射線化学療法

- 臨床病期ⅢA 期 N2 非小細胞肺癌に対して導入療法後に外科切除を行う（C1→389 頁）
- N2-ⅢA 期肺非小細胞肺癌に対する導入療法後では，術前放射線化学療法は，縦隔のダウンステージング，治療反応性，根治切除率で術前化学療法より良好だが，再発率・生存率では差がない
- 切除可能な臨床病期 T3～4N0～1 肺尖部非小細胞肺癌に対する術前化学放射線療法を施行後の外科治療（B→389 頁）

■（Ⅳ）（Ⅴ）

- 術後や SBRT 後再発，サルベージ手術としての手術適応には今のところ十分なエビデンスはない

■集学的治療の一部として手術を行う場合のリスク

- induction therapy としての化学療法後の手術リスク

9つの臨床試験のメタ解析では，手術単独群と術後合併症に有意差なしとの報告がある．理論的には腎機能障害など，化学療法の影響による術後合併症には注意が必要．

- induction therapy としての化学放射線治療後の手術リスク

一般に放射線照射により，気管支断端の創傷治癒遅延，断端瘻のリスクは高まると考えられる．肋間筋弁や縦隔脂肪組織による補強が創傷治癒を改善するというデータははっきりしないが，少なくとも肺動脈などと気管支断端を隔てることで致命的な血管気管支瘻の発生を防ぐ効果は期待できる．

また中枢部の照射による線維化は，剥離により高度な技術を要し，血管損傷や周辺臓器損傷（食道など）のリスクが高まる．

- 化学療法後のサルベージ手術のリスク

繰り返す化学療法で腎機能障害などをきたしている可能性（データに現れていなくても，予備力がない可能性）は，通常の術前化学療法以上に考慮しておくべき．

- SBRT 後のサルベージ手術のリスク

末梢病変では無治療例と同様の手術が可能と思われるが，中枢部に照射野が及んでいる場合，気管支断端瘻を含めた創傷治癒遅延や肺門の線維化には注意を要する．

■オリゴメタスターシス（oligometastasis）について

- 非小細胞肺癌の肺原発巣外転移の個数が限られている場合，これを通称オリゴメタとして，手術を含めた局所治療を積極的に集学的治療に組み入れる考えがある

- NCCN ガイドラインでは，副腎や脳への単発転移を伴う場合，これらの転移巣を切除または定位照射などの局所療法を行ったあと，原発巣が T1〜2，N0〜1 または T3N0 の場合には原発巣の切除が選択肢になっている[1]

- 原発巣切除後の少数の肺内転移には，追加切除，SBRT や RFA（保険適用外）などの局所療法の追加を行い，長期的に病勢をコントロールできることがある．もちろん化学療法の併用・追加は考慮すべきである．また切除した原発巣の遺伝子変異や PD-L1 発

現は，追加するかもしれない局所療法のメリット・デメリット
と，分子標的治療・免疫治療とのバランスを考慮するうえで，あ
らかじめ検討すべきである

> **ワンポイントアドバイス　内科・放射線治療の進歩で外科の出番が減る？増える？**
>
> 昨今の分子標的治療や免疫チェックポイント阻害薬の進歩，放射線治療の進歩により肺癌治療における外科の役割はどう変わるか．手術しなくて治るようになれば呼吸器外科医にとっては死活問題にもなりうると心配する人もいるが，逆に出番が増える可能性も大いにある．実際，エビデンスは不十分だが，サルベージ手術は症例を選べばメリットがあると思われるし，今のところ根治を最も期待できるのは手術である．今後，内科的治療，放射線治療が進めば進むほど，最後の砦としての外科の役割が増える可能性は高い．
>
> 一方，本項で述べたように，術前にほかの治療が入った手術は，そうでない手術よりリスクが高まり，侵襲も大きくなりがちである．手術の選択はリスク・ベネフィットのバランスによって決まるため，いかに合併症を少なく，低侵襲な手術を行えるかが，今後の外科手術の存続・発展の鍵になるだろう．

参考文献
1) NCCN 腫瘍学臨床診療ガイドライン　非小細胞肺癌　2018 年　第 2 版(https://www2.tri-kobe.org/nccn/guideline/lung/japanese/non_small.pdf)

（佐藤雅昭）

マスターポイント

✦ 肺癌以外の原発性の悪性肺腫瘍ならびに良性の腫瘍性疾患について学ぶ
✦ 肺癌との異同を理解する
✦ 各々の疾患の特徴ならびに診断に必要な検査，治療方針をいえるようにする

肺癌以外の肺腫瘍の分類

　2015年のWHO分類（第4版）において，肺腫瘍は上皮性腫瘍，間葉系腫瘍，リンパ組織球系腫瘍，異所性起源の腫瘍，転移性腫瘍に分けられる．悪性上皮性腫瘍である肺癌ならびに転移性腫瘍についての詳細は他項を参照．

良性上皮性腫瘍

　予後良好な良性疾患で，境界明瞭な結節を呈することが多い．外科的ないし内視鏡的に完全切除されれば予後は良好である．硬化性肺胞上皮腫が最も頻度が高い．

(1) 硬化性肺胞上皮腫：sclerosing pneumocytoma

　以前は血管性新生物として考えられ硬化性血管腫と呼ばれていたが，現在では呼吸上皮細胞由来と考えられている．WHO分類第4版から名称が変更された．

- 中年女性，アジアにおいて頻度が高い
- 組織学的に種々の線維化を伴い，出血部を認める
- 無症状での発見が多いが，時に血痰を呈し，リンパ節転移を伴うこともある
- 孤立性で末梢に多く，右中葉に多いとの報告もある
- 生命予後は良好

表1　肺腫瘍のまとめ

	悪性	良性		分類不明または境界悪性
上皮性腫瘍	原発性肺癌(他項を参照)	乳頭腫	扁平上皮乳頭腫 腺上皮乳頭腫 扁平上皮腺上皮混合型乳頭腫	
		腺腫	硬化性肺胞上皮腫 肺胞腺腫 乳頭腺腫 粘液囊胞腺腫 粘液腺腺腫	
間葉系腫瘍	類上皮血管内皮腫 胸膜肺芽腫 悪性血管周囲類上皮細胞腫瘍 肺動脈内膜肉腫 EWSR1-CREB1 転座肺粘液腫様肉腫 肺滑膜肉腫 筋上皮癌	肺過誤腫 軟骨腫 良性血管周囲類上皮細胞腫瘍 びまん性肺リンパ管腫症 筋上皮腫		リンパ脈管筋腫症※ 先天性気管支周囲線維芽球腫 炎症性筋線維芽細胞性腫瘍
リンパ組織球系腫瘍	節外性濾胞辺縁帯粘膜関連リンパ組織型リンパ腫(MALT lymphoma) びまん性大細胞型 B 細胞リンパ腫 血管内大細胞型 B 細胞リンパ腫			リンパ腫様肉芽腫症 肺ランゲルハンス細胞組織球症 エルドハイム-チェスター病
異所性起源の腫瘍	肺内胸腺腫 悪性黒色腫	成熟奇形腫 髄膜腫		未熟奇形腫
転移性腫瘍（詳細は他項を参照）	大腸癌，乳癌など	子宮筋腫など		

※リンパ脈管筋腫症は厳密には血管周囲類上皮細胞腫瘍に分類されるが，臨床的意義を考え，本表では独立させ，分類不明または境界悪性に分類した.

ワンポイントアドバイス　硬化性肺胞上皮腫の鑑別

硬化性肺胞上皮腫では，ほかの良性腫瘍と同様に境界明瞭な結節や腫瘤を呈する. しかし，本疾患では出血部を認めるため，造影 CT 濃染像が得られる. さらに MRI では出血部を呈し，過誤腫と鑑別される.

■ 間葉系腫瘍

(1) 類上皮血管内皮腫：epithelioid hemangioendothelioma
- 胞巣状・索状に増殖した類上皮様の細胞からなる低悪性度または中間悪性の血管腫瘍
- 60〜80％の患者は女性で，多くは両側多発血管周囲の2cm未満の小結節を呈する
- 5年生存率は60％

(2) 胸膜肺芽腫：pleuropulmonary blastoma
- 肺または胸膜における肉腫様の新生物からなる乳幼児にみられる悪性腫瘍
- 外科的切除が選択されるが，化学療法，放射線療法といった集学的治療も行われる

(3) 滑膜肉腫：synovial sarcoma
- さまざまな間質や上皮に分化を示す軟部組織肉腫で肺に発生した腫瘍
- t(X；18)，(p11；q11)の転座が高頻度に存在
- 一般的に予後不良である

(4) 筋上皮腫/筋上皮癌：myoepithelial tumours/myoepithelial carcinoma
- 筋上皮への分化を示す腫瘍である
- きわめてまれで，良性腫瘍は女性に，悪性腫瘍は男性に多い
- 良性腫瘍は外科的切除で治癒するが，悪性腫瘍は軟部組織，肝臓，脳などに転移しうる

(5) 肺動脈内膜肉腫：pulmonary artery intimal sarcoma
- 肺動脈の弾性動脈内膜由来のきわめてまれな腫瘍で，未分化であることが多い
- 外科的切除が基本であるが，きわめて予後は不良である

(6) *EWSR1-CREB1* 転座肺粘液腫様肉腫：pulmonary myxoid sarcoma with *EWSR1-CREB1* translocation
- 気道内腔に発生する腫瘍で *EWSR1-CREB1* 融合遺伝子を有する
- 肺に限局していれば予後は良好であるが，転移があると予後は不良である

(7) 肺過誤腫：pulmonary hamartoma
- 軟骨，脂肪，結合組織などの結合組織のうち最低2種類以上の要

素を含む良性腫瘍
- 肺良性腫瘍の中で最も頻度の高い腫瘍で，男性にやや多く，60歳代で多い
- 気管支内腔内で発育するものと，末梢肺野に発育するものとがある
- 外科的治療をされることが多く，予後は良好である

(8) 軟骨腫：chondroma
- 硝子軟骨，または粘液腫状硝子軟骨で構成された良性腫瘍
- 肺軟骨腫，胃間葉系肉腫および傍神経節腫を合併するカーニー三徴の1つ
- 予後は胃間葉系肉腫や傍神経節腫に規定される

(9) 血管周囲類上皮細胞腫（リンパ脈管筋腫症，良性，悪性）：PEComa

■ リンパ脈管筋腫症：LAM（lymphangioleiomyomatosis）
- 平滑筋に似た紡錘形の細胞（LAM細胞）が増生し，囊胞壁で結節状に認められる
- 出産年齢の女性に多くみられる
- 縦隔，後腹膜，骨盤腔内リンパ節にも病変を形成し腎血管筋脂肪腫を合併しうる
- 呼吸苦や気胸，まれではあるが乳び胸を呈する
- 反復する気胸と正常肺組織の減少による肺病変の進展が生命予後に影響する
- 肺移植の適応となる例も多い
- シロリムスの有用性が二重盲検試験で示された

■ その他の血管周囲類上皮細胞腫
- 淡明ないし好酸性で豊富な胞体を示す円形から卵円形の細胞で構成される腫瘍
- 外科的切除により治癒しうる

(10) 先天性気管支周囲筋線維芽球腫：congenital peribronchial myofibroblastic tumour
- 肺の間質や気管支血管周囲に紡錘形の筋線維芽細胞様細胞が増殖する先天性の腫瘍
- きわめてまれな腫瘍

(11) びまん性肺リンパ管腫症：diffuse pulmonary lymphangio-matosis

- リンパ管腔と平滑筋のびまん性増殖症で肺や胸膜，縦隔のリンパ流路に沿って発生
- 小児においては進行性の呼吸不全を呈し，予後は不良で治療法はない

(12) 炎症性筋線維芽細胞性腫瘍：inflammatory myofibroblastic tumour

- 紡錘形の筋線維芽細胞で構成される病変で炎症細胞浸潤を伴う
- 小児や若年成人に発症し，治療は外科的切除が一般的である

■ リンパ組織球系腫瘍

　MALT リンパ腫以外は予後不良な疾患が多く，化学療法が主体となる腫瘍が多い．その一方で MALT リンパ腫は外科的切除の対象となることが多く，比較的予後は良好である．気管支鏡下肺生検または外科的生検による診断が重要である．各疾患を表2 に示す．

■ 異所性起源の腫瘍

(1) 肺内胸腺腫：intrapulmonary thymoma

- 肺内に生じる異所性の，組織学的には縦隔の胸腺腫と同様の像を呈する，まれな腫瘍
- 胸腺腫の腫瘍随伴症候群として，重症筋無力症などを呈することもある
- 肺門または末梢性に分布するとされている
- 肺病変のみに限局していれば，外科的切除で良好な予後が得られる

(2) 悪性黒色腫：melanoma

- メラニン細胞を起源とする悪性腫瘍
- 既往または同時性他部位（皮膚，目，粘膜など）の原発巣を除外する必要がある
- 単発の気管支内腫瘍であることが多く，分葉状のポリープ状のものが多い
- 外科的切除が推奨されるが，一般的には予後不良である

表2　肺リンパ組織球系腫瘍の特徴のまとめ

	MALTリンパ腫	びまん性大細胞型B細胞性リンパ腫	血管内大細胞型B細胞型リンパ腫	リンパ腫様肉芽腫症	肺ランゲルハンス細胞組織球症	エルドハイムーチェスター病
病態	粘膜関連リンパ組織(MALT)由来のリンパ腫	びまん性に大型の腫瘍性Bリンパ球様細胞増殖を呈するリンパ腫	節外性のびまん性大細胞型B細胞リンパ腫	血管破壊性のB細胞増殖を特徴とする肺結節免疫不全の関与	ランゲルハンス細胞の増殖に関連した肺の間質性疾患	脂質貪食組織球が骨格や内臓への浸潤を示す黄色肉芽腫性組織球症
頻度	肺原発リンパ腫の70〜90%	肺原発リンパ腫の5〜20%	まれ	きわめてまれ	まれ	まれ
画像所見	結節影からすりガラス陰影やエア・ブロンコグラムまで,画像所見は多彩	末梢肺のsolidな多発結節	びまん性のすりガラス陰影	気管血管沿いの両側・多発肺結節	上中肺野に多い間質性・気腫性変化小結節・嚢胞	境界不明瞭な結節,すりガラス陰影,胸水
治療	**外科的治療**フルダラビン・ミトキサントロンによる化学療法	通常のDLBCLに準じた化学療法	化学療法	Grade 1〜2:IFN-αGrade 3:化学療法(リツキシマブ併用)	ステロイド,禁煙	ベムラフェニブ,IFN-α
予後	5年生存率は84〜94%10年生存率は70%	予後不良	予後不良	Grade 3は予後不良	約15%の症例は進行性で,肺移植を要する	大多数が3年以内に死亡

(3) 胚細胞腫瘍：germ cell tumours

- 胚細胞由来で発生する多様な腫瘍群
- 肺に生じる胚細胞腫瘍は奇形腫が多く,最低2つの胚葉に由来する組織で構成される
- 診断には生殖器などのほかの原発巣を完全に除外する必要がある
- 左上葉に多く,しばしば気管支に連続し,多房性嚢胞を有する
- 外科的切除が推奨され,良性であれば予後良好,悪性であれば予後不良である

(4) 髄膜腫：meningioma

- 頭蓋内髄膜細胞腫瘍と同様の組織像を呈する,肺内に原発し中枢神経系病変を欠く腫瘍
- 肺末梢に単発で発生することが多く,境界明瞭で緩徐増大傾向を示す
- 完全切除が得られれば予後良好であるが,異型性を示す場合は経

過が進行性である

参考文献
1) Travis WD, et al(eds)：WHO Classification of Tumours of the Lung, Pleura, Thymus and Heart(World Health Organization Classification of Tumours). 4th Edition, World Health Organization, Lyon, 2015；106-151.
2) 正岡　昭(監)：呼吸器外科学(第4版). 南山堂, 2009；249-275

(柳谷昌弘)

3　転移性肺腫瘍

マスターポイント

+ 転移性肺腫瘍の基本的な知識を得る
+ 転移性肺腫瘍切除の目的，手術適応を理解する
+ 頻度の高い，大腸癌肺転移の手術適応の詳細を理解する
+ 肺転移切除の術式を決定できる

❶ 総論

　転移性肺腫瘍（肺転移）は，診断や治療目的での切除の適否について，原発腫瘍を扱う診療科から依頼され，判断を委ねられることが多い．切除の判断に際して以下を念頭におく．

- 肺転移は遠隔転移であり，悪性腫瘍が全身化した状態
- 全身療法である化学療法が治療戦略の中心で，局所療法である外科療法，放射線療法の意義は限定的である．一方，化学療法のみでは癌細胞の根絶は困難であり，外科治療が唯一根治の可能性があることも確か
- 診断目的のみでの切除は，画像や臨床経過が典型的であれば，必須でない．悪性腫瘍の既往を有する患者における肺結節に関し，肺転移と原発性肺癌，良性肺疾患の鑑別のポイントを **図1** に示す
- 治療目的での切除は，化学療法のみで根治が期待できない，遠隔転移を有する患者に対する集学的治療の一環として行われる
- 切除を検討する際，十分な知識をもった複数の呼吸器外科専門医の関与が望ましい
- 肺転移を有する患者の臨床経過は非常に多様で，治療目的の切除を検討するにあたり，①原発巣切除から肺転移までの期間，②病変数，③原発腫瘍の病期・組織型，④化学療法治療歴とその効果，⑤他臓器遠隔転移切除歴などを確認する

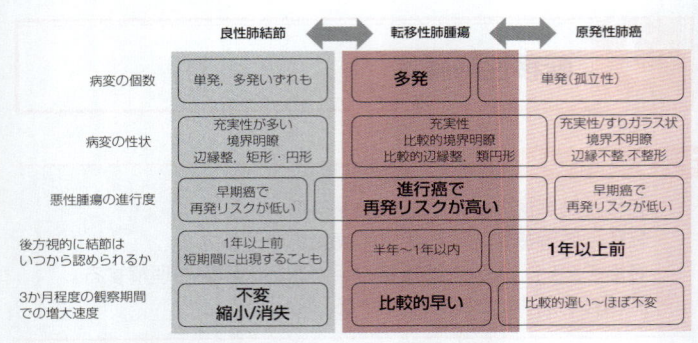

	良性肺結節	⬅➡ 転移性肺腫瘍	⬅➡ 原発性肺癌
病変の個数	単発，多発いずれも	多発	単発(孤立性)
病変の性状	充実性が多い 境界明瞭 辺縁整，矩形・円形	充実性 比較的境界明瞭 比較的辺縁整，類円形	充実性/すりガラス状 境界不明瞭 辺縁不整，不整形
悪性腫瘍の進行度	早期癌で 再発リスクが低い	進行癌で 再発リスクが高い	早期癌で 再発リスクが低い
後方視的に結節は いつから認められるか	1年以上前 短期間に出現することも	半年～1年以内	1年以上前
3か月程度の観察期間 での増大速度	不変 縮小/消失	比較的早い	比較的遅い～ほぼ不変

図1 　悪性腫瘍の既往を有する患者における肺結節の鑑別

❷ 診断目的での肺転移切除の適応

　進行悪性腫瘍の既往があり，比較的境界明瞭で類円形の多発肺結節が短期間で出現，短期間で増大する場合には，肺転移と考えてよく，必ずしも切除生検は必須でない．

▋ 多発肺結節に対する切除生検

- 多発肺転移の鑑別として，良性多発肺結節(肉芽腫や肺内リンパ節など)，同時性多重癌(時に多発すりガラス状肺結節)や原発性肺癌とその肺内転移が挙げられる
- 切除生検を考慮すべき事例を述べる
  ①画像所見や経過などが典型的でなく，非侵襲的な検査で診断に迷う場合．
  ②肺転移に矛盾しない多発肺結節を認めるが，複数の悪性疾患の既往があり，臨床経過などから転移を生じた原発腫瘍を判断することが困難な場合．
  ③悪性腫瘍に対する化学療法中に出現した多発微小肺結節が，治療抵抗性の新出転移なのか，炎症性肺結節や肺内リンパ節などの良性結節なのか画像上鑑別が困難な場合．
  ※2～3か月後にCTを再検することで鑑別できることが多いが，診断に迷う場合には切除生検を考慮する．この際，複数箇所の生検を行うことが望ましい．

■ 単発（孤立性）肺結節に対する切除生検

- 孤立性肺結節で，原発性肺癌との鑑別が問題となり，診断目的の切除が考慮されることがある．CT 所見による肺転移の画像的特徴について，**表1** に示す
- 切除生検の結果，原発性肺癌と診断された場合には，残肺葉切除・リンパ節郭清を追加することが望ましいため，肺葉切除の可否についても術前に検討しておく
- 東大病院において，悪性腫瘍の既往があり，経過観察中に孤立性肺結節を認め，切除生検を行った 243 例の病理診断の内訳は，原発性肺癌 92 名（38％），肺転移 133 例（55％），良性肺結節 18 例（7％）であった[1]

ワンポイントアドバイス　転移か原発か，それが問題だ

食道癌や頭頸部扁平上皮癌肺転移と原発性肺癌（扁平上皮癌）は，病理学的鑑別が難しい．食道癌や頭頸部扁平上皮癌の既往がある患者（多くは重喫煙者）の単発肺結節が扁平上皮癌と診断された場合，呼吸器外科医はハムレットのごとく術式の選択に悩むことになる．頭頸部癌肺転移の予後は不良であるため，肺癌の標準治療である肺葉切除・リンパ節郭清は過大侵襲になりかねないし，肺癌であった場合には，部分切除では根治度に問題が残るからである．同様に，膵癌肺転移も術中病理診断では，肺腺癌と鑑別が困難なことがある．切除生検で病理学的診断が得られない場合を想定したうえで，手術に臨む必要がある．

---

③ 治療目的での肺転移切除

■ カスケード理論からの変遷

- 1965 年，Thomford らは，肺転移切除の選択基準（**表2**）をカスケード理論に基づいて提唱した[2]
- カスケード理論とは，「血中に遊離した腫瘍細胞は，肺毛細血管が物理的なフィルターとして働くため，肺毛細血管で捕捉され，転移巣を形成する．転移巣で増殖した腫瘍細胞が肺からさらに全身へ転移する前段階であれば，肺転移切除による治療効果が得られ

表1　CT所見による肺転移の画像的特徴

肺癌との鑑別	比較的容易	時に困難
CT所見	比較的境界明瞭，辺縁整，類円形	境界不明瞭，辺縁不整，不整形
原発腫瘍	大腸癌（空洞形成が比較的多い） 腎癌 甲状腺癌（多発が多い，時に辺縁不整） 肝癌 骨軟部肉腫	食道癌 頭頸部扁平上皮癌 子宮頸部扁平上皮癌 乳癌（時にすりガラス状肺結節） 膵癌（術中病理診断が困難なことも）

表2　Thomfordの提唱した肺転移切除適応

① 耐術可能である
② 原発巣が制御されている
③ 肺外に転移巣がない
④ 病変が片側である

る」というものであった
- 近年，分子生物学の知見より，カスケード理論が成立しないことが明らかになってきている
  ①遊離した腫瘍細胞はフィルターとなるはずの肺毛細血管を通り抜け，末梢血循環腫瘍細胞（CTCs：circulating tumor cells）として末梢血中から検出される．
  ②CTCsは予後との関連が示唆されており，転移形成に関与していると考えられるが，CTCsが他の臓器へ生着して転移を形成するためには別の分子機構が関与している．
  ③CTCsにより転移巣が形成された患者は，すでに「悪性腫瘍が全身化」した状態であることから，全身化学療法が妥当であり，局所治療である肺転移切除の適応は限定的である．

▎現在の概念

- 分子標的薬を含む新規抗癌剤の登場により，さまざまな悪性腫瘍において化学療法による予後延長効果が得られるようになった．

化学療法がある程度有効だが，単独での根治が期待できない悪性腫瘍の再発病巣に対し，化学療法の休止期間を長くしたり，化学療法導入までの期間を延長させたりする目的で局所治療である肺転移切除が適応となることがある

- 肺転移切除の治療効果を検討した前向きのランダム化比較試験はない．いずれも後方視的な検討であるため，バイアスを考慮する必要があるが，癌腫によっては，限られた臓器への単発あるいは少数個までの転移（oligometastasis）の完全切除により良好な予後が得られるとの複数の報告がある[3]

ワンポイントアドバイス　肺転移切除の後方視検討におけるバイアス

大腸癌研究会の多施設集計では，肺切除例の 5 年生存率は 46.7％，非切除例の 5 年生存率は 3.9％と大きな差があった[4]．しかしながら，この結果をもって，肺転移を切除したほうが予後良好と判断することはできない．非切除群には，切除不能多発肺転移や全身状態不良といった，そもそも予後不良な症例が含まれているからである．真の治療効果を確認するためには，患者の条件を同一にした，前向きのランダム化比較試験（RCT）が必要だが，治療効果があると考えられている肺転移切除を行わないという選択肢の RCT は倫理的に許されないと認識されている．

▋大腸癌肺転移に対する切除

大腸癌は，oligometastasis に対する局所治療効果が期待される代表的な癌腫である．2014 年の日本胸部外科学会の全国集計では，全肺転移切除 8,057 例のうち，3,902 例（48％）が大腸癌であり[5]，大腸癌肺転移について知っておく必要がある．

- 大腸癌研究会の大腸癌肺転移プロジェクトの全国調査では，肺転移発生率は 21,929 例中 1,560 例（7.1％），肺転移切除率は 1,560 例中 363 例（23.3％）である
- 肝転移，肺転移切除が予後延長に寄与する可能性が複数報告されており，肺転移切除例の 5 年生存率は約 30〜60％と報告されている．転移性肺腫瘍研究会の調査では，年代を区切って 5 年生存率

を比較しており，45％（1990～1999 年），57％（2000～2004 年），66％（2005～2007 年）と近年予後が改善していること，新規化学療法（FOLFIRI，FOLFOX など）や新規分子標的療法の普及と予後の改善に関係があることが報告されている[6]

- 肺転移切除後の予後因子として，肺転移個数，両側/片側，原発巣切除から肺転移までの期間，肺門/縦隔リンパ節転移の有無，肝転移の有無，肺転移完全切除，肺転移術前 CEA 高値などが知られている．
- 2016 年度版大腸癌治療ガイドラインには，Thomford の選択基準を改変した肺切除の適応基準が記載されている
- 肺転移切除の術前化学療法や術後補助化学療法が考慮される場合があるが，その有効性やレジメンについては，まだ評価が定まっていない

▎東大病院における大腸癌肺転移切除の選択基準

表3　東大病院における大腸癌肺転移切除の適応

①	耐術可能である
②	原発巣が制御されているか，制御可能*1
③	肺外転移がないか，制御可能*2
④	術前 CT 上，肺転移の完全切除が可能*3
⑤	肺転移病変数は原則 10 個未満であること*4
⑥	化学療法下であってもよいが病勢がコントロールされている*5 短期間（3 か月程度）で病変数の増加がない 短期間（3 か月程度）で術式が変更となるような極端な増大傾向がない
⑦	術後呼吸器機能の観点から 2 肺葉以上に相当する肺切除は極力行わない*6
⑧	肺門縦隔リンパ節転移を有する場合，原則，肺転移切除は行わない
⑨	肺転移切除後再発に対しても選択基準を満たす場合，切除を行ってよい*7

＊1　原発巣の局所再発がある場合には，局所再発の切除を先行する．

＊2　肺外病変は肝，脳のほかに，副腎，脾，皮膚，腹腔内播種，リンパ節を含むが，一般的にこれらに転移を有する場合は，病勢が進行しており，転移巣の完全切除や制御が困難なことが多いため，より慎重な検討を要する．また骨転移を有する場合には肺転移切除は行わない．

＊3　両側病変は，一側ずつ二期的切除を行う．初回切除から 4 週間程度間隔をあけ，2 回目の切除を計画し，その直前に CT を再検する．新出病変を認めた場合は，2 回目の切除を中止し，化学療法を行う．3～6 か月間の化学療法の後，さらなる新出病変がなければ，あらためて完全切除を再検討する．

＊4　肺転移個数が多いことは予後不良因子であり，5 個以上の肺転移を有する場合は，治療的切除の適否は慎重に決定する．特に 1 cm 以下の多発病変が比較的短期間で新出している場合は，CT でとらえられていない潜在的な病変があることを想定し，1～2 か月間隔をあけて CT を再検し，病変数が増加しないことを確認したほうがよい．

その他の癌腫に対する切除

わが国の肺転移切除の半数は大腸癌肺転移であることは先に述べた．2014年の日本胸部外科学会の全国集計では，他の癌腫では，腎癌618例（7％），肺癌497例（6％），乳癌445例（6％），頭頸部癌（5％），肝癌388例（5％），子宮癌387例（5％）の切除例が多い．ただし，これは生検目的，治療目的を合わせた数である[4]．

切除の適否を決めるための検査

- 胸部CT：高解像度CT（HRCT）にて両側全肺野を十分に検索，病変の数や大きさを確認する．過去のCT画像が存在する場合には，画像を比較することで，病変の出現時期や増大傾向を確認する
- FDG-PET：全身検索として可能な限り行う
- 原疾患に特異的な腫瘍マーカー
- 心電図，呼吸機能検査，心エコー

術式の選択に関して

- 肺転移切除に標準術式はない．「全身病」に対する局所治療であることから，可能な限り術後呼吸機能が温存できる術式を選択する
- 一般的に，楔状部分切除＞区域切除＞肺葉切除の順に呼吸機能は温存される
- 切除断端からの局所再発を避けるために腫瘍と切離端の間に十分なサージカルマージンが得られるようにする
- 局所再発とサージカルマージンについて，今のところ定まった見解はない．東大病院では，2 cm以下の転移の場合は腫瘍径以上，2 cmより大きい腫瘍の場合は，十分なサージカルマージンは2 cm以上を目安としている

参考文献

1) Sakamoto M, et al：Resection of solitary pulmonary lesion is beneficial to patients with a history of malignancy. Ann Thorac Surg 2010；90：1766-1771
2) Thomford NR, et al：The surgical treatment of metastatic tumors in the lungs. J Thorac Cardiovasc Surg 1965；49：357-363
3) Hellman S, et al：Oligometastases. J Clin Oncol 1995；13：8-10
4) Hirosawa T, et al：Prognostic factors in patients undergoing complete resection of pulmonary metastases of colorectal cancer：a multi-institutional cumulative follow-up study. Surg Today 2013；43：494-499
5) Committee for Scientific Affairs, The Japanese Association for Thoracic Surgery：Thoracic and cardiovascular surgery in Japan during 2014：Annual report by The Japanese Association for Thoracic Surgery. Gen Thorac Cardiovasc Surg 2016；64：665-697
6) Metastatic Lung Tumor Study Group of Japan：Recent improvement of survival prognosis after pulmonary metastasectomy and advanced chemotherapy for patients with colorectal cancer. Eur J Cardiothorac Surg 2017；51：869-873

（長山和弘）

非腫瘍性肺疾患

1）炎症性肺疾患

マスターポイント

- ✦ 炎症性肺疾患における外科治療の位置づけを理解する
- ✦ 炎症性肺疾患において外科治療の目標は根治ではなく，相対的治癒である
- ✦ 代表的な起因菌の薬物療法に関して理解する
- ✦ 肺癌との鑑別，肺癌との合併例もあるので，常に頭の隅に置いておく必要がある

▌結核

（1）肺結核

　いわずと知れた世界3大感染症の1つ．ヒトからヒトへ飛沫感染を起こす抗酸菌症であり，多剤耐性菌でなければ多剤併用療法による治療で治癒が望める．喀痰検査にて塗抹陽性であれば，隔離入院が必要なので，専門施設に早急に紹介．

（2）診断確定後に行うこと

　呼吸器外科として遭遇する可能性が高いのは，未確診の原発性肺癌が疑われる症例で肺部分切除を施行し，迅速病理診断の結果，肺結核と診断される場合である．診断がついた時点で早急にすべきことは2次感染の防止である．呼吸器内科，感染制御部に大至急相談．

- ● 医療従事者側の N95 マスクの装着
- ● 院内の感染制御部への報告とその後の対策を検討
- ● 患者・家族への説明
- ● 必要であれば，接触者検診，予防内服など
- ● 保健所への届け出，公費負担申請などの手続き

(3) 結核性膿胸，肋骨周囲膿瘍

結核菌が証明され，抗結核薬治療が行われれば，膿瘍腔は縮小することが多い．抗結核薬治療終了後に残存，再増大する場合に掻爬・ドレナージは有効である．荒蕪肺を伴った膿胸であれば，胸膜肺全摘を考慮する．

(4) 結核性気管支狭窄
- 気管・主気管支であれば，気管支鏡的バルーン拡張術もしくは狭窄した気管・気管支切除・吻合術
- 葉気管支以下であれば，気道単位の肺切除

▌肺 NTM 症
(1) 菌種と病型

環境中に 160 種以上の菌種が存在するが，原因菌の約 80％は *Mycobacterium avium* complex（MAC），約 10％は *Mycobacterium kansasii*，残り 10％程度がその他の菌種である．その他の菌の中で近年，*M. abscessus* が増加している．

病型：外科治療の対象となるのは①～③
　　① 結節・気管支拡張型（中葉舌区型）　┐
　　② 線維空洞型（結核類似型）　　　　　┘混合型
　　③ 孤立結節型
　　④ 過敏性肺炎型
　　⑤ 全身播種型

(2) 肺 MAC 症の内科的治療

治療の根本であり，クラリスロマイシンがキードラッグ．

クラリスロマイシン（CAM）600～800 mg/日（15～20 mg/kg）　分1または分2

リファンピシン（RFP）10 mg/kg（600 mg まで）/日　分1

エタンブトール（EB）15 mg/kg（750 mg まで）/日　分1

ストレプトマイシン（SM）またはカナマイシン（KM）15 mg/kg 以下（1,000 mg まで）を週2回または週3回筋注

(3) 外科的治療の対象

以下に示す(図1).

> 排菌源または排菌源になりえる主病巣が明らかである.
> 　化学療法にても排菌が停止しない.
> 　再排菌があり病巣の拡大傾向がみられる.
> 　大量排菌源病巣から急速に悪化・拡大(シューブ)を繰り返す.
> 　喀血,繰り返す気道感染,アスペルギルスの混合感染など.

> 原則的には主病巣が一側肺に限局している症例.
> 主病巣が両側に存在する場合,両側の主病巣切除可能であり,術後の予測残存肺機能が良好である症例.

図1　外科的治療の対象

(4) 肺 NTM 症の外科的治療

気道破壊性病変(空洞病変と不可逆的変化を起こした気管支拡張病変)を切除するため,気道単位ごとの切除(肺葉切除,区域切除,亜区域切除)が基本.小結節病変は必ずしも切除対象にはなりえないが,1 cm くらいの小結節は将来的に空洞性病変に変化する可能性があるので,呼吸機能に余裕があれば,切除考慮(この場合は部分切除可).

肺 NTM 症の治療のフローチャートを図2に示す.

▐ アスペルギルス症

既存の破壊性病変にアスペルギルスが侵入して引き起こされる病態.咳嗽,喀痰,血痰などの症状が出現し,破壊された肺実質から大喀血を起こすと窒息死する可能性がある.

(1) 病態からの分類

慢性型:単純性肺アスペルギローマ(SPA),慢性進行性肺アスペルギルス症(CPPA)

急性型(侵襲型):侵襲性肺アスペルギルス症(IPA)

アレルギー型:アレルギー性気管支肺アスペルギルス症(ABPA)

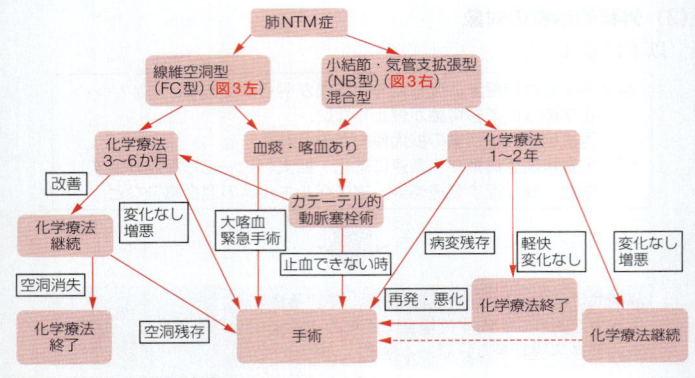

図2　肺 NTM 症の治療のフローチャート

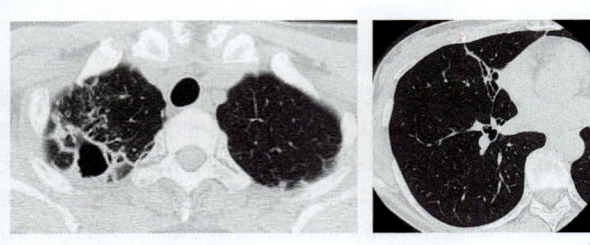

図3　肺 NTM 症の CT 画像
左：線維空洞型（FC 型）
右：小結節・気管支拡張型（NB 型）

(2) アスペルギルス症ハイリスク患者

陳旧性肺結核症	肺分画症
肺非結核性抗酸菌症	間質性肺炎
肺嚢胞を含む空洞性病変	COPD
胸部外科手術後	糖尿病
免疫抑制剤・ステロイド服用者	アスペルギルス症の病歴あり
気管支拡張症	肺炎の既往あり
気管支閉鎖症	

(3) 内科的治療

　SPA では外科的治療が第1選択．術中操作による菌撒布の可能性

があるため，周術期から抗真菌薬の投与は必要.

　CPPA では増悪・寛解を繰り返すため，症状や炎症所見から活動性を評価し，症状の程度に応じて適切な治療を選択．重症例ではミカファンギン（MCFG）やボリコナゾール（VRCZ）による入院点滴治療を2週間以上行う．維持療法として VRCZ やイトラコナゾール（ITCZ）内用液もしくはカプセルで6か月以上の長期投与を行う.

(4) 外科的治療の対象

　ガイドライン上，根治可能なのは SPA のみ．実臨床的には血痰・喀血を繰り返す CPPA や白血病に対する化学療法を継続する必要のある限局した IPA も外科的治療の対象となりえる．ただし，手術適応決定にはかなりの経験が必要なので，専門施設へ紹介するほうが無難.

(5) 術式の選択

　根治的には気道単位の肺切除（肺葉切除，区域切除，胸膜肺全摘など）．姑息的の手術として空洞切開，胸郭成形術，筋弁充填を組み合わせた術式.

▌肺膿瘍

(1) 肺膿瘍とは？

　化膿性肺感染症により肺実質が壊死に陥り空洞を形成．内部に膿の貯留を認める疾患.

(2) 肺膿瘍の原因

- 気道支性：誤嚥，齲歯，扁桃炎，副鼻腔炎，反回神経麻痺，意識障害時（泥酔，脳血管障害，ショック）
- 血行性：カテーテル感染，免疫能低下状態
- 特殊壊死性肺炎：組織破壊性の強力な菌
- 外傷性：肺内異物遺残，鈍的外傷による肺内血腫
- 隣接臓器からの波及：横隔膜下膿瘍，肝膿瘍，食道疾患の肺穿孔など

(3) 起因菌の同定

　抗菌薬投与前に膿性喀痰培養，血液培養施行．すでに抗菌薬投与が開始されている場合には気管支鏡にて選択的気管支内採痰，CTガイド下もしくはエコーガイド下膿瘍穿刺して嫌気培養を含めた細菌検査を行い，起因菌の同定に最大限の努力をするべきである.

(4) 内科的治療

　起因菌の同定がされないうちは広域スペクトラムを選択することはやむをえないが，菌が同定されたら抗菌薬を狭域スペクトラムのものに変更すべきである．

(5) 外科的治療

　内科的治療を継続していても膿瘍腔が残存する場合には膿瘍腔を含めた気道単位の肺切除が必要である．内科的治療に抵抗性を示す場合には非結核性抗酸菌や真菌感染，原発性肺癌の合併を考慮する必要がある．肺炎から胸腔に波及して膿胸腔と荒蕪肺として残存している場合には胸膜肺葉切除として一塊に切除することも有効．炎症性肺疾患による肺切除時の気管支断端には筋弁（肋間筋や広背筋）もしくは心膜脂肪組織による被覆を行うべきである．

参考文献
1) 四元秀毅, 他(編)：結核 Up to Date 改訂第3版. 南江堂, 2010；97-109, 242-248, 278-285
2) 倉島篤行, 他(編)：肺 MAC 症診療 Up to Date. 南江堂, 2013；76-80
3) 深在性真菌症のガイドライン作成委員会(編)：深在性真菌症の診断・治療ガイドライン 2014. 協和企画, 2014；143-150
4) 深見武史：肺膿瘍・膿胸. 内科 2014；113：1001-1002

（深見武史）

2) 肺動静脈瘻

マスターポイント

✦ 肺動脈と肺静脈の異常短絡で，脳梗塞・脳膿瘍をきたす
✦ 治療は外科的切除もしくは塞栓術

病態

　肺動脈と肺静脈が異常短絡し，右→左短絡をきたすまれな先天性疾患であり，脳梗塞・脳膿瘍を起こしうる．遺伝性出血性毛細血管拡張症（HHT）の一症候の可能性もあり，その場合は皮膚など全身の臓器に動静脈瘻が生じる．

症状

　低酸素血症，血痰などを呈することもあるが，無症状で胸部 X 線異常を指摘されることもある．

診断

- 胸部 X 線：境界明瞭な腫瘤影
- 造影 CT，CT アンギオグラフィー，肺動脈造影：流入動脈と流入静脈の描出

治療

　基本的には IVR による塞栓術がとられるが，単発例や瘻破裂により出血を伴い，IVR で制御できない場合など，外科的に切除されることもある．術式は部分切除，区域切除，葉切除など，個数や部位によって選択される．

参考文献
1) 日本呼吸器外科学会/呼吸器外科専門医合同委員会(編)：呼吸器外科テキスト．南江堂，2016

（中尾啓太）

3) 肺分画症

マスターポイント

- ✦ 体循環が動脈供給を受ける先天性異常肺組織
- ✦ 肺葉内肺分画症と肺葉外肺分画症に大別される
- ✦ 原則的に手術適応

病態

　気道系と交通をもたず，体循環から動脈供給を受ける肺組織をもつ先天性疾患.

　正常肺と同じ臓側胸膜に覆われた肺葉内肺分画症と，肺外にあり独立した臓側胸膜をもつ肺葉外肺分画症がある．肺葉内肺分画症に関しては Pryce 分類が用いられる.

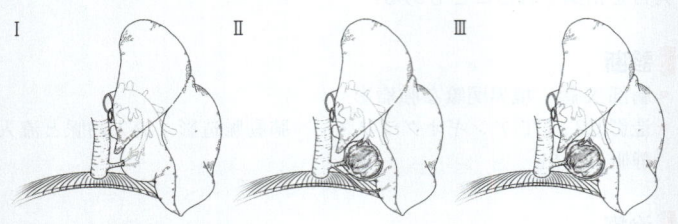

図 1　Pryce 分類
Ⅰ型：異常動脈が正常肺組織のみに灌流し，分画肺組織を認めない(現在は，肺底動脈
　　　大動脈起始症とよばれる).
Ⅱ型：異常動脈が分画肺組織および正常肺組織に灌流する.
Ⅲ型：異常動脈が分画肺組織のみに灌流する.

症状

　肺葉内肺分画症は分画肺に感染を繰り返し，咳・血痰などを生じる．肺葉外肺分画症は基本的に無症候性であるが，横隔膜ヘルニアなどの合併奇形をもつことが多い.

■ 診断

造影CT，CTアンギオグラフィー，血管造影．

肺葉外肺分画症は胎児超音波検査で発見されることが多い．肺葉内肺分画症は繰り返す感染の精査で発見されることも多いが，成人となり検診で発見されることもある．

■ 治療

幼少期までに切除されることが多いが，無症候のまま経過した場合などは，異常動脈（aberrant artery）の高血流量による心不全や多量出血の可能性があるため，原則的に手術適応となり，異常血管の処理を含めた，分画肺の切除がなされる．肺葉内肺分画症は葉切除や区域切除が必要となることが多い．

参考文献

1）日本呼吸器外科学会/呼吸器外科専門医合同委員会（編）：呼吸器外科テキスト．南江堂，2016
2）https://www.uptodate.com/
3）Pryce DM：Lower accessory pulmonary artery with intralobar sequestration of lung；a report of seven cases. J Pathol Bacteriol 1946；58：457-467

（中尾啓太）

5 　肺移植

マスターポイント

- ✦ 脳死肺移植と生体肺移植の違いを理解する
- ✦ 肺移植の適応について理解する
- ✦ 術式とその適応について理解する
- ✦ 周術期，術後管理のポイントを理解する

1 ）脳死肺移植・生体肺移植

　2019 年現在，国際心肺移植学会の報告では年間 4,000 例を超える肺移植が行われており，内科的治療抵抗性の進行性肺疾患に対する外科的治療として確立されている[1]．わが国では現在 9 つの施設が肺移植実施施設として認定されているが，臓器提供数が少ないことから，全実施施設を合わせた脳死肺移植総数は年間 60 例弱にとどまっている[2]．脳死肺移植までの待機期間は，米国においては中央値で 2.5 か月（2016 年登録症例）と短くなる一方[3]，わが国では約 29 か月と大きな開きがある[4]．わが国における脳死肺移植の 5 年，10 年生存率はそれぞれ 71.9%，57.8% である[2]．生体肺移植は，病状や病勢進行から脳死肺移植の機会を待てないと判断された症例に対して，年間 10～15 例に行われている．

▌ 脳死肺移植

　脳死者（ドナー，臓器提供者）からの臓器提供を受けて行う移植で，通常片肺もしくは両肺移植を行う．通常片肺移植ではヘミクラムシェル開胸，もしくは後側方開胸で，両肺移植の場合，クラムシェル開胸（図 1）で行う．

　両側前側方開胸，胸骨横切開を指してクラムシェル開胸とよんでいる．通常第 4 肋間で開胸するが，皮膚切開線は 1 肋間程度尾側と

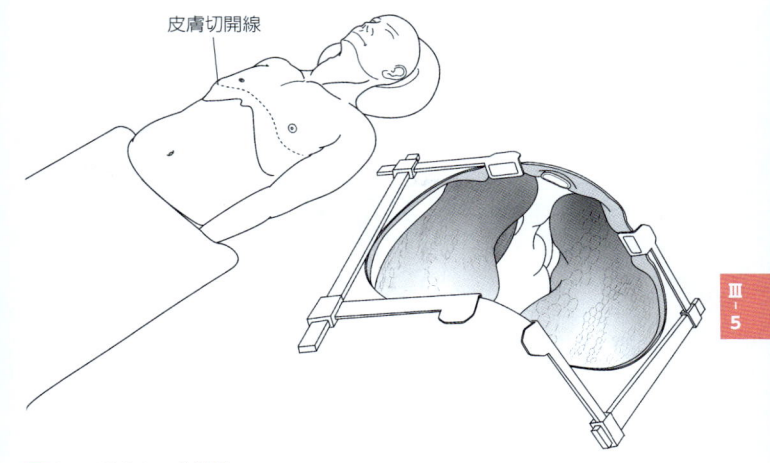

図1 クラムシェル開胸

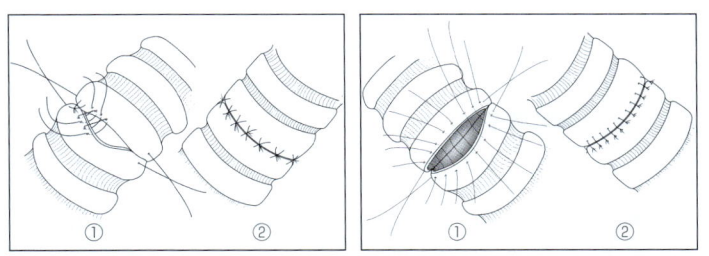

図2 気管支軟骨部の8の字(左枠)もしくは単結節縫合(右枠)

している(**図1左**)．開胸器を両側にかけることで左右の肺と心臓へのアクセスが容易である(**図1右**)．

　手順は病肺摘出→肺門部(気管支，肺動脈，左房〜肺静脈)のトリミング→気管支，肺動脈，左房それぞれの吻合(左房吻合→肺動脈吻合の場合も)→換気開始→再灌流，である．

　気管支吻合(**図2**)．軟骨部と膜様部の境界軟骨部に支持糸をかけて固定，膜様部は連続縫合を行う．軟骨部は，8の字(**図2左**)，単結節縫合(**図2右**)を行うことが多い．

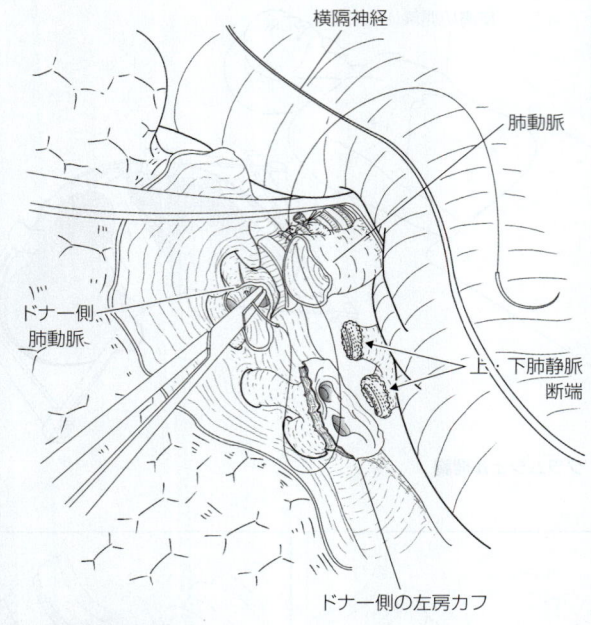

図3 肺動脈吻合

　肺動脈吻合は非吸収モノフィラメント糸(5-0 もしくは 6-0)を使用して連続縫合することが多い(図3).

　左房吻合は 4-0 もしくは 5-0 の非吸収モノフィラメント糸で連続もしくはマットレス縫合を行う. 左房の筋層や心膜組織などが吻合内腔に縫い込まれないよう気を付ける.

■ 生体肺移植

　近親者による自発的意志に基づく臓器提供を受けて行う移植で,通常両側肺葉(下葉)移植を行う. ドナー肺の下葉肺動脈の分岐, 同様に肺静脈の分岐を術前画像(3 次元再構成の CT 画像)で確認し, グラフトの気管支・肺動脈切離ラインを検討しておく.

■ 適応疾患　以下保険適用である

特発性肺動脈性肺高血圧症	肺好酸球性肉芽腫症
特発性肺線維症	びまん性汎細気管支炎
肺気腫	慢性血栓梗塞性肺高血圧症
気管支拡張症	多発性肺動静脈瘻
肺サルコイドーシス	α-1 アンチトリプシン欠損型肺気腫
肺リンパ脈管筋腫症	囊胞性肺線維症
アイゼンメンジャー症候群	じん肺
その他の間質性肺炎	その他，肺・心肺移植関連学会協議会
閉塞性細気管支炎	で承認する進行性肺疾患

（安樂真樹）

2) 移植前レシピエント評価

　大きく分けると，①移植適応が除外される点がないか，②移植手術の周術期リスクがどの程度あるのか，③長期的予後が見込めるのか，の点を評価して総合的に適応を判断する．

移植適応が除外される点がないか
- 活動性の悪性疾患，再発リスクのある悪性疾患治療歴
- 不可逆性腎機能障害（Ccr＜50）
- リハビリテーションの能力がない，期待できない
- HIV 感染症，活動性ウイルス感染症
- 肺以外の活動性感染症，また多剤耐性菌の存在
- 真菌，抗酸菌，結核菌などの喀痰排菌
- 肺の高度癒着が予想される

移植手術の周術期リスクがどの程度あるのか
- 術前の活動性（ADL）が保たれているか
- 心機能低下の有無
- 肺高血圧症合併の有無
- 免疫抑制剤使用（ステロイド含む）の有無
- 活動性副鼻腔炎の有無
- 逆流性食道炎の有無
- 全身疾患制御の状態（リウマチ，強皮症などの自己免疫疾患，糖尿病，高血圧症など）
- 栄養状態・体格（るい痩や肥満）

長期的予後が見込めるのか
- 肺以外の重要臓器の機能（心，肝，腎機能など）
- 患者の治療意欲，服薬コンプライアンス
- 家族など周囲のサポート体制
- 栄養状態（吸収障害の有無）

（安樂真樹）

3) ドナー評価

注意点

- 肺動脈は左右分岐直前付近で切離，また左房は上・下肺静脈の開口部分を内腔より確認しながらそれぞれの肺静脈に切り込まない
- 特に右上肺静脈前縁は距離がとれないので interatrial groove を剥離する必要がある
- 両肺摘出直前に麻酔科医に依頼して気道陽圧を維持し，無気肺を十分に解除する
- だいたい70〜80％程度肺が含気した状態で気管をクランプ，ステープラーで切離する．過膨張は肺損傷をきたす（stretched injury）

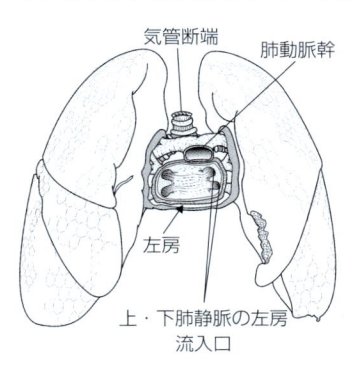

気管断端 肺動脈幹

左房

上・下肺静脈の左房流入口

図1　脳死ドナーからの両肺を一塊とした摘出

参考文献

1) The International Society for Heart and Lung Transplantation：International Thoracic Organ Transplant（TTX）Registry Data Slides（https://ishltregistries.org/registries/slides.asp）
2) 日本肺および心肺移植研究会：レジストリーレポート（http://www2.idac.tohoku.ac.jp/dep/surg/shinpai/pg185.html）
3) Valapour M, et al：OPTN/SRTR 2017 Annual Data Report：Lung.Am J Transplant 2019；19：（2 Suppl）404-484
4) 日本臓器移植ネットワーク（http://www.jotnw.or.jp/transplant/about_lungs.html）
5) Mathisen DG, et al：Master Techniques in Surgery：Thoracic Surgery. Wolters Kluwer, Philadelphia, 2015

（安樂真樹）

4) 肺移植後周術期の管理

マスターポイント

✦ 肺移植後は一般に 10％程度の周術期死亡リスクがある
✦ 肺移植の周術期リスクは基本的に「引き算」である．主に以下の因子を総合的に判断する
　①ドナー因子：ドナー肺の状態（特に感染の有無と程度），搬送距離（虚血時間）
　②レシピエントの術前状態（栄養状態，リハビリテーションの可否，心機能・腎機能など他臓器の余力，感染の有無と程度，胸膜癒着の程度）
　③ドナーとレシピエントの組み合わせ：HLA のマッチングの程度と抗ドナー特異抗体の有無（リンパ球クロスマッチの結果），サイズマッチング（胸郭に対してほどよい大きさのドナー肺）
　④チームの習熟度

▌肺移植後周術期管理の実際

　急性期は呼吸循環管理と免疫抑制治療・感染予防治療を並行して行う．

(1)肺移植後の呼吸循環管理

→スワンガンツカテーテルをモニターしながら循環管理を行う．肺高血圧合併症例は左心機能が不十分なこともあり要注意．必要に応じて ECMO（特に VA）を併用し「心臓の weaning」を行う．

→移植肺は血管透過性が亢進しウェットになりがちなので，基本的にドライサイドで管理．人工呼吸管理は2〜3日以上必要なことが多い．長期化するようなら気管切開．

(2)免疫抑制治療

　基本はカルシニューリン拮抗薬（シクロスポリンまたはタクロリムス）＋代謝拮抗薬（アザチオプリンまたはミコフェノール酸モフェ

チル）＋ステロイドの3剤併用＊.

プロトコール例（東京大学肺移植プログラムの場合）

> ①タクロリムス（FK506，プログラフ®，グラセプター®）……静
>   注で開始．1～2週間を目途に経口摂取に切り替え）．血中濃
>   度，腎機能などに注意して管理
> ②ミコフェノール酸モフェチル（MMF，セルセプト®）……経口
>   で1日2回，500～2,000 mg/日．下痢，血球減少に注意して
>   管理
> ③ステロイド……メチルプレドニゾロン（ソル・メドロール®）
>   250 mg/日から漸減し，プレドニゾロン内服に切り替え

(3)感染予防・治療

　特に移植直後は免疫抑制剤の量も多く，一般細菌，真菌，ウイル
ス（主にCMV），ニューモシスチスをカバーする．

- 一般細菌……ドナー・レシピエントの感染歴，感受性に合わせて
  抗菌薬を選択．明らかな感染がない場合はCFPMを選択すること
  が多い
- 真菌……MCFG静注（50～100 mg/日または1～3 mg/kg/日）→経
  口摂取開始後にITCZ内服に変更．アスペルギルスの既往がある
  場合はVRCZを静注or内服＋/－アムホテリシンB吸入も．ア
  ゾール系抗真菌薬は特にカルシニューリン拮抗薬の濃度を上昇さ
  せるため，タクロリムス，シクロスポリンの血中濃度に注意が必
  要
- ウイルス……ドナーまたはレシピエントがCMV既感染（IgG陽
  性）の場合：ガンシクロビル点滴→バルガンシクロビル（900 mg/
  日）内服．特にCMVドナー陽性・レシピエント陰性の「ミスマッ
  チ」症例はリスクが高く，長期予防が必要．ドナー・レシピエント
  とも未感染の場合は，アシクロビル投与
- ニューモシスチス……ST合剤（バクタ配合錠，1 g週3回内服）

＊腎機能障害症例やリンパ脈管筋腫症ではシロリムス（ラパマイシンともよぶ）を併用す
ることがある．

(4)その他

- 消化器系……ストレス潰瘍予防の PPI または H_2 ブロッカー，消化管の動きが鈍い場合はドンペリドン，六君子湯など，下痢がひどいときは整腸剤．嘔吐のリスクを考慮して TPN と経管(または経口)栄養のバランスをとりながら栄養管理を進めていく
- 鎮痛・鎮静・精神的ケア……長期の ICU 管理になりうること，侵襲が大きいことから，挿管中の適切な鎮静に加え，鎮痛(麻薬併用，術後*の硬膜外麻酔留置など)，不眠対策，ステロイド大量投与による精神的影響(興奮やうつ傾向)への対策
- リハビリテーション……通常の呼吸器外科手術と比べて術前状態が圧倒的に悪いことが多く，かつ侵襲が大きく鎮静期間も長いため，離床を促すことが非常に重要(だが難しい)．→順調に経過した場合は1か月程度，平均すると2〜3か月程度の術後入院期間を見込む

参考文献

1) 近藤　丘, 他(編)：よくわかる肺移植. 南江堂, 2014

(佐藤雅昭)

---

*術中ヘパリン化する可能性が高く術前には硬膜外麻酔は留置しない.

5) 肺移植後慢性期の管理

マスターポイント

✦ 退院してからも頻繁な通院検査と厳密な管理が必要
✦ 患者教育が重要
✦ 慢性拒絶，感染，悪性腫瘍など，長期生存を妨げる要因が多々あり，5 年生存率は 60～70％程度にとどまる（他の臓器移植よりも悪い）

■肺移植後退院してからの管理

● 定期的な医療機関受診は欠かせず，かつ免疫抑制剤（特にカルシニューリン抑制薬）のトラフ濃度測定は拒絶と感染予防，腎機能保護のため非常に重要．退院直後は毎週～2 週間ごと，安定しても基本的に月 1 回の受診は必要

● 内服薬は 10 数種類に及ぶことも多く，免疫抑制剤の投与量は濃度や移植後の時期によって変わるため，自己管理がしっかりできることが重要

● 生活面でも，感染予防（自宅の掃除など清潔を保つ，人混みを避ける，マスクをしての外出，うがい手洗い励行，ペットは家で飼わないなど），生ものの飲食に気を付ける，同居する家族も同様に感染予防を心がける（菌やウイルスを持ち込まない），腎臓保護のための積極的な飲水，体調のわずかな変化を見逃さず相談する，自宅でも呼吸機能をモニタリングする（ホームスパイロメトリー），など多くの注意が必要

■肺移植後の長期管理（図 1）

　肺移植後の長期予後は他臓器の移植と比べて一般に悪い．5 年生存率は世界的には 50～60％，日本では 70％（脳死肺移植・生体肺移植とも）にとどまる．肺移植後の管理の最大の難しさは，拒絶と感染のバランスを保つことにある．外界に通じた臓器のため，肺は微生物や誤嚥，汚染された大気などに常に曝される一方，それに抗する

ため発達した免疫機構を有しており，移植後は免疫抑制剤も他臓器より多めに必要とされる．

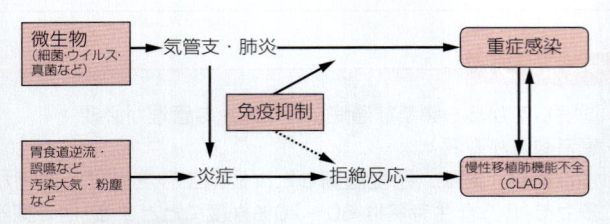

図 1　肺移植後長期管理の難しさ
移植肺が曝される外的因子からの防御と免疫抑制のバランスが崩れると，
重症感染や慢性移植肺機能不全(CLAD)につながっていく

表 1　肺移植後の死亡原因　　　　　　　　　　　　　　　　単位：件（%）

	脳死肺移植	生体肺移植	合計
感染症	30（27.5）	21（31.8）	51（29.1）
移植肺機能不全	20（18.3）	11（16.7）	31（17.7）
慢性拒絶（CLAD）	20（18.3）	11（16.7）	31（17.7）
悪性腫瘍（PTLD*以外）	10（9.2）	4（6.1）	14（8.0）
PTLD*	4（3.7）	3（4.5）	7（4.0）
急性拒絶	3（2.8）	4（6.1）	7（4.0）
その他	22（20.2）	12（18.2）	34（19.4）
合計	109（100.0）	66（100.0）	175（100.0）

＊post-transplantation lymphoproliferative disorder（移植後リンパ増殖性疾患）
〔日本肺および心肺移植研究会 Registry Report（2019 年）より引用〕

■感染予防

ST 合剤，抗真菌薬は可能な限り継続，CMV 予防も半年〜1 年継続するプロトコールが多い．日ごろから人混みを避ける，うがい・手洗いをするなど一般的な感染予防も重要．

■胃食道逆流

肺移植後の上部消化管運動異常（GERD や胃蠕動不全）と，肺へのaspiration（不顕性のものも含め）は移植肺を傷める主要な原因．蠕動促進薬（ドンペリドンなど）や，場合によっては GERD 防止のための噴門形成術の適応となることもある．

■ 免疫抑制剤長期投与の弊害

- 発癌：免疫抑制剤により癌免疫も抑制される．肺移植患者の発癌率は健常人の数倍
- 慢性腎不全：特にカルシニューリン抑制薬（タクロリムス，シクロスポリン）により腎機能低下をきたす症例が少なくない
- その他：ステロイド長期投与による骨粗鬆症，動脈硬化，糖尿病など

■ 慢性移植肺機能不全（CLAD：chronic lung allograft dysfunction）

慢性拒絶ともいわれるが，感染など多因子の病態であり，最近は正確性を期して CLAD とよばれる．従来，閉塞性細気管支炎（BO：bronchiolitis obliterans）が主体と考えられていたが，末梢肺にも線維化をきたす RAS（restrictive allograft syndrome）が特に予後不良であることがわかり注目されている．CLAD の有効な治療は再移植しかない．

参考文献
1) 近藤　丘，他（編）：よくわかる肺移植．南江堂，2014
2) Sato M：Chronic lung allograft dysfunction after lung transplantation：the moving target. Gen Thorac Cardiovasc Surg 2013；61：67-78

（佐藤雅昭）

1) 肺容量減量術（LVRS：lung volume reduction surgery）

マスターポイント

✦ なぜ肺切除で肺気腫の症状が改善しうるのか理解する
✦ 適応基準と除外基準を，理由とともに理解する

原理（図 1）

肺気腫→肺の過膨張→横隔膜の平低化・胸郭過膨張→胸郭コンプライアンスの低下

過膨張部分の切除→横隔膜挙上とドームの形状回復→胸郭コンプライアンス回復

適応と注意点（表 1）

● 特に気腫部分が不均一かつ上葉優位であることが重要（CT に加

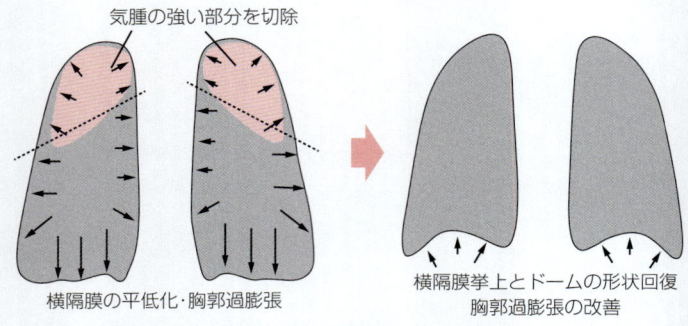

気腫の強い部分を切除

横隔膜の平低化・胸郭過膨張

横隔膜挙上とドームの形状回復
胸郭過膨張の改善

図 1　肺気腫に対して LVRS が効果を示す機序

表1　LVRS の適応基準と除外基準

【適応基準】 ・80 歳未満（75 歳以下が望ましい） ・肺の過膨張がある（%TLC＞120％，RV/TLC＞50％など） ・閉塞性換気障害がある（$FEV_{1.0}$＜1.0 L，20％＜$FEV_{1.0}$％＜40％） ・画像上不均一性の肺気腫（特に上葉優位型が望ましい） ・3 か月以上の完全禁煙
【適応除外基準】 ・肺高血圧（収縮期肺動脈圧＞45 mmHg または平均肺動脈圧＞30 mmHg） ・コントロール困難な気管支喘息の合併 ・著明な胸膜癒着，開胸術後 ・気管支拡張症，肺炎の合併 ・高炭酸ガス血症（$PaCO_2$＞60 mmHg） ・肺以外の臓器の重篤な臓器障害 ・$FEV_{1.0}$％＜20％*

＊気腫が進行しすぎてリスクが高い

え肺血流シンチでの評価も必要）
- 肺血管床を減少させるため，肺高血圧合併には注意が必要
- 術後リークや喀痰排出困難→肺炎などを起こしやすく，リスクが高い手術（死亡率 2〜17％）．慎重な適応判断と十分なインフォームドコンセント，適切な周術期管理が非常に重要
- 多くの場合，一度改善した呼吸機能が術後数年で低下し術前のレベルに戻る（効果は一時的だが QOL 改善効果は高い．若年者では移植までの時間稼ぎの効果も）

■ アプローチ

- 胸骨正中切開と胸腔鏡によるものがある
- 近年海外では気管支鏡によるアプローチ（気管支バイパスステント，弁留置，気腫部分の焼灼など）も試みられている

参考文献
1) Agteren JEM, et al：Lung volume reduction surgery for diffuse emphysema. Cochrane Database of Systematic Reviews 2016, Issue 10. Art. No.：CD001001.

（佐藤雅昭）

2） びまん性肺疾患の肺生検

マスターポイント
- ✦ 適応とリスク，患者説明の要点を理解する
- ✦ 患者や病変の状態によりアプローチ，切除部位を検討する

■ 適応
- BAL，TBLB で診断が困難な場合，外科的の生検が考慮される
- 間質性肺炎の病理診断・治療方針決定，慢性過敏性肺炎などとの鑑別には非常に重要
- 内科医からの依頼で実施するが，リスクアセスメントは外科医の責任でもある
- 合併症の可能性について十分なインフォームドコンセントが重要

■ リスク
- 術後リーク：硬い間質性肺炎の肺は，ステープルラインが離開することがある（切離部位の選択を慎重に）．また一度縮むと広がりにくいことがある．そうなると癒着術も効きにくく，筋肉弁による補強や胸郭形成しか手がないこともある
- 間質性肺炎の急性増悪は常に念頭におき，短時間の手術を心がける
- 術後出血：2次性肺高血圧がある場合，ステープルラインからの出血が致命傷になることがある（重度の肺高血圧がある場合，適応は慎重に）

■ アプローチ
- 低侵襲な VATS が用いられることが多い
- 生検部位は複数部位（病期が異なる部位）からの採取が望ましいとされるが，切除のしやすさ，ステープラー離開のリスクなど外科的要素も考慮して内科医と打ち合わせる
- 患者の状態によっては片肺換気や側臥位が難しいことがある

表1 特発性間質性肺炎の分類

特発性肺線維症	idiopathic pulmonary fibrosis（IPF）
非特異性間質性肺炎	nonspecific interstitial pneumonia（NSIP）
急性間質性肺炎	acute interstitial pneumonia（AIP）
特発性器質化肺炎	cryptogenic organizing pneumonia（COP），BOOPともいう
呼吸細気管支炎関連性間質性肺炎	respiratory bronchiolitis-associated interstitial lung disease（RB-ILD）
剝離性間質性肺炎	desquamative interstitial pneumonia（DIP）
リンパ球性間質性肺炎	lymphoid interstitial pneumonia（LIP）
特発性胸膜肺実質線維弾性症	idiopathic pleuroparenchymal fibroelastosis（iPPFE）
分類不能の IIPs	unclassifiable IIPs

→仰臥位・両側換気で第6肋間ぐらいの前方小開胸でも舌区や中葉の部分切除は可能
- リスク軽減のため局所麻酔下胸腔鏡も試みられている

IPF，IIP とそれ以外

びまん性肺疾患の詳細は省略するが下記は外科医も押さえておきたい.

- 特発性肺線維症（IPF：idiopathic pulmonary fibrosis）は，下記4項目中3項目を満たせば臨床的に診断可能：①50歳以上，②緩徐な発症，③3か月以上の経過，④両側下肺野の断続性ラ音
- 典型的な IPF でない場合，IPF とそれ以外の特発性間質性肺炎（IIPs，たとえばNSIP）の鑑別に生検が必要となることが多い（**表1**）
- その他の間質性肺炎：慢性好酸球性肺炎，過敏性肺炎，サルコイドーシスなどの鑑別

参考文献

1) Travis WD, et al：An official American Thoracic Society/European Respiratory Society statement：Update of the international multidisciplinary classification of the idiopathic interstitial pneumonias. Am J Respir Crit Care Med 2013；188：733-748

（佐藤雅昭）

1）気道内腫瘍

マスターポイント

✦ 気道内腫瘍の良悪性の内視鏡所見を理解する
✦ 気道内腫瘍の臨床症状と診断法を理解する
✦ 良・悪性腫瘍の治療法の違いを理解する

気道内腫瘍とは？

- 気管や気管支などの中枢気道に発生する比較的まれな腫瘍
- 良性腫瘍と悪性腫瘍がある
- 悪性腫瘍の場合には原発性のほかに，周囲臓器からの直接浸潤や気管支動脈を介した気管（支）腔内転移もある

臨床症状

- 中枢気道を 50%以上狭窄する場合には，咳，痰，呼吸困難が出現し，気管支喘息として治療される場合がある
- 悪性の場合には血痰を認める場合がある
- 肺炎，無気肺を呈することもある

診断のための検査

- 胸部 X 線では診断困難な場合が多く，胸部 CT が有用
- 胸部 CT で気道内腔に異常所見を認めた場合には，気管支鏡検査が必須
- 喀痰細胞診は，扁平上皮癌以外では有効性が低い

■ 良性腫瘍[1]

　肺の良性腫瘍は肺腫瘍の約2%以下とされているため，気管・気管支内に発生する良性腫瘍は非常にまれ．

- 良性腫瘍の種類
  - ・過誤腫，脂肪腫，線維腫，軟骨腫，平滑筋腫，神経鞘腫，顆粒細胞腫，多形性腺腫，乳頭腫，腺房細胞腫，粘液腺腫など
- 気管支鏡所見
  - ・多くの腫瘍が上皮下腫瘍であるため表面は平滑で光沢があり黄白色を呈する．表面の毛細血管の増生は少なく蛇行や拡張も少ない
- 治療
  - ・良性腫瘍の多くは，気道内腔に発育することが多く，基部をもったポリープ様発育を示し気道壁外に発育することは少ないため，内視鏡的切除が第1選択
  - ・内視鏡的切除には，高周波スネア，APC，レーザー焼灼，マイクロ波凝固などが用いられる
  - ・腫瘍の基部が広い場合や末梢肺が強い炎症を起こしている場合には外科的切除を考慮する

■ 悪性腫瘍[1]

　中枢気道の原発性悪性腫瘍の発生はまれではあるが，気管支上皮発生の扁平上皮癌と気管支腺由来の腺様嚢胞癌が多くを占める．

　気管支腺由来の腫瘍は比較的緩徐に発育し，また上皮で被覆されているため喀痰細胞診でも診断困難であり，早期に発見できることは少ない．

- 悪性腫瘍の種類
  - ・原発性：扁平上皮癌，腺様嚢胞癌，平滑筋肉腫，カルチノイド腫瘍，粘表皮癌，多形癌，リンパ腫など
  - ・浸潤性：甲状腺癌，縦隔腫瘍，食道癌など
  - ・気管支腔内転移性：大腸癌，乳癌，腎癌，子宮癌など
- 治療
  - ・気管管状切除やスリーブ肺葉切除などの気管形成手術が必要となる
  - ・気管管状切除は8気管軟骨輪までは切除可能とされているが，

腺様嚢胞癌など気管支腺由来の癌は上皮下に浸潤しており断端陽性になる場合も多く，術後に放射線治療を追加されることがある
・腫瘍の浸潤範囲が広く，距離的に吻合できない場合には，気管支鏡を用いた姑息的治療となる
・高周波スネア，APC，レーザー焼灼，マイクロ波凝固などにより，腫瘍を焼灼し内腔を拡張する．気道ステントを留置する場合も多い

参考文献

1) Grillo HC：Surgery of the trachea and bronchi. BC Decker, Ontario, 2003

（古川欣也）

2）気道内異物

マスターポイント

- ✦ 気道内異物の診断ができる
- ✦ X 線非透過性異物があることを理解する
- ✦ 気道内異物の摘出法を理解する
- ✦ 硬性気管支鏡の利点を理解する
- ✦ 摘出に必要な処置具を知っておく

気道内異物とは？

　気道内異物は，気管・気管支に誤嚥により入り込んだ自己喀出不能な各種物質のことである．3 歳以下の乳幼児と高齢者に多い.

臨床症状

- 激しい咳嗽，喘鳴，血痰，呼吸困難感
- 嵌頓異物では症状がないこともある

気道内異物の診断

　誤嚥した異物の種類（X 線透過性か非透過性か），気管支内局在部位と大きさ，形状，誤嚥時の状況，時期，自覚症状の有無を確認.

(1) 胸部単純 X 線検査

- 患側末梢肺の透過性亢進，気腫性変化，血管陰影減弱
- ホルツクネヒト（Holzknecht）徴候：縦隔陰影が吸気時に患側に，呼気時に健側に移動
- 長期介在異物：肺炎像，無気肺像

(2) 胸部 CT 検査

- 非金属異物の場合は，胸部 CT が特に有効．MDCT により，冠状断や矢状断画像，3D 構築画像を作成すると，異物の局在，形状などの情報が多く得られ，摘出方法の戦略決定に有用

表1　軟性・硬性気管支鏡の比較

	軟性鏡	硬性鏡
麻酔	局所麻酔	全身麻酔
適応年齢	成人のみ	全年齢
観察範囲	亜亜区域気管支まで	区域気管支まで
内視鏡の操作	容易	熟練が必要
鉗子の種類	少ない	多い
鉗子の把持力	弱い	強い
摘出操作	困難	容易（上葉は困難）

(3) 気管支鏡検査
- 気道内異物を疑うときは，軟性気管支鏡で気管支内の観察が必要
- 引き続き摘出できるように処置具を準備しておく
- 軟性気管支鏡で摘出困難な場合には，硬性気管支鏡での摘出を考慮

気道内異物の摘出法[1]
- 気道内異物は，通常局所麻酔下で軟性気管支鏡下に摘出
- 肉芽で固定された嵌頓異物や金属などの硬い異物や小児の異物摘出は，硬性気管支鏡が有用
- 硬性気管支鏡手技を用いれば外科的開胸手術を回避できることもある
- 摘出困難な異物は通常開胸手術にて摘出
  硬性気管支鏡と軟性気管支鏡の特徴の比較を表1に示す.

ワンポイント　アドバイス　硬性気管支鏡の利点

- 軟性気管支鏡で摘出困難な場合には，硬性気管支鏡での摘出を考慮する
- 硬性気管支鏡では，鉗子の種類が多く把持力も強いため摘出操作が容易となる
- 硬性気管支鏡下に軟性気管支鏡を併用することも可能で，軟性気管支鏡下に肉芽の凝固焼灼，止血などが安全に施行できる

・小児では気道が狭く，細径の軟性気管支鏡では鉗子孔が細く異物摘出が困難になる．また，喉頭浮腫も起きやすいため，硬性鏡が有用である

準備する機器

(1) 軟性気管支鏡下摘出時
①軟性気管支鏡システム
②処置具：V字型把持鉗子，ゴム付き把持鉗子，バスケット鉗子，バルーンカテーテルなど

(2) 硬性気管支鏡下摘出時[2]
①硬性気管支鏡システム（図1）
②軟性気管支鏡システム
③Cアーム X 線透視装置
④高出力レーザー装置（ダイオードレーザー，Nd-YAG レーザーなど），アルゴンプラズマ凝固装置（APC），マイクロウェーブ凝固装置などの組織焼灼凝固装置
⑤硬性気管支鏡下摘出で用いる各種鉗子（図2）

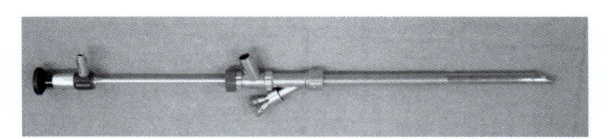

図1 硬性気管支鏡

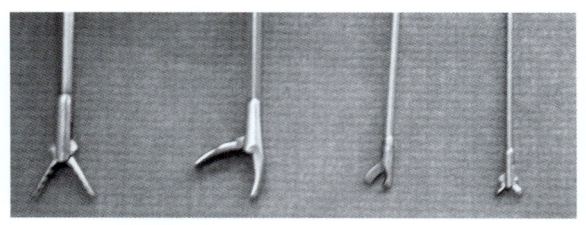

図2 各種硬性気管支鏡用鉗子

硬性気管支鏡を用いた気道内異物摘出の適応

①嵌頓異物, ②長期介在異物, ③硬い尖鋭異物, ④逸脱した気道ステント, ⑤小児の異物

摘出後検査

- 単純 X 線検査や CT 検査で術後の気管支の状況や, 縦隔気腫, 肺炎などの併発がないか観察する
- 退院後は, 定期的な軟性気管支鏡によるフォローアップを行い, 異物摘出部位の気管支粘膜の観察を行い, 瘢痕狭窄が起きないか観察する

参考文献
1) 古川欣也:7 成人気管・気管支異物—呼吸器外科での摘出の実際. In 日本気管食道科学会(編):気道食道異物摘出マニュアル. 金原出版, 2015:137-150
2) 古川欣也:硬性気管支鏡. In 気管支鏡ベストテクニック. 浅野文祐, 宮澤輝臣(編):中外医学社, 2012:167-177

(古川欣也)

3）気道狭窄（良性）

マスターポイント

✦ 良性気道狭窄の原因を理解する
✦ 各種気管支鏡下治療と気管支形成術などの治療法を理解する
✦ 良性気道狭窄に使用されるステントの種類を理解する
✦ 瘢痕狭窄の拡張法のコツを理解する

良性気道狭窄とは？

気管気管支の良性腫瘍や炎症性肉芽腫，瘢痕形成，気管気管支壁の軟化などにより気道が狭窄している病態．

良性気道狭窄の原因

- 気道の良性腫瘍（過誤腫，脂肪腫，平滑筋腫など）
- 炎症性肉芽腫（多発血管炎性肉芽腫，炎症性ポリープなど）
- 瘢痕性（気管支結核，気管切開後狭窄，気管挿管後狭窄，気管形成術や肺移植後の吻合部狭窄など）
- 気管・気管支軟化症（再発性多発軟骨炎など）

臨床症状

咳嗽，喘鳴，労作時呼吸困難，狭窄が50％以下では症状がない場合も多い．

診断

- 胸部 CT
- 気管支鏡
- 結核などの病歴聴取

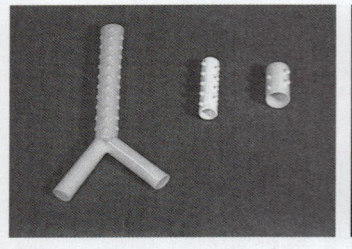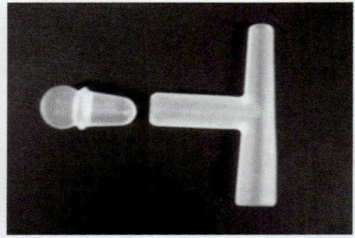

図1　シリコンステントとT-チューブ
左：シリコンステント（デューモンステント）
右：T-チューブ

治療法

- ポリープ状腫瘍や肉芽腫：気管支鏡的にスネアにて切除
- 炎症性肉芽腫：レーザーや APC などの気管支鏡的方法で焼灼
- 瘢痕性狭窄：レーザーや APC で焼灼後にバルーン拡張
- 狭窄を繰り返す場合はシリコンステント留置（図1左）
- 気管上部の狭窄には T-チューブ留置（気管切開が必要）（図1右）
- 外科切除：気管管状切除，スリーブ肺葉切除などの気管支形成術

> **ワンポイントアドバイス　良性気道狭窄解除のコツ**
>
> ・白色の瘢痕組織はレーザー光の波長を吸収しないため効率的な組織焼灼ができない．その場合は APC で組織表面を一度焼灼し炭化させておくと，光吸収効率がよくなり，レーザーによる効率的な焼灼が可能になる
> ・瘢痕組織の拡張は，APC やレーザーで焼灼したのちにバルーン拡張する
> ・良性気道狭窄に対しては，可能な限りステント留置は避ける
> ・良性気道狭窄でステント留置する場合，将来抜去を考慮すべきであるためシリコンステントを使用し，金属ステントは使用しない
> ・金属ステントは破損や合併症の報告が多く，2005 年に米国 FDA は良性狭窄に金属ステントを使用しないように勧告しており[1]，わが国でも良性狭窄に金属ステントの適用はない

・範囲の広い気管・気管支軟化症など特殊な病態では，金属ステントでしか対応できない場合もある

参考文献
1) Lund ME, et al：Airway stenting for patients with benign airway disease and the Food and Drug Administration advisory：a call for restraint. Chest 2007；132：1107-1108

（古川欣也）

4）気管（支）食道瘻

マスターポイント

- ✦ 瘻孔の成因を理解する
- ✦ 先天性食道閉鎖に伴う気管食道瘻における Gross の分類を理解する
- ✦ 瘻孔に対する食道ステントと気道ステントの適応を理解する

▌気管（支）食道瘻孔とは？

気管または気管支と食道に異常な交通が生じる疾患.
まれな病態であり, 乳児の先天性疾患と成人の後天性疾患がある.

▌臨床症状

唾液や消化液の気道への垂れ込みによる多量の喀痰貯留, 肺炎併発, 呼吸困難.

▌診断のための検査

食道造影, 胸部 CT, 上部消化器内視鏡, 気管支鏡.

▌成因

（1）先天性

先天性食道閉鎖に伴う気管食道瘻孔（出生 3,000〜4,000 人に 1 人）.
さまざまな形の異常があり, Gross の分類（図1）でタイプ C が 80〜85％ と最も多い[1].

（2）後天性

● 良性

食道破裂（外傷）, 食道炎（ヘルペスなど）, 食道癌術後縦隔炎, 医原性（気管挿管, 気管切開, 胃管留置, ステント留置, 食道切除, 食道バイパス術）, ボタン電池誤飲, その他〔肉芽腫性疾患, ブール

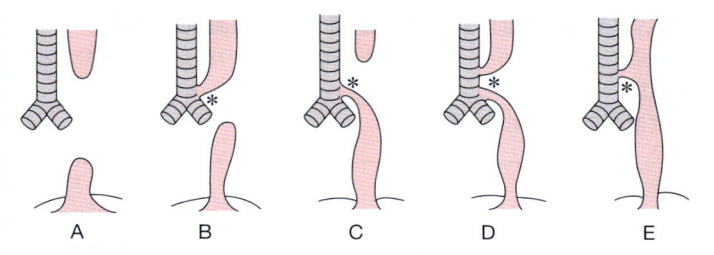

図1　Gross の分類

＊気管食道瘻

A 型：食道閉鎖のみで，食道気管瘻の合併を欠くもので約 10%
B 型：上部食道気管瘻と下部食道の無形成か盲端であるもの
C 型：上部食道の盲端と下部食道気管瘻のあるもので 80〜85%
D 型：上部食道気管瘻と下部食道気管瘻と，両者の間で食道無形成であるもの
E 型：食道気管瘻のみで食道閉鎖症のないもの（H 字状を呈する）

〔日本小児外科学会 HP（http://www.jsps.gr.jp/general/disease/iu62r6/s1m2ku）より〕

ハーフェ（Boerhaave）症候群，ツェンカー（Zenker）憩室〕

● 悪性

　食道癌気管浸潤，肺癌食道浸潤，化学放射線療法後，ステント留置後

■ 治療

● 気管（支）食道瘻を疑った場合は，まず禁飲食
● 肺炎を併発の場合は抗菌薬
● 外科治療および内視鏡的治療

良性
　①第 1 選択は外科手術（開胸下，胸腔鏡下）
　②内視鏡的治療：ステント留置（気道），フィブリン糊注
　　入，APC とクリッピングの併用
悪性
　①外科手術
　　　摂食目的の場合：食道バイパス術，瘻孔の外瘻化
　　　栄養状態改善目的の場合：胃瘻，腸瘻
　②内視鏡的治療：ステント留置（食道・気道）

■ 気管（支）食道瘻に対する気道ステント留置術の適応

　食道ステントが第1選択ではあるが，以下の場合は気道ステントが適応.

● 食道ステント適応困難例

> 瘻孔の位置
> 　①瘻孔の状況や部位によって気道ステントの適応を検討
> 　②頸部食道癌など高い部位への留置は，異物感や痛みが強く，気道の圧迫をきたす場合がある
> 　③ステント下端が噴門部にかかると胃内容の逆流現象が生じ，嚥下性肺炎などを併発する危険性がある
> 食道狭窄のない瘻孔
> 　食道ステントの移動（migration）が問題となる

● 食道ステント留置後
　・食道気管支瘻形成
　・食道ステントによる気管支狭窄発生

> **ワンポイントアドバイス　気道ステント留置のコツ**
>
> 食道にも気道にも狭窄がない瘻孔閉鎖には気道内腔に一致した適切なサイズの気道ステントを留置する必要があるが，気管の瘻孔の場合，既製品ではサイズ面で適用できない場合もあり，特注の気道シリコンステントの作製が必要な場合もある．ステント留置時には，瘻孔部位の食道気管壁損傷を起こさないように注意が必要.

参考文献

1) Gross RE：The surgery of infancy and childhood；its principles and techniques. WB Saunders. Philadelphia & London, 1953

（古川欣也）

5) 気道内インターベンション・ステント

マスターポイント

- ✦ 各種内視鏡的治療手技とその特徴を理解する
- ✦ 気道狭窄のタイプを理解する
- ✦ 気道ステントの種類とその特徴を理解し，適切なステントを選択できる
- ✦ 気道ステント留置後の合併症を理解する

気道内インターベンションとは？

気管支鏡を介する中枢気道病変の治療法のことで，患者の QOL を重視した低侵襲治療法の１つである．悪性気道閉塞病変に対しては緩和医療としての一面もあり，良性病変に対しては手術を回避して根治も可能な治療法である．腫瘍に対するレーザー焼灼，アルゴンプラズマ凝固（APC），マイクロウェーブ凝固（MCT）などや気道狭窄に対するバルーン拡張術，ステント留置術などの内視鏡的治療手技がある．

気道内インターベンションの治療方針

アルゴリズムを図1に示す．

各種内視鏡的治療手技

（1）高出力レーザー

内視鏡的レーザー焼灼法は，レーザー光線の有する高輝度，収束性に起因する高出力を利用して組織を凝固・蒸散させる．発火の危険性が高く，酸素濃度は 40% 以下に抑える．

（2）高周波凝固療法

アルゴンプラズマ凝固，高周波スネアなどがある．処置具の電極と対極板の間の組織に電流が流れると，接触面積の小さい電極側で電流密度が高くなるためジュール熱が発生し組織が凝固，切開，蒸

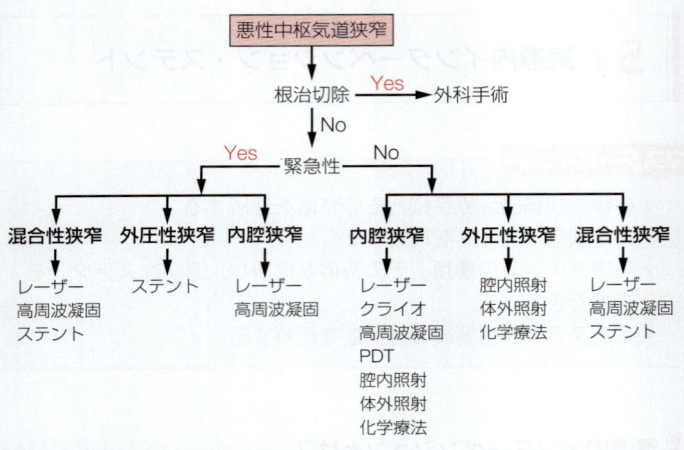

図1 気道内インターベンションのアルゴリズム

(Lee P, et al：Management of complications from diagnostic and interventional bronchoscopy. Respirology 2009；14：940–953 より引用・翻訳)

散される.

■アルゴンプラズマ凝固法（APC：argon plasma coagulator）
- インピーダンスの低い部位に電気が流れる
- 気管支側壁の病変に対する凝固や出血部位の凝固止血に有効
- 発火の危険性はレーザーよりは低いが注意は必要

■高周波スネア
- 気管・気管支内のポリープ状腫瘍の摘出に有効
- 一度で腫瘍を大きく摘出することが可能
- 時間の短縮をはかることが可能

(3) マイクロ波凝固療法
- 高周波凝固装置よりはるかに高い周波数
- 組織内水分子の摩擦熱により誘電熱エネルギーが発生
- 100℃前後の熱を利用して腫瘍組織を凝固壊死させる
- 高濃度酸素投与下でも気道内発火の危険性が少ない
- 煤煙の発生もなく，安全に施行できる

■ ステント留置術[2]

気道狭窄のタイプと原因

■ 悪性狭窄

- 内腔狭窄型：気道内腔のみの病変
- 外圧性狭窄型：壁外から圧排性に狭窄する病変
- 混合性狭窄型：壁外から内腔に浸潤する病変

■ 良性狭窄

- 瘢痕性狭窄，気管・気管支軟化，肉芽腫など

■ ステント留置術の適応

- 呼吸困難を伴い中枢気道に50％以上の狭窄
- 狭窄末梢の肺機能および血流が保たれている
- 3か月以上の予後が期待できる

適応疾患

①肺癌や食道癌などの悪性疾患
②縦隔腫瘍，縦隔リンパ節転移，リンパ腫
③気管軟化症
④気管支結核や気道熱傷による瘢痕性収縮
⑤気管切開部の肉芽増生による狭窄やカフステノーシス
⑥気管支形成術後や肺移植後の吻合部狭窄
⑦食道気管瘻

■ ステント留置前の診断

- 正確に診断したうえで留置するステントの種類，径，長さを決定
- MDCT：矢状断・冠状断画像，3D気管・気管支像，仮想内視鏡像
- 気管支鏡検査：可能な場合のみ施行
- 狭窄部位の性状，狭窄型
- 狭窄の程度や長さ

■ 気道ステントの種類（図2）

(1) シリコンステント：デューモン（Dumon）ステント，TMステント
- 内腔保持力は良好で，浸潤性狭窄に有効である

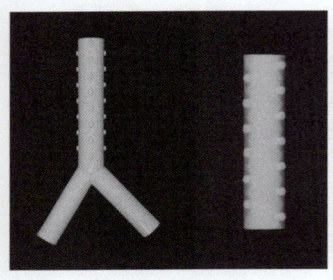 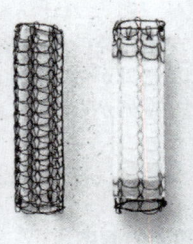 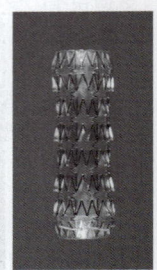

シリコンステント　　　　金属ステント　ハイブリッドステント

デューモンステント　　ウルトラフレックスステント　AERO ステント
（左：Y，右：ストレート）　　（左：カバーなし，
　　　　　　　　　　　　　右：カバーあり）

図2　気道ステントの種類

- 抜去可能であるため良性狭窄にも使用可能
- 留置には，硬性気管支鏡セットが必要

(2)　金属ステント：ウルトラフレックスステント

- 軟性気管支鏡で留置可能
- 留置前拡張をあまり必要としない
- 高度な狭窄に対しても比較的安全に留置可能
- カバーなしとカバーありのタイプがある
- カバーありタイプも両端はカバーされていない

(3)　ハイブリッドステント：AERO ステント

- 拡張後のステント長短縮がほとんどなく正確な留置が可能
- ポリウレタン膜にて金属がフルカバーされている
- 内側は親水性コーティングがなされ粘液貯留が少ない
- 硬性鏡または軟性鏡のどちらでも留置可能
- 抜去も可能

ステント留置の準備

　軟性気管支鏡システム：処置用気管支鏡，細径気管支鏡など．
　硬性気管支鏡システム：硬性鏡管（気管用，気管支用），テレスコープ（0°，30°），各種把持鉗子，ステント留置キットなどで構成．

■ ステント留置術の合併症

ステントの逸脱，分泌物貯留，肉芽形成，出血，肺炎，穿孔など

ワンポイントアドバイス 気道内ステント留置のコツ

- 狭窄部末梢の貯留痰を吸引除去しておくと，ステント留置時の酸素化が良好に保たれる．
- 細径気管支鏡を用いればより安全であるが，粘稠痰は吸引困難であり，腫瘍性狭窄の場合には出血に注意が必要である．
- 留置するステントは狭窄の範囲を超えた至適な長さのものを選択する．
- ステント留置前にある程度内腔を確保しておく必要があるため，術者はバルーン拡張，APC，MCT，レーザー焼灼などの気管支鏡的内腔拡張術の各種手技にも習熟が必要．

参考文献

1) Lee P, et al：Management of complications from diagnostic and interventional bronchoscopy. Respirology 2009；14：940-953
2) 古川欣也，他：気道ステント診療指針―安全にステント留置を行うために―．気管支学 2016；38：463-472

（古川欣也）

6) 気管・気管支軟化症

マスターポイント

- ✦ 先天性，後天性の違いを理解する
- ✦ 原因，症状，鑑別疾患を理解する
- ✦ 気管・気管支軟化症の形態，重症度を理解する

気管・気管支軟化症とは？

中枢気道の気管・気管支軟骨の支持性の低下により，呼気時または咳嗽時に気道内腔が高度に狭窄する疾患である．

原因

- 先天性：主に小児
- 後天性：原発性—原因不明（中高年の COPD 患者にみられる）
　　　　　続発性—炎症，外傷，腫瘍など

臨床症状

- 咳嗽発作，喘鳴，重症例で咳嗽失神発作，気管支喘息との鑑別必要
- 小児では，犬吠様咳嗽，反復性呼吸器感染，チアノーゼ

診断

- 聴診：胸骨上部での笛声音，肺野末梢の呼吸音減弱
- 胸部 CT：気管気管支内腔の扁平化
- 気管支鏡：Johnson の分類（咳嗽時の気道内腔閉塞率を評価）[1]

Grade Ⅰ（50〜75％狭窄）
Grade Ⅱ（75〜100％狭窄）
Grade Ⅲ（100％狭窄）
Grade Ⅳ（100％狭窄するとともに安静時気道拡張）

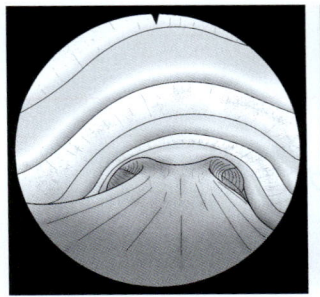
三日月型

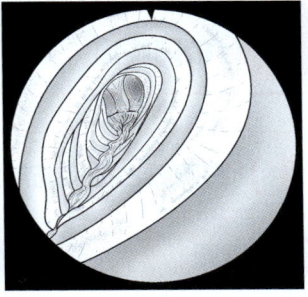
刀鞘型

図 1 形態的分類

■ 形態的分類（図 1）

- 三日月型（crescent type）：横径が呼気時に拡大し，膜様部軟骨間が近接
- 刀鞘型（saber-sheath type）：横径が呼気時に短縮し，両側壁が近接

■ 治療法

- 先天性
  - ・自然寛解の可能性あり
  - ・外科手術：大動脈胸骨固定術
- 後天性
  - ・気道ステント留置術
  - ・外科手術（気管・気管支壁虚脱防止手術）
    三日月型：膜様部の補強，刀鞘型：気管軟骨部の固定
    材料：自家肋骨，自家腹直筋鞘，Marlex mesh，PTFE など

参考文献
1) Johnson TH, et al：Acquired tracheomalacia. Radiology 1973；109：576-580
2) 日本呼吸器内視鏡学会（編）：気管支鏡（第 2 版）. 医学書院，2008：231

（古川欣也）

8 縦隔腫瘍

1）胸腺腫と重症筋無力症

❶ 胸腺腫

マスターポイント

✦ 胸腺腫の好発年齢・男女比について理解する
✦ 胸腺腫の画像所見について理解する
✦ 胸腺腫の病理所見・分類について理解する
✦ 胸腺腫の病期分類について理解する
✦ 胸腺腫の治療法について理解する

▌胸腺腫（thymoma）とは？

- 前縦隔の腫瘍のほとんどは胸腺から発生する．そのなかでも胸腺腫が最も頻度が高い
- 中年以後に多く男女差はない
- 重症筋無力症，赤芽球癆，低ガンマグロブリン血症などの自己免疫疾患を合併することがある
- 胸部 X 線写真，CT では前縦隔に充実性腫瘤陰影として認められる．造影剤によって染色される．FDG-PET では中程度の SUV-Max を呈する（図 1）
- 胸腺上皮から発生した腫瘍であり，腫瘍細胞と幼若な T リンパ球がさまざまな割合で混在している．腫瘍細胞形態および T リンパ球の割合から WHO 組織分類が行われる（type A，AB，B1，B2，B3）．T リンパ球の割合が少なく，成熟度が高いものほど胸腺腫の悪性度が高い
- 被膜に包まれた被包型と，周囲組織への進展を示す浸潤型に大別

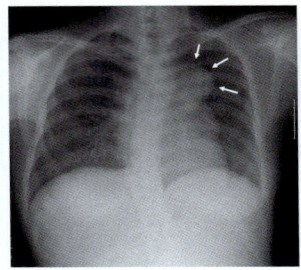
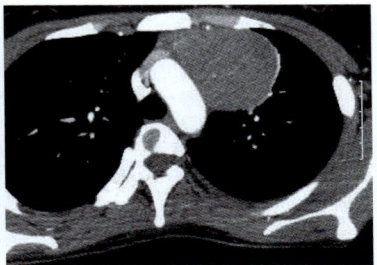

図1　胸腺腫
左：胸部 X 線所見
右：造影 CT 所見

される
- 浸潤型胸腺腫は成長に従い近隣の胸膜・心膜から，さらに近隣の肺・上大静脈に浸潤する．胸膜や心膜腔に露出すると腔内に細胞が浮遊し，着床・増殖し多数の結節を形成する（胸膜/心膜播種）．リンパ節転移や遠隔転移をまれに起こすがその頻度は低い
- 胸腺腫の進展度に従い正岡病期分類が長らく用いられたが，2017年からは UICC-TNM 分類・病期分類が定められた（**表1**）

表1　胸腺上皮性腫瘍　UICC-TNM 分類（2017）
胸腺腫，胸腺癌などに適用される TNM 分類

T	原発巣		
	TX		原発巣不明
	T0		原発巣消失
	T1	a	被膜に覆われている，あるいは前縦隔脂肪織に進展
		b	縦隔胸膜に浸潤
	T2		心膜浸潤
	T3		隣接臓器浸潤：肺，腕頭静脈，上大静脈，胸壁，横隔神経
	T4		隣接臓器浸潤：大動脈，肺動脈，心筋，大動脈弓の分枝血管，気管，食道
N	所属リンパ節		
	NX		所属リンパ節の検索できず
	N0		リンパ節転移なし
	N1		前縦隔リンパ節転移
	N2		深部胸腔または頸部リンパ節転移

（つづく）

（つづき）

M	遠隔転移		
	MX	胸膜・心膜播種，遠隔転移の検索できず	
	M0	胸膜・心膜播種，および遠隔転移なし	
	M1	a	胸膜あるいは心膜播種
		b	肺内転移あるいは遠隔転移

Ⅰ期		T1	N0	M0
Ⅱ期		T2	N0	M0
Ⅲ期	a	T3	N0	M0
	b	T4	N0	M0
Ⅳ期	a	T any	N1	M0
		T any	N0, 1	M1a
	b	T any	N2	M any
		T any	N any	M1b

▌治療法

- 手術による完全切除が第1選択となる．発生母地の胸腺と一塊に切除を行う．浸潤型胸腺腫では浸潤した臓器を合併切除する．大静脈など血管合併切除を行う場合には人工血管による再建を行う
- 放射線療法や化学療法については切除不能な胸腺腫に対しては考慮されるが，根治を得ることは困難である

❷ 重症筋無力症

マスターポイント

- ✦ 重症筋無力症の成因・症状について理解する
- ✦ 重症筋無力症の重症度分類について理解する
- ✦ 重症筋無力症と胸腺腫との関連について理解する
- ✦ 重症筋無力症の治療法（非手術療法）について理解する
- ✦ 重症筋無力症の外科治療について理解する

表2　重症筋無力症の重症度分類（MGFA 分類）

Class I		眼筋型，眼輪筋の筋力低下も含む．他のすべての筋力は正常．
Class II		眼以外の筋の軽度の筋力低下．眼の症状の程度は問わない．
	II a	四肢・体軸＞口腔・咽頭・呼吸筋の筋力低下
	II b	四肢・体軸≦口腔・咽頭・呼吸筋の筋力低下
Class III		眼以外の筋の中程度の筋力低下．眼の症状の程度は問わない．
	III a	四肢・体軸＞口腔・咽頭・呼吸筋の筋力低下
	III b	四肢・体軸≦口腔・咽頭・呼吸筋の筋力低下
Class IV		高度の筋力低下．眼の症状の程度は問わない．
	IV a	四肢・体軸＞口腔・咽頭・呼吸筋の筋力低下
	IV b	四肢・体軸≦口腔・咽頭・呼吸筋の筋力低下
Class V		挿管中．人工呼吸器の有無や眼の症状の程度は問わない．（通常の術後管理は除く．経管栄養のみで挿管されていない場合はIVb に含む）

（Jaretzki A 3rd et al：Myasthenia gravis：recommendations for clinical research standards. Task Force of the Medical Scientific Advisory Board of the Myasthenia Gravis Foundation of America. Neurology. 2000；55：16–23 より引用）

III-8

■重症筋無力症（MG：myasthenia gravis）とは？

- 神経筋接合部に対する自己抗体が産生され，筋無力症状を呈する疾患である．全年齢層で発症がみられるが，思春期〜若年女性にやや多くみられる
- 抗アセチルコリン受容体（AChR）に対する自己抗体によって起こる頻度が最も高いが，MuSK 抗体，その他が病因となる場合もある
- 臨床的には，眼筋症状から次第に全身に及ぶ，日内変動（夕刻になると増悪）を伴う筋無力症状である．筋電図では waning，コリンエステラーゼ阻害薬投与による症状軽快などにより診断される
- 臨床的重症度の指標として MGFA 分類が用いられる（表2）
- 胸腺が MG 発症に関与する場合が多い．AChR 抗体による MG では胸腺内に germinal center が多数形成されるか，または胸腺腫が存在する
- MG 患者の 20％が胸腺腫を合併し，逆に胸腺腫患者の 20％が MG

を合併する

- 胸腺腫合併 MG では，血清 AChR 抗体が常に高値である．一方 MG を合併しない胸腺腫患者の 1/4 では AChR 抗体が陽性である

■ MG に対する治療法

- 非手術療法：コリンエステラーゼ阻害薬は筋無力症状を軽快させる．自己免疫疾患であるため，糖質コルチコイドは有効である．近年はシクロスポリンやタクロリムスなどの免疫抑制剤を用いる場合もある．重症例に対しては血漿交換を行うこともある
- 手術治療：AChR 抗体高値，全身型，胸腺腫非合併例に対しては拡大胸腺全摘術（胸腺および周囲脂肪組織の切除）が有効である．高齢者に対する手術療法については十分なエビデンスが得られていない
- 胸腺腫合併例は MG 症状の重症度にかかわらず，手術治療の適応となる
- 胸腺腫，術前 MG 非合併患者が腫瘍切除後に MG を発症することが時にあるため注意が必要である

参考文献
1) Brierley JD, et al(eds)：TNM Classification of Malignant Tumours, 8th ed. JOHN WILEY & SONG, LTD, Hoboken, NJ, 2017
2) 日本呼吸器外科学会/呼吸器外科専門医合同委員会（編）：呼吸器外科テキスト．南江堂，2016
3) Jaretzki A 3rd, et al：Myasthenia gravis：recommendations for clinical research standards. Task Force of the Medical Scientific Advisory Board of the Myasthenia Gravis Foundation of America. Neurology 2000；55：16-23

（中島　淳）

2) 胸腺切除のアプローチ

マスターポイント
✦ 胸腺腫瘍手術の切除範囲を理解する
✦ 胸腺腫瘍切除のためのアプローチ法を理解する

胸腺腫瘍における切除範囲

- 拡大胸腺全摘術：胸腺腫や MG に対する標準的な切除法である．胸腺腫，胸腺ならびに周囲の脂肪組織を一塊として切除する．切除範囲：下部は心膜前面下端，左右縁は横隔神経，上縁は胸腺上極である
- 浸潤型胸腺腫の場合には，浸潤が及んだ心膜，肺，大静脈/腕頭静脈を合併切除し，完全切除を目指す．静脈切除後に再建が必要な場合には Gore-Tex® 人工血管を用い，心膜広範切除後には Gore-Tex® シートで心膜再建を行う
- 被包型（stage I）胸腺腫に対しては，腫瘍が全摘されれば胸腺を全摘する必要はないという意見がある

切除のためのアプローチ法

（1）胸骨正中切開

　胸骨を縦切開すると胸腺組織が露出され，比較的容易に胸腺を全摘することができる．合併切除を要する浸潤型胸腺腫ではこのアプローチが必須となる〔「開胸術」の項（193 頁）参照〕.

（2）胸腔鏡下切除

　左右両方，またはどちらか一方の側胸壁にアクセスポートをおき，胸腔鏡下に胸腺切除を行う方法である．近年はロボット手術も同様のアプローチで行われる．胸骨が無傷であるため整容性，術後創感染が少ないという利点があるが，胸腺上部における操作がやや困難であること，浸潤組織（特に血管）の合併切除が困難であることが欠点である．術後疼痛については胸骨正中切開と比較して大差は

みられない．視野を改善させるために，仰臥位で胸部を吊り上げた状態で胸腔鏡を行ったり，CO_2 を胸腔内に送気することがある．

(3) 剣状突起下アプローチ

いわゆる single port surgery の 1 つである．剣状突起の下に 3〜4 cm 程度の皮膚切開をおき，ここからカメラ・手術器械を進め，胸腺を下部から剝離し切除を目指す方法である．側胸部からの胸腔鏡アプローチと比較すると，1 つのポートで観察および手術操作を行うための高度な技術が求められるが，術中の肺虚脱が不要であり，また術後疼痛はきわめて軽度であり，より低侵襲なアプローチである．特に MG 患者では術後手術侵襲がきっかけとなり MG 急性増悪をきたしうるため，低侵襲な本アプローチは有用な方法である．

参考文献
1) 日本呼吸器外科学会/呼吸器外科専門医合同委員会(編)：呼吸器外科テキスト，南江堂，2016
2) Suda T, et al：Video-assisted thoracoscopic thymectomy versus subxiphoid single-port thymectomy：initial results. Eur J Cardiothorac Surg 2016；49 Suppl 1：i54-8

（中島　淳）

3) その他の縦隔腫瘍

マスターポイント

✦ 胸腺由来の腫瘍以外の縦隔腫瘍を 10 種類ぐらいはスラスラ列挙できるようにする
✦ それぞれの縦隔腫瘍の好発部位，好発年齢を押さえる
✦ それぞれの縦隔腫瘍の基本的な診断・治療方針を述べられるようにする

総論

縦隔腫瘍で最も頻度が高いのは胸腺腫（→476頁）だが，さまざまな腫瘍が発生しうる.

- 部位による鑑別診断

  前縦隔＝3T〔thymoma, teratoma（を含む germ cell tumor），thyroid tumor〕

  中縦隔＝リンパ腫，嚢胞，その他

  後縦隔＝神経原性腫瘍

- 血液検査：いくつか特徴的な腫瘍マーカーや関連抗体がある. 抗アセチルコリンレセプター抗体（重症筋無力症・胸腺腫），AFP，βhCG（ともに germ cell tumor），可溶性 IL-2 レセプター抗体（リンパ腫），ACE（縦隔リンパ節腫脹でサルコイドーシスを鑑別に挙げておく場合）

- 画像検査

  CT：単純・造影（特に縦隔の脈管との位置関係やリンパ節腫脹の評価）

  FDG-PET：悪性度の評価や生検時の viable な組織の局在の評価

  MRI：縦隔腫瘍の質的鑑別，周辺臓器・組織への浸潤の評価

  シンチグラフィー：[123]I-MIBG→交感神経由来腫瘍（褐色細胞腫，傍神経節腫瘍，神経芽腫），ガリウムシンチグラフィー→悪性リンパ腫

■ 胚細胞腫瘍

　胎生期の原始生殖細胞が縦隔（なぜか多くは胸腺）に迷入・腫瘍化したもの．思春期以降に多い．臨床的には次の3種類にまず分類：①奇形腫（良性），②セミノーマ（悪性），③非セミノーマ（悪性）．

● 奇形腫（良性）：被膜の中に，泥状内容物，内胚葉・中胚葉・外胚葉由来のさまざまな組織（歯，毛髪なども）が混在→CTでは粗大な石灰化，不均一モザイク状の映り方が特徴的

　→圧迫症状・腫瘍破裂による炎症（膵組織から出る消化液が含まれたりする）〜胸痛（膿胸）・肺内に内容物（毛髪など）が穿通し喀出する，などさまざまな症状を呈しうる．

　若年者に比較的多いがどの年代にもみられる．性差なし．縦隔胚細胞腫瘍で最多．

　治療：基本的に手術による切除

● セミノーマ（悪性）：CTでは充実性腫瘍（時に巨大），奇形腫ほど特徴的ではない

　→圧迫症状（SVC症候群含む），胸痛，胸水貯留による呼吸困難など．

　基本的に思春期以降の男性，進行は緩徐なことが多く転移などがあっても予後は比較的良好

　→腫瘍マーカー上昇は特徴的ではない．CTガイド下生検などにより病理診断．

　→治療はまず化学療法±放射線（感受性がよい）：精巣発生のセミノーマと同様のプロトコールで治療されることが多い（泌尿器科に相談，治療依頼となることが多い）．

　→治療が奏効しても腫瘍が残存した場合，切除．

● 非セミノーマ（悪性）：画像的特徴，症状はセミノーマ同様．基本的に思春期以降の男性，セミノーマと比べると予後不良傾向

　→腫瘍マーカー（AFP, βhCG）の上昇が診断的．必要に応じてCTガイド下生検など．

　→さまざまな組織型を呈しうる（それによって上昇するマーカーと程度が異なる）．時に混在．

　・胎児性癌（embryonal carcinoma）AFP↑，βhCG↑

　・卵黄嚢腫瘍（yolk-sac tumor）AFP↑↑↑

　・絨毛癌（choriocarcinoma）βhCG↑↑↑

※時に体細胞成分への分化（例：腺癌）を示す．経過中に分化がみられることがある．

→治療はまず化学療法±放射線（感受性はさまざま），やはり泌尿器科に相談することが多い．

→マーカーが正常化した場合，残存腫瘍切除．

※マーカーが正常化しているにもかかわらず腫瘍が増大する場合，良性の奇形腫成分が残存していることがある．

▌神経原性腫瘍

9割が後縦隔・神経（肋間神経・交感神経幹）沿いに発生．

9割が良性（小児では悪性の割合が多く6〜7割）．

9割が神経鞘由来（逆に小児では神経細胞由来が9割近く）．

代表的な良性神経原性腫瘍は次の3つ

①神経鞘腫（schwannoma，neurinoma や neurilemmoma ともいうが同じもの）．最も頻度が高い，被膜に覆われ通常切除は容易．

②神経線維腫（neurofibroma），①と比べ被膜がはっきりしない．同腫瘍が多発する神経線維腫症（neurofibromatosis）type 1〔NF1，別名フォン・レックリングハウゼン（Von Recklinghausen）病〕と関連する場合があり，この場合多発し，悪性化しやすい．

③神経節腫瘍（ganglioneuroma），①，②は神経線維由来だが，こちらは神経細胞由来．

・いずれも通常，胸腔鏡で容易に切除可能

・切除しなければ診断できないことが多いが，成人では通常良性腫瘍なので，無症状なら当面経過観察でもよい．後述のダンベル型腫瘍として成長しないかはフォローが必要

・次の場合，術後神経障害を考慮し，手術適応や切除時の根治性のバランスを考慮する．神経温存のため，被膜を残した腫瘍核出（→再発リスク↑）をあえて選ぶことも．

1）胸腔頂に発生した腫瘍→切除後の星状神経節障害によるホルネル（Horner）症候群（患側の縮瞳，眼瞼下垂，顔面の無汗症）の発生や下位腕神経叢（C8〜Th1）障害リスク

2）反回神経より中枢の迷走神経発生の腫瘍

3）横隔神経発生の腫瘍

● ダンベル＊型腫瘍（＊厳密にはダンベルではなく鉄亜鈴の形．）

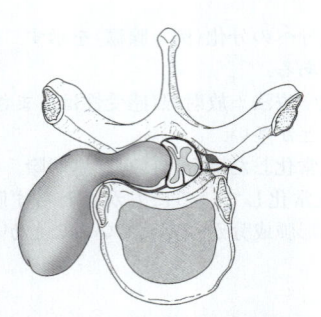

図1 椎間孔から脊柱管内に進展した，いわゆるダンベル型腫瘍

　肋間神経に沿って発育した神経鞘腫など神経線維由来の腫瘍や，脊髄神経節由来の ganglioneuroma が椎間孔から脊柱管内に発育し，脊髄を圧迫するもの（図1）.

　→整形外科に背側から椎弓切除をして腫瘍を剥離してもらい，胸腔側から胸腔鏡で切除. 無理に腫瘍を牽引して脊髄を損傷しないように注意. 腹臥位で整形外科が手術していれば，肺を牽引する必要はなく，少ないポート数での切除が可能.

> **ワンポイントアドバイス** **後縦隔腫瘍切除時の止血操作に注意**
>
> タコシール® やサージセル® のような止血剤を使うことが多いが，後縦隔腫瘍切除時に使用した止血剤が椎間孔内に迷入して血液を吸収して膨張し，脊髄圧迫から麻痺を生じることが知られているので要注意. また腫瘍の部位によってはアダムキーヴィッツ（Adamkiewicz）動脈の走行や，胸管の走行（乳び胸の発生）に注意を要する.

- 特殊な性質をもつ神経原性腫瘍
  - 小児では神経芽細胞腫（neuroblastoma，神経芽腫ともいう）が代表的. 1歳半未満では自然退縮することもあり予後は良好. 1歳半以上では N-myc 増幅があり予後が悪いことが多い. 交感

神経由来であり，アドレナリン・ノルアドレナリンの最終代謝産物であるVMA〔バニリルマンデル酸（vanillylmandelic acid）〕やドーパ・ドーパミンの最終代謝産物であるHVA〔ホモバニール酸（homovanillic acid）〕の上昇が診断的に有用
・傍神経節腫瘍（paraganglioma）：交感神経系の神経細胞が腫瘍化したもので，副腎髄質〔特に褐色細胞腫（pheochromocytoma）ともよぶ〕，縦隔，後腹膜にも好発する．悪性のこともあり，カテコールアミン産生性のものは尿中VMA増加を伴う．以下の遺伝性症候群と関連することがある：多発性内分泌腫瘍〔MEN（multiple endocrine neoplasia）type-2A および type-2B〕，フォン・ヒッペル-リンダウ（von Hippel-Lindau）症候群，神経線維腫症Ⅰ型．また「カーニーの三徴」として，ほかにGIST，肺軟骨腫を合併することがある．

▌縦隔嚢胞

通常，薄壁性の嚢胞で漿液性内容物で満たされている．
　→増大傾向がなければ基本的に切除は不要．他疾患との鑑別が必要な場合，切除を選択することもある．
● 気管支嚢胞，食道嚢胞（foregut 由来の嚢胞で鑑別が難しい．気管支や食道と連続していないことも多い）
● 心膜嚢胞（心嚢内腔と交通している場合は心膜憩室）
● 胸腺嚢胞：胸腺発生時の鰓嚢由来の胸腺咽頭管の遺残からの先天発生（通常単房性），または炎症による後天発生（多房性が多いとされる）
　→基本切除不要だが，嚢胞変性した胸腺腫との鑑別が重要．特にCTで嚢胞壁の不整，実質性の嚢胞壁がある場合は切除がすすめられる．
● 胸管嚢胞（嚢腫）：胸管と交通しており，胸管を結紮して切除する必要がある．切除後の乳び胸の発生に注意を要する

▌リンパ腫と類縁疾患

● 縦隔リンパ節腫脹ないし，縦隔リンパ節を巻き込む大きな縦隔腫瘍として紹介される
　→逆に縦隔腫瘍を紹介されたら，鑑別診断に入れて診断に必要な

準備をすることが重要.

　→切除が治療の選択肢でないことが多く，診断できれば方針が大きく変わる.

　→生検前に血液内科にコンサルトし，免疫染色やフローサイトメトリーなどの検査に必要な検体がどれくらいか事前に聞いておく.

- CT では大血管への浸潤傾向を示さず，これらを取り囲むように存在（他の縦隔腫瘍との鑑別に重要）
- 術中の迅速診断や EBUS-TBNA の on-site cytology では縦隔型の小細胞肺癌と紛らわしいことがあるので注意が必要

ワンポイントアドバイス　意外に難しい？　外科的生検でのリンパ腫診断

一部のリンパ腫，特に被膜に覆われたホジキン（Hodgkin）リンパ腫は，外科的生検でも線維化組織ばかりで適正検体がなかなか得られず苦労することがある.　迅速診断で適正検体が得られたか確認しながら生検するとともに，なかなか適正検体が得られない場合は，思い切って腫瘍を大きく切除することが重要.

- リンパ腫の診断後の治療は通常，血液・腫瘍内科が行うが，MALT リンパ腫で完全切除可能なものは，切除のみで根治が望める.　MALT リンパ腫＝低悪性度の B 細胞リンパ腫.　WHO 分類では正式には extranodal marginal zone lymphoma of mucosa-associated lymphoid tissue type（粘膜関連リンパ組織型節外性濾胞辺縁帯リンパ腫）.　呼吸器外科領域では縦隔のほか，肺内 MALT リンパ腫も治療対象となる
- キャッスルマン（Castleman）病：縦隔・肺門のリンパ節腫大や孤立性腫瘤として紹介されることがある.　多クローン性のまれなリンパ増殖性疾患だが，呼吸器外科専門医は名前は知っておくべき.　病理学的には hyaline-vascular（HV）型と plasma cell（PC）型に分類され，臨床的には限局型（HV 型が多い）と多中心型（PC 型が多い）に分類される.　後者は IL-6 産生による全身症状（発熱，高ガンマグロブリン血症，CRP 上昇）を伴う.　間質性肺炎や気腫性変化をきたすことがあり，肺移植の適応となることがまれにある.　治療は免疫抑制剤のほか，分子標的治療として抗 IL-6 受容体

抗体トシリズマブが有効である

▌間葉系腫瘍

いずれもまれな腫瘍で，軟部組織に発生しうる腫瘍は何でも縦隔に発生しうる．治療の基本は切除．特に注意すべきものを列挙する．

- 脂肪腫（lipoma）：傍心膜脂肪織由来と思われる良性脂肪腫は頻度が比較的高い．時に巨大化するが，被膜で覆われ切除が容易なことが多い

  →生検では悪性の脂肪肉腫との鑑別困難．このため基本的に手術適応．
- 脂肪肉腫（liposarcoma）：しばしば遭遇する．被膜に包まれているが再発を繰り返すことがある
- 肺動脈肉腫（pulmonary artery sarcoma）：肺動脈のかなり中枢部分に生じ，肺塞栓と間違えられることがある．完全切除できれば根治も見込めるが，腫瘍自体による頓死のリスクがあり，転移があっても手術適応があることが多い．心臓外科との合同手術が必要なことも多い
- 悪性線維組織球腫（MFH：malignant fibrous histiocytoma）：しばしば遭遇しさまざまな組織型を呈する．由来する細胞は不明で「組織球腫」という名前は実は不正確．WHO は MFH の名称を採用せず，「未分化多型肉腫」と再命名した．臨床上は MFH の名称が今も使われている．限局性であれば手術適応があると考えられる
- 血管腫：海綿状血管腫が最多．出血による圧迫症状を呈することがある
- リンパ管腫：胸管と連続しているものは乳び胸を呈することがある

▌甲状腺腫瘍

良性の甲状腺腫が縦隔内にまで進展し，切除時に耳鼻科から合同手術を依頼されることが多い．この場合，通常被膜に覆われており，頸部を伸展させれば胸骨を切開せずに切除できることが大部分．

まれに，縦隔内異所性甲状腺腫や，大動脈弓より尾側まで進展した場合，悪性で周辺組織に浸潤傾向を示す場合や縦隔リンパ節郭清

が必要な場合に，胸骨正中切開，または胸骨 L 字切開を行い切除することがある．

副甲状腺腫瘍

異所性副甲状腺から発生し，多くは胸腺内(胸腺と副甲状腺は同じ第 3 鰓嚢由来)．副甲状腺機能亢進症に伴う高 Ca 低リン血症，易疲労感，尿路結石などを合併する．基本は切除で，胸腺摘除に準じた術式で切除可能．

参考文献
1) 中島　淳：第IX章　縦隔　3. 縦隔腫瘍　C その他の縦隔腫瘍．In 日本呼吸器外科学会/呼吸器外科専門医合同委員会(編)：呼吸器外科テキスト．南江堂，2016：361-365

(佐藤雅昭)

9 縦隔炎

マスターポイント

- ✦ 縦隔の解剖を理解する
- ✦ 縦隔炎の広がりと重症度，原因を評価，伝達できるようになる
- ✦ 縦隔炎への対応，治療，適切な術式について理解する

▌縦隔炎とは？（ここでは心臓外科手術後のものを除く）

　降下性壊死性縦隔炎や食道穿孔/損傷，気道損傷，周囲からの炎症波及などがある．

　特に降下性壊死性縦隔炎の致死率は高く，早急かつ適切な対応が求められる．

▌縦隔の解剖

- 一般的な区分として縦隔上部，前縦隔，中縦隔，後縦隔とその境界を形成する解剖を理解しておく
- 縦隔炎の頭尾側方向への進展評価では一般的に気管分岐部〜Th4をメルクマールとしてアプローチを検討する

▌降下性壊死性縦隔炎の疫学，病因

- 歯原性感染症や舌周囲/咽頭膿瘍など深頸部感染症が筋膜間隙に沿って縦隔に至る疾患
- 咽頭〜食道背側の後内臓間隙を降下する経路が最も多い
- 一般的に男性に多い
- 20〜80歳台と若年者にもみられる
- 好気性/嫌気性菌の混合感染が一定割合みられる

▌縦隔炎の診断

- 発熱，頸部発赤，呼吸困難などの臨床症状．進行すれば血圧低下，

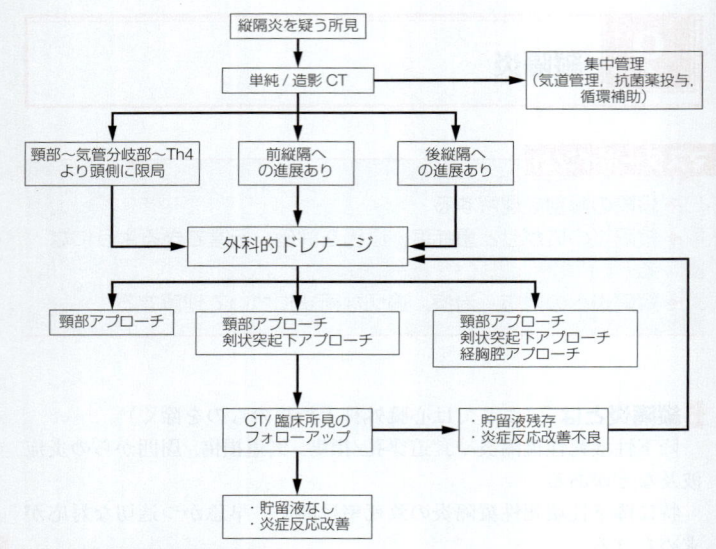

図1　縦隔炎治療のアルゴリズム

意識レベル低下など
- 炎症の広がりや損傷部位の評価も場合により可能であるので，CT が最も有用である

■**縦隔炎を疑ったら……**
- 手術も念頭に採血を追加して炎症の重症度も評価する
- 必要に応じて気道確保，集中管理を行う
- 好気性/嫌気性菌をともにカバーする抗菌薬の投与を行う

■**縦隔炎の広がりと術式**
- 効果的なドレナージが最も重要
- ドレナージ経路として頸部アプローチ，剣状突起下アプローチ，経胸腔アプローチが代表的である
- 食道/気道損傷の場合は損傷部に対する術式が追加される

ワンポイント アドバイス　臨床現場でのポイント

- 縦隔炎を疑ったらスピードが命．CT は必須．臨床経過，臨床所見，CT から降下性壊死性縦隔炎/食道穿孔/気道損傷の鑑別と進展度合を評価する
- 複数回のドレナージ手術を必要とする症例が多い．CT フォローアップは必ず行う
- 起炎菌は Streptococcus，Staphylococcus が多く，嫌気性菌：Bacteroides，Peptostreptococcus，グラム陰性菌：Pseudomonas，Serratia，Neisseria，Enterococcus なども検出される
- 食道損傷の場合，ステント挿入の適応や大網利用の可能性もあり，消化器外科医と早期に連携して対応する

参考文献
1) 加賀基知三，他：降下性壊死性縦隔炎．胸部外科　2011：64：752-757
2) Mazzella A, et al：Descending necrotizing mediastinitis in the elderly patients. Open Med（Wars）2016：11：449-460
3) Ridder GJ, et al：Descending necrotizing mediastinitis：contemporary trends in etiology, diagnosis, management, and outcome. Ann Surg 2010：251：528-534

（四元拓真）

10 胸膜の良性疾患

1）原発性自然気胸

マスターポイント

✦ 原発性自然気胸の病態と治療方針について理解する

定義
自然気胸のうち明らかな肺の基礎疾患をもたないもの

病態
- 胸膜下気腫性嚢胞（ブラ）の破綻により胸腔内に空気が漏れ出し，肺が虚脱する
- 好発年齢は 10 代後半〜20 代，女性＜＜男性，やせ型に多い

診断
- 胸部単純 X 線写真，単純 CT
  CT はブラが好発する肺尖部を中心に thin slice で撮像．完全虚脱の症例ではドレナージ後，ある程度拡張が得られてから施行すると虚脱していたブラの見逃しが少ない．

治療
治療の目標は，①リークを止めて肺を拡張させる，②再発予防，である．初発例の再発率は保存的治療の場合 30〜50％と高い．
- 保存的治療：安静経過観察，胸腔ドレナージ
- 手術治療の適応：気漏遷延（1 週間前後），再発例，明らかなブラがある場合，社会的な事情で再発にリスクがある場合（受験生など）は待機手術を検討する．術式は胸腔鏡下肺嚢胞切除が一般的．

若年者(25歳未満)では術後再発率が特に高いため，PGA シート（ネオベール®）や酸化セルロースメッシュ（サージセル®）で肺尖部を含めたステープルラインを被覆する方法が注目されている
- 手術以外の治療：胸膜癒着療法（詳細は次項に譲る）
- 喫煙者には禁煙の指導を行う

（檜山紀子）

2) 続発性自然気胸

マスターポイント

✦ 続発性自然気胸の原因疾患と治療方針について理解する

原因疾患

気胸の原因となる疾患は多岐にわたり，それぞれに対応，治療方針が異なるが，低肺機能で全身麻酔のリスクが懸念される症例や難治性，再発を繰り返す症例も多く，手術の適応は慎重に検討する必要がある．

(1) 肺気腫，COPD

高齢，重喫煙歴の患者で肺実質がびまん性に気腫化した低肺機能例が多い．責任病変であるブラ切除を行う場合は，ステープルラインが裂けるリスクや針穴からの気漏防止のためプレジェット付きの自動縫合器を使用することが推奨される．癒着などで切除が困難な場合は単純結紮，多発ブラに対しては焼灼で対応することもある．

(2) 間質性肺炎

特に気腫合併慢性肺線維症（CPFE）で起こりやすい．低肺機能のほか，急性増悪のリスクも懸念されるが，責任ブラがはっきりしている場合は切除を行ってもよい．線維化の強い肺で胸膜が収縮した状態では，虚脱したままの慢性気胸となって治療困難である．

(3) 悪性腫瘍（原発性肺癌，肺転移）

胸膜に接した壊死傾向の強い病巣が破綻することで発症する．原疾患の治療により腫瘍が壊死して気胸が遷延・再発する可能性もあるため，なるべく病巣切除が望ましいが，根治切除の適応でなければ癒着療法が選択されることも多い．

(4) 月経随伴性気胸，胸部内膜症関連の気胸

生殖年齢の女性，特に30代後半から40代前半の気胸では月経周期との関連や婦人科疾患の既往歴を問診する．定義は，

● 月経発来の24時間前〜72時間後に発症

- 反復する気胸
  胸腔鏡所見では,
- 横隔膜や壁側胸膜に blueberry spot（内膜症病変）
- 横隔膜腱性部に小孔

がみられる場合がある．非月経時の気胸や明らかなブラの破綻による気胸でも，臓側胸膜に付着した内膜症病変が破綻を繰り返してできたブラである可能性もあり，女性の気胸においては病理医との連携が欠かせない．治療は審査胸腔鏡を行い，横隔膜の小孔部分の切除縫合，胸膜病変の生検および肺病変の切除による診断を行う．骨盤子宮内膜症を合併していることも多く，産婦人科にコンサルトして内膜症としての治療（内分泌治療，Gn-RH アゴニスト）を並行するが，それでも再発を繰り返す場合には癒着療法も検討する．

(5) 肺リンパ脈管筋腫症

生殖年齢の女性にみられ，緩徐に進行する気腫病変に伴い気胸を繰り返す．病状が進行すると呼吸不全となり肺移植の適応となる可能性を見越し，胸膜癒着術を回避する方法として酸化セルロースメッシュ（サージセル®）による胸膜全周カバーリング[1]などが試みられている．

(6) バート-ホッグ-デュベ（Birt-Hogg-Dubé）症候群

顔面頭頸部皮疹，多発性肺嚢胞，腎腫瘍を三徴とする常染色体優性遺伝性疾患．心臓や大血管に接する部位に特徴的な肺嚢胞が多発し，気胸を合併する．気腫化は進行するが呼吸不全に至ることは少ない．

(7) マルファン症候群

高身長，くも指などの身体的特徴を伴い，大動脈疾患や水晶体脱臼など結合組織の異常に関連した症候群である．気胸は若年者に好発し，原発性気胸と同様の対応をとる．

(8) 結核

かつては続発性気胸の原因として最も多い疾患であったが，現在は減少している．気胸の原因となる他疾患とも合併しうるため，発熱や肺炎像を伴う気胸では院内感染対策の点からも，喀痰の抗酸菌検査を行う．

▌続発性気胸の治療

まずドレナージし呼吸状態を安定させる．難治性の場合には全身

状態が許せば気漏部分の外科的切除を行う．全身麻酔が困難な状況では以下の治療も検討される．

(1) 局所麻酔下胸腔鏡

局所麻酔自発呼吸下に胸腔鏡を挿入し，2 ポートで瘻孔閉鎖（単純結紮，フィブリン糊撒布など）を行う．

(2) 胸膜癒着療法

肺が拡張していることを前提として，胸腔内に癒着剤を注入し，化学的な胸膜炎を起こさせ肺と壁側胸膜の癒着を促進する．癒着剤はミノマイシン®，タルク，ピシバニール®，自己血などが用いられる．タルク，ピシバニール® は気胸では保険適用外となる．

処方例：2% キシロカイン 10 mL ＋生理食塩水 50〜100 mL ＋ピシバニール® 5〜10 KE をダブルルーメンチューブの側管から滴下する．クランプすると緊張性気胸になりかねないので，1 時間程度は空気だけはドレナージされるように管を上に持ち上げておく．肺尖部も含め胸腔内全域に行きわたるよう，可能であれば体位変換を適宜行う．注入後は胸痛，発熱が必発で，適宜 NSAIDs を使用する．間質性肺炎症例では急性増悪にも注意が必要．

(3) フィブロガミン® P（第 XIII 因子）投与

第 XIII 因子の低下や欠損が創傷治癒不全を引き起こすことが知られている．手術や癒着療法の副作用が懸念される場合は，第 XIII 因子活性を測定してみる．70% 以下を示す症例に対してのみ，1 日 1 回3〜6 バイアルを 5 日間，経静脈的な投与が保険適用となっている．

(4) 気管支塞栓術

長期の肺虚脱症例や胸膜が硬化して肺が拡張しにくい病態の場合，責任気管支を同定し気管支鏡下にフィブリン製剤の注入やシリコン製塞栓子（EWS）の挿入を行い，気漏を止める〔「膿胸」の項（511 頁）を参照〕．無気肺や閉塞性肺炎，塞栓子の逸脱などのトラブルが起こりうる．

参考文献
1) Kurihara M, et al：A Total Pleural Covering for Lymphangioleiomyomatosis Prevents Pneumothorax Recurrence. PLoS One 2016；11：e0163637
2) 菊池功次，他(編)：臨床に役立つ気胸の診断と治療．克誠堂出版，2015

（檜山紀子）

3）血胸

マスターポイント

✦ 血胸とは何かを理解する
✦ 症状，所見を理解する
✦ 必要な検査，治療を理解する

血胸とは？
なんらかの原因で胸腔に隣接した部分の血管が破綻し，胸腔内に血液が貯留した状態．

原因
- 外傷性
- 医原性（術後，胸腔穿刺時，胸腔ドレーン挿入時，CV 挿入時）
- 自然血気胸
- 血管系（大動脈瘤破裂，大動脈解離など）
- 悪性腫瘍

症状，所見〔「胸水」の項（506 頁）も参照〕
症状：息切れ，咳，大量血胸では出血性ショックでの症状（意識消失，血圧低下など）

検査
- 血液検査（血算，生化，凝固，血液型，輸血検査）
- 胸部超音波
- X 線，造影 CT

治療
出血性ショックの症状があるようであれば，バイタルの安定化を最優先に行う．貧血進行があれば，一般的にはヘモグロビン 7 g/dL

以下で濃厚赤血球の輸血を考慮することが多いが，持続的な出血があれば，早めの輸血が必要．凝固系に異常があれば新鮮凍結血漿や血小板の輸血も考慮する．

(1) 外傷性

血胸と判断した時点で胸腔ドレーンを挿入．緊急手術が必要かどうかを判断する．

日本外傷学会のガイドライン[1]によると緊急手術の適応は以下の通り．

> ①胸腔ドレナージ施行時 1,000 mL の出血
> ②胸腔ドレナージ開始後 1 時間で 1,500 mL 以上の出血
> ③2〜4 時間で 1 時間あたり 200 mL 以上の出血が持続
> ④持続する輸血が必要な状態

造影 CT で出血源が同定され，箇所が少ないようであれば，血管造影での血管塞栓術について放射線科へコンサルト．バイタルサインが保てない状況や，複数箇所の出血，血管塞栓で止血できない出血などである場合，緊急手術を考慮する．緊急手術は可能な限り，手術室での止血がよいと考えるが，時間的な余裕がない場合は救急外来初療室での手術による止血が必要なこともある．

(2) 医原性：術後

挿入されている胸腔ドレーンから，1 時間あたり 100〜200 mL の出血が持続する場合は，緊急再手術．大量の血腫が貯留するようであれば，再手術での血腫除去が必要．

(3) 医原性：胸腔穿刺時，胸腔ドレーン挿入時

肋間動静脈誤穿刺・損傷による，胸腔内への出血と考えられるため，まずは放射線科へコンサルトし，血管造影での血管塞栓術を考慮する．血管造影で止血できない場合は，緊急手術が必要．

(4) 医原性：CV 挿入時

CV 挿入時に胸腔を誤穿刺し，血胸になることがある．太い血管からの出血で大量血胸になることも多く，緊急手術も考慮する．

(5) 自然血気胸

出血量が少量であれば，胸腔ドレーン挿入し，気胸の管理と並行して経過観察でよい．1 時間あたり 100〜200 mL の出血が持続する

場合は緊急手術．大量の血腫貯留がある場合も手術が必要．手術時には，気胸の処置も行う．

(6) 血管系：大動脈瘤破裂，大動脈解離

バイタルを保ちつつ，できる限り迅速に心臓外科へコンサルトし緊急手術．

(7) 悪性腫瘍

胸腔穿刺，胸腔ドレーン挿入での胸水管理，出血に対して止血剤の投与など．手術適応がある場合は緊急手術．

ワンポイント アドバイス 　**血胸をみたら**

・大量血胸による緊張性血胸を発症することがある．
・胸腔内は陰圧のため，軽度の損傷でも大量血胸につながることがあるので，特に保存加療を選択した場合は血胸の進行がないか留意が必要．
・血胸の際，血腫で閉塞する可能性があるため胸腔ドレーンはできるだけ太いもの（28 Fr 以上）を挿入したほうがよい．

参考文献
1）日本外傷学会外傷初期診療ガイドライン改訂第5版編集委員会（編）：外傷初期診療ガイドライン JATEC（第5版）．へるす出版，2016

Ⅲ-10

（吉岡孝房）

4）乳び胸

マスターポイント

- ✦ 乳びとは何か，これが漏れると何が起こるか理解する
- ✦ 胸管の解剖を理解する
- ✦ 乳び胸を疑ったときの検査項目をいえるようにする
- ✦ 乳び胸と診断した場合の，状況に応じた治療選択肢をいえる
  ようにする

乳びとは？

　腸管から吸収された脂肪（トリグリセリド，コレステロール）と腸管・肝臓からのリンパ液・リンパ球が混じった液体．この通り道が胸管を中心としたリンパ網で，これが損傷し乳びが漏出すると，①電解質・水分の喪失，②脂肪の喪失（栄養状態の悪化），③リンパ球の喪失（免疫力の低下），④ドレーン長期留置による感染などの問題を生じる．

胸管の解剖

- バリエーションが多い
- 手術中，見えないことが多い
- 右にもあると考える
- 手術操作で注意すべき部位を押さえる（図1）

乳び胸の原因

- 先天性：胸管閉塞，先天性胸管-胸腔瘻，出生時外傷
- 外傷性：鈍的，鋭的
- 外科的：頸部リンパ節切除・郭清，PDA 結紮，胸部大動脈置換，
  食道切除，縦隔腫瘍切除，肺切除・リンパ節郭清
- 診断手技：腰部血管造影，鎖骨下静脈カテーテル，左心カテーテル

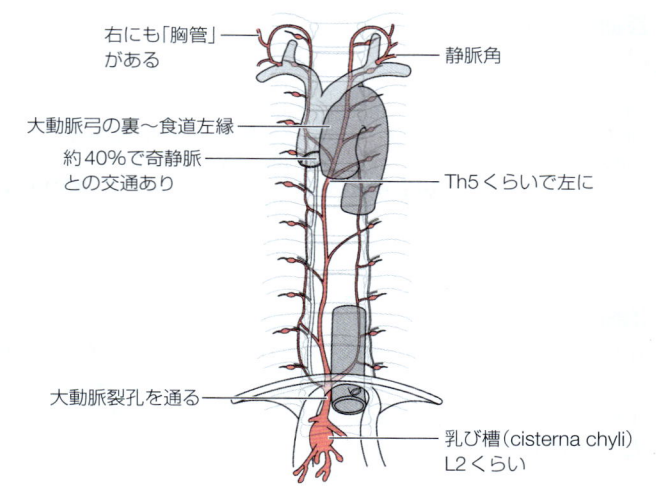

右にも「胸管」がある ──
── 静脈角
大動脈弓の裏〜食道左縁 ──
約40％で奇静脈との交通あり ──
── Th5くらいで左に
大動脈裂孔を通る ──
── 乳び槽（cisterna chyli）L2くらい

図1　胸管の解剖

- 良性腫瘍：リンパ脈管筋腫症
- 悪性腫瘍：リンパ腫，肺癌
- 感染症：結核，フィラリア症，非特異的縦隔炎
- その他：静脈血栓症，上大静脈閉塞，乳び腹水の2次性，膵炎，特発性

▌胸部外科領域で特に注意すべき手術操作と部位

- 肺癌などの右上縦隔リンパ節郭清での，奇静脈頭背側
- 後縦隔腫瘍，特に椎体前面，食道周囲を操作するとき
- 大動脈弓裏面
- 静脈角（左鎖骨下静脈・内頸静脈合流部）付近

診断のための検査

乳び（胸）を疑ったら……

- ・グラム染色
- ・白血球分画（胸水）
- ・pH（胸水）
- ・triglyceride（胸水）
- ・T-cholesterol（胸水）
- ・血液検査（TG，T-Chol）

本当に乳びなら……

- ・グラム染色陰性（膿胸との鑑別）
- ・リンパ球が大部分
- ・cholesterol/triglyceride ratio＜1
- ・pH（アルカリ性）
- ・triglyceride level＞1.24 μmol/L
  （採血データより高値）

図2　診断のための検査

治療方針

- 保存的治療（ドレナージ，絶食，オクトレオチドや第 XIII 因子製剤投与）を行いつつ，外科的治療の要否とタイミングをはかる
- 手術の判断は経験と，術後乳びであれば術中所見によるところが大きい（絶対的な基準はない）

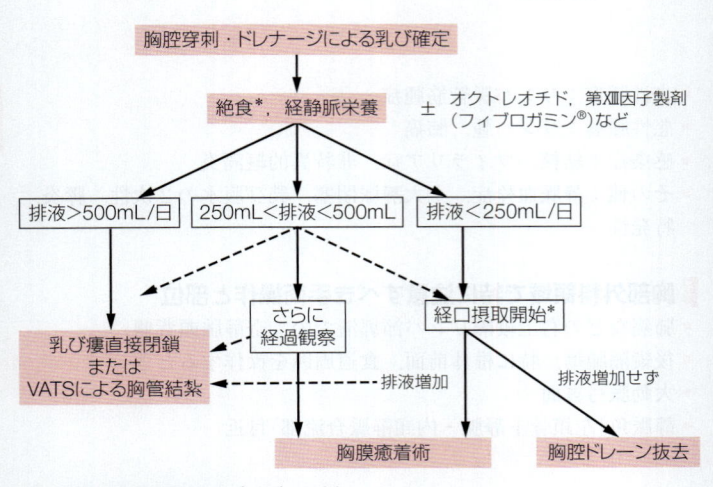

図3　乳び胸治療のアルゴリズムの例

＊低脂肪食や，中鎖脂肪酸トリグリセリド（リンパ管を通らずに門脈経由で直接肝臓に運ばれる）を含む食事を試す方法もある

乳び胸に対する手術でリンパ管損傷部を検索するのは意外に難しい．有効な方法：①術前にアイスクリームなど脂肪分の多いものを患者に食べさせておく（低脂肪乳は不可）．②麻酔導入後にNGチューブから注入．特に①は麻酔科医の了承を事前に得ること．②は体位によってはうまく腸に流れず乳びが出ないことがあり注意が必要．摂取後30分〜1時間半程度で出現，2時間くらいは持続する．乳びが術中薄くなってきた場合には，NGチューブからの追加投与をすることも可能である．上記の方法は乳び発生のリスクが高い手術であらかじめ用いて，胸管損傷を術中発見するのにも有用．

参考文献
1）佐藤雅昭：Ⅲ　胸膜疾患　5．乳び胸．In 新　呼吸器専門医テキスト．南江堂，2015

（佐藤雅昭）

**Ⅲ
– 10**

5）胸水

マスターポイント

✦ 胸水とは何かを理解する
✦ 症状，所見を理解する
✦ 必要な検査を理解する
✦ 鑑別診断・治療を理解する

胸水とは？

胸腔内は通常約 5～10 mL の液体が存在しており，壁側胸膜から産生され，臓側胸膜から吸収される形で循環している．この産生と吸収のバランスがなんらかの原因により崩れると，胸腔内に液体が貯留する．その液体のことを胸水という．

胸水の症状，所見

- 症状：息切れ，咳
- 聴診：呼吸音減弱，山羊音の聴取
- 打診：濁音
- 触診：声音振盪の減弱

検査

- 胸部超音波
- X 線（CP angle の鈍化），CT
- 血液検査
- 胸水検査
  - ・外観（色調，混濁の有無）
  - ・細菌検査（グラム染色，培養），抗酸菌培養（塗抹・培養・PCR）
  - ・細胞診
  - ・血算，生化学検査（TP，Alb，LDH，糖，pH，比重，白血球数，ADA，アミラーゼ，RF，CEA，ヒアルロン酸，など）

▌鑑別診断

- 黄色透明の液体→滲出性，漏出性の鑑別
- 血性の液体→血胸の鑑別
- 乳び性→乳び胸
- 膿→膿胸

▌ライト（Light）の診断基準[1]

　以下の基準の1つ以上を満たすと「滲出性胸水」，それ以外を「漏出性胸水」とよぶ.

- 胸水の蛋白量/血清の蛋白量＞0.5
- 胸水 LDH/血清 LDH＞0.6
- 胸水の LDH が血性 LDH の基準値上限の 2/3 を超える

▌滲出性と漏出性の鑑別診断

滲出性胸水	漏出性胸水
感染症（肺炎，結核，膿胸など），悪性腫瘍（肺癌，乳癌，胸膜中皮腫など），肺塞栓，薬剤性急性膵炎，乳び胸，膠原病など	うっ血性心不全，腎不全，ネフローゼ症候群，肝硬変，無気肺など

▌胸水検査での異常値と想定される疾患

糖↓	感染症，悪性腫瘍，RA
ADA↑	結核性胸膜炎，RA，膿胸
アミラーゼ↑	急性膵炎，食道破裂，悪性腫瘍
CEA↑	悪性腫瘍
ヒアルロン酸↑	胸膜中皮腫
TG，T-cho↑	乳び胸
細菌検査陽性	肺炎，膿胸
抗酸菌検査陽性	結核
細胞診陽性	悪性腫瘍

▌治療

　胸水による胸腔の圧迫に対する治療としては，胸腔穿刺，または，胸腔ドレーン挿入し，胸水を体外に排液することが治療となる.

それと併行してそれぞれの胸水貯留の原因に対して，治療介入が必要である．

ワンポイント アドバイス　**大量胸水の場合**

胸腔内に大量の胸水が貯留し，それにより肺虚脱の時間が長い場合は，一度に大量の排液を行うと「再膨張性肺水腫」となることがある．約3日以上の虚脱時間で発症する可能性が高いといわれている．症状としては咳嗽と淡血性泡沫状痰で，重症例では人工呼吸器管理が必要になることもある．予防のために，排液のペースとしては，1日1L程度に止めておいたほうがよいと考えられる．

参考文献
1) Light RW：Clinical practice. Pleural effusion. N Engl J Med 2002；346：1971-1977

（吉岡孝房）

6) 悪性胸水・心嚢水

マスターポイント

✦ 悪性胸水・心嚢水とは何かを理解する
✦ 症状，所見を理解する
✦ 必要な検査，治療を理解する

悪性胸水・心嚢水とは？

悪性細胞が確認された胸水・心嚢水のこと．

症状，所見

悪性胸水：「胸水」の項（506頁）を参照．
悪性心嚢水：心タンポナーデ時の症状，所見が出現する．

検査

- 胸部超音波
- X線，CT
- 胸水・心嚢水検査
  - 外観（色調，混濁の有無）
  - 細胞診
  - 血算，生化学検査

治療

(1) 悪性胸水

　胸腔ドレナージを行い，胸水排出による症状改善を目指す．悪性胸水が貯留するような状況では，原疾患の病期も進んでおり，胸水のコントロール不良なことも多い．その場合は，胸膜癒着術を行い，胸腔を閉鎖することもある．

(2) 悪性心嚢水

　心嚢穿刺，心嚢ドレナージ，剣状突起下心膜開窓術による，心嚢

水の排出．コントロール不良な場合は，心膜癒着術も考慮される．
〔別項「心囊穿刺」(71 頁)も参照〕

▌癒着術

　胸腔内，心膜腔内に癒着剤を注入し，化学的に胸腔内，心膜腔内で炎症を惹起し，肺，心臓を癒着させ，胸腔・心膜腔を閉鎖することによって，胸水，心囊水の貯留を防ぐ治療法．癒着剤としては，ピシバニール®，タルク，ミノマイシン®，ブレオマイシン，自己血，ブドウ糖液などが報告されている．合併症として，発熱，疼痛，消化器症状，収縮性心膜炎などが挙げられる．

（吉岡孝房）

マスターポイント

✦ 膿胸の病期（急性・亜急性・慢性）による治療法の違いを理解する
✦ 瘻の有無による膿胸の治療法の違いを理解する
✦ 気管支断端瘻・膿胸を疑った場合の検査法を理解する

膿胸とは？

- 膿性の液体が胸腔内に貯まった状態（細菌検査陰性の場合も含む）
- 胸水が明らかに膿性でなくても細菌検査陽性の場合なら膿胸として治療する
- 膿胸の治療には，起因菌の除去と胸腔内の「スペース」の消去が必要である

原因

- 肺炎の炎症の波及（parapneumonic empyema）←胸膜は破綻していないことが多い（＝無瘻性）
- 肺膿瘍の破綻←胸膜は破綻している（＝有瘻性）
- 肺外感染の波及（降下性縦隔炎，横隔膜下膿瘍など）
- 外傷（開放性外傷による感染，出血・挫傷の2次感染）
- 術後感染（SSI，術後肺炎による）
- 術後気管支瘻膿胸（＝有瘻性，特に重要！）

診断

- 単純な胸水貯留との鑑別や，慢性化して臨床症状が激しくない場合，被包化されて「上澄み」のきれいな胸水しか採取できていない場合は診断に悩むこともある
- 明確な基準はないが，細菌検出はもちろん，胸水中の糖の低下（60 mg/dL 以下），pH 低下（<7.20），白血球増加（>15,000/μL），蛋

白増加（＞3.0 g/dL）などの所見があれば疑う
- 混濁した胸水は乳び〔→乳び胸（502頁）〕との鑑別が問題になることもある

胸水検査セット
- グラム染色，細菌培養（状況に応じて抗酸菌・真菌の検鏡・培養も）
- pH　・血算（白血球数，分画）　・糖
- 生化学（総蛋白，T-Chol，triglyceride，LDH）

■ 膿胸のステージ

　胸腔内の炎症により，徐々にフィブリンが析出し，最終的にはフィブリンがコラーゲンなどに置き換わる（＝線維化）．どの段階かで治療法は異なる．

(1) 急性期（滲出期）
　フィブリン沈着，隔壁形成が起こっていない時期．発症2週以内
→もともとスペースがなければドレナージのみ（＋抗菌薬）で肺が広がりうる

(2) 亜急性期（線維素膿性期）
　炎症が遷延し，フィブリンが沈着．胸腔内に隔壁形成，多房化が進む．→隔壁があるためドレーンは有効に働きにくく，ウロキナーゼで隔壁を溶かす（枠内＊参照）か，胸腔鏡または開胸での外科的郭清（掻爬）を行わなければ肺が広がらない．

＊**ウロキナーゼ胸腔内注入**：下記．ただし有瘻性膿胸では吸い込みに注意が必要．
ウロキナーゼ12万単位を生理食塩水100 mLに溶解して胸腔ドレーンから注入し，約2〜4時間クランプしたのち開放し持続吸引．これを数日間連続して行いX線で肺の拡張具合を評価する．

---

(3) 慢性期（器質化期）
　発症4週間以降．フィブリンを足場に線維芽細胞が侵入，コラーゲンなどによる置換・血管新生が起こる（線維化）．胸膜も肥厚して

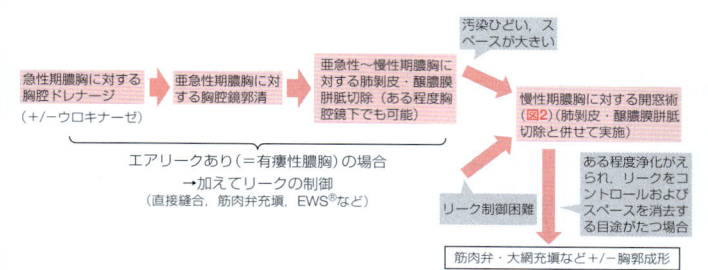

図1 膿胸のステージとエアリークの有無による治療のエスカレーション

いる

　→臓側胸膜肥厚により肺が容易に広がらない．醸膿胸膜（枠内＊＊参照）切除・肺剝皮術に加え，スペースが残る場合，汚染がひどい場合は開窓術（**図2**）による胸腔内の浄化をはかる（侵襲は見た目ほど大きくはなく，むしろ安全な方法）

> **＊＊醸膿（胸）膜【じょうのう（きょう）まく】**
> 慢性膿胸で厚くなった胸膜のこと．ほぼ同義の胼胝【べんち】は，いわゆるタコのことで，やはり分厚くなった組織を指す．保険上は「醸膿胸膜又は胸膜胼胝切除術」と書いてある．これによってかえってエアリークをつくり有瘻性膿胸（**図1**）にしてしまうことが往々にしてあり，要注意である．

有瘻性膿胸

前述のステージ別の基本方針に加え，有瘻性かどうかが重要．
・急性〜亜急性期＋有瘻性→ドレナージのみで改善し難いエアリークなら外科的治療（枠内＊＊＊参照）
・慢性期＋有瘻性→胸膜が肥厚しており一期的に閉鎖が困難：開窓を優先
・特殊ケース→瘻孔化した肺が荒蕪化して治癒が見込めない場合や，感染が難治性の場合，胸膜肺全摘で感染した胸腔ごと切除することもありうる（再感染や，致命的な気管支瘻となるリスクは十分検討しなければならない）．

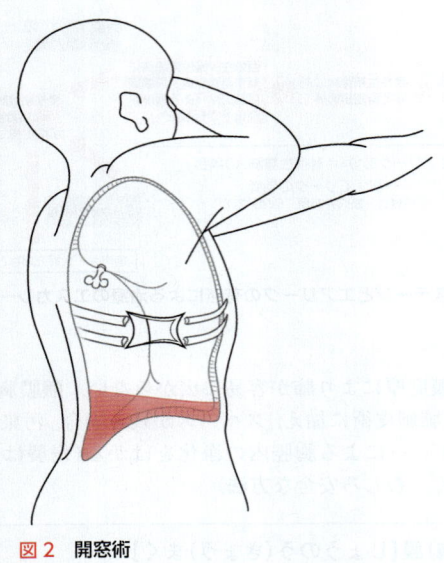

図 2　開窓術

***膿胸に伴う肺瘻に対する外科的治療（図 1）

リークの程度と患者の状態によって，とりうる戦略が異なる．

- ・肺縫縮：胸膜面が厚くもろくなっており単独ではうまくいかないことも多い（縫うほど裂ける）．筋肉弁などの生体組織を必要とすることも多い．
- ・EWS®（Endobronchial Watanabe Spigot）（spigot は「栓」の意味）の気道内留置：EWS 単独ではリークを完全に止められないことが多いが，EWS で勢いを減らして外科的治療と併用するなどの合わせ技も有効である（図 3）．
- ・開窓による浄化：安全で見た目ほど侵襲は大きくない．管理は後述．

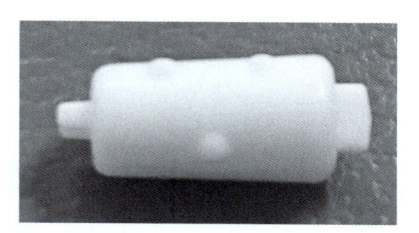

図3　EWS®

▌開窓術後の管理

- 開窓後早期には滲出液が多く，1日に複数回のガーゼ交換が必要なことが多い
- 浄化がうまくいけば驚くほど死腔が小さくなる(肺の拡張，縦隔のシフト，横隔膜挙上，胸郭の縮小などによる)
- 無瘻性であればシャワー洗浄も有効(自分でやってもらってもよい)
- 入院が長期化するので，患者自身や家族に包交を教えて自宅でやってもらうことも
- 浄化の具合をみて閉創を試みる．この際スペースを減らすため肋骨切除を行い胸壁の軟部組織を落とし込む胸郭成形を併用することが多い(図4)．ただし，患者の状態や考え方によっては，一生開窓したままで過ごすこともある

▌肺切除術後気管支断端瘻膿胸の疑いと検査・治療

- 術後気管支断端瘻を疑う場合(気管支処理を要する術後に)：一度貯留した胸水の減少，水っぽい赤い痰の増加(断端瘻からの吸い込み，血痰や喀血として訴えることも)，熱発，呼吸困難(吸い込み肺炎)
  - →CT(できれば造影)：スペースや液体貯留の位置と程度，造影効果のある胸膜肥厚(胸膜の炎症〜血管新生・線維化を反映)の有無をみる
  - →断端瘻を疑う場合は気管支鏡(ただし気管支鏡で瘻孔が明らかでないことも多い)
  - →CT所見を参考に胸腔ドレーン留置．難しい位置なら必要に応

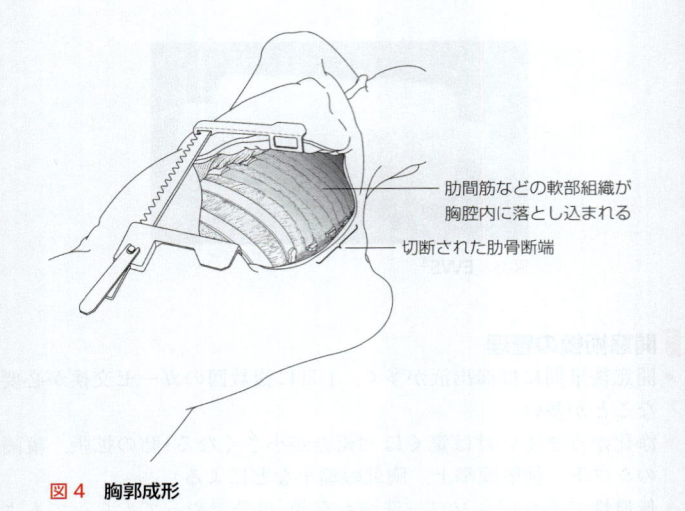

肋間筋などの軟部組織が
胸腔内に落とし込まれる

切断された肋骨断端

図4 胸郭成形

じて CT ガイド下に，胸水の検査（前述）を提出
→治療は，超急性期に発生したものを除いて通常胸腔内の汚染を
　伴っており，前述の有瘻性膿胸に準じ，まず胸腔内の浄化，ス
　ペースの消去を目指す

参考文献

1) LoCiero J Ⅲ, et al(eds)：Shields' General Thoracic Surgery 8th edition. Wolters
　Kluwer, Philadelphia, 2019

（佐藤雅昭）

マスターポイント

- ✦ 胸膜の解剖
- ✦ 孤在性線維性腫瘍
- ✦ 悪性胸膜中皮腫の診断と治療，予後
- ✦ 悪性胸膜中皮腫の術式

▌胸膜の解剖

- 臓側（肺側）胸膜と壁側（胸壁，縦隔，横隔膜）胸膜があり，連続して胸膜スペース（胸腔）を形成している
- 臓側胸膜には神経分布を認めないが，壁側胸膜には交感，副交感神経が分布する（図1）

臨床的には良性腫瘍なら胸膜原発の孤在性線維性腫瘍（SFTP：solitary fibrous tumors of the pleura）が，悪性なら悪性胸膜中皮腫（MPM：malignant pleural mesothelioma）がほとんどを占める．

▌孤在性線維性腫瘍（SFTP）

- 多くは臓側胸膜から胸腔内に向かって発育し，茎で腫瘍が胸膜につながる外観を示す．まれに壁側，縦隔，葉間胸膜発生のSFTPも報告がある
- 検診などで偶然発見されることもあるが，およそ2/3の症例で非特異的呼吸器症状（咳嗽，呼吸苦，胸痛など）を認める
- 腫瘍随伴症状として肺性肥大性骨関節症（20％），ばち指，再発性低血糖（4％）などを認めることがある
- 外科的切除による診断，完全切除することで治療を兼ねる

▌悪性胸膜中皮腫（MPM）

(1) 診断

- 生化学検査（胸水中ヒアルロン酸値，血清可溶性メソテリン値）

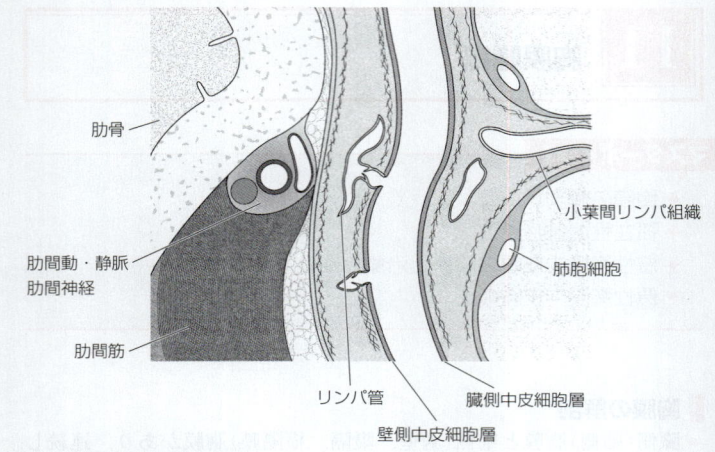

ラベル:
- 肋骨
- 肋間動・静脈
- 肋間神経
- 肋間筋
- 小葉間リンパ組織
- 肺胞細胞
- リンパ管
- 臓側中皮細胞層
- 壁側中皮細胞層

図 1　胸膜の組織学的シェーマ

- 胸水細胞診〔中皮腫マーカー：カルレチニン（calretinin），WT-1，ポドプラニン（podoplanin）など〕
- 胸膜生検（最近は胸腔鏡で行われる）
- ステージング（TNM 分類[1,2]）（**表 1，2**）

(2) 治療

- 上皮型，早期ステージ（縦隔リンパ節転移がない）が手術適応，また化学放射線療法との組み合わせ（tri-modality therapy）による治療
- 上記よりほかは，ペメトレキセドを含む化学療法，もしくは緩和的治療が主体

(3) 悪性胸膜中皮腫の術式

- 肉眼的完全切除を目指して胸膜肺全摘術（EPP：extra-pleural pneumonectomy，**図 2**）が行われてきたが，近年は胸膜剥皮術（PD：pleurectomy/decortication）が主流となってきた
- EPP は高侵襲度（壁側胸膜とともに片肺全摘を行う）にもかかわらず，PD に比較して予後が大幅に改善しているわけではないことが近年示されてきたことによる[4)~6)]．Flores ら[4]の後方視的解析では中間生存期間は EPP 群（385 例）で 12 か月，PD 群（278 例）

表1 TNM 分類の定義[1]

	T 因子—原発腫瘍
TX	原発腫瘍の評価が不可能
T0	原発腫瘍を認めない
T1	腫瘍が同側胸膜に限局し，臓側胸膜腫瘍の有無で亜分類する T1a：腫瘍が壁側胸膜に限局し，臓側胸膜に腫瘍を認めない T1b：壁側胸膜に腫瘍があり，臓側胸膜にも散布性腫瘍を認める
T2	同側胸膜（壁側および臓側）に腫瘍があり，以下のいずれかが認められる ・臓側胸膜を満たす連続性腫瘍進展（葉間胸膜を含む） ・横隔膜筋層浸潤 ・臓側胸膜下肺実質浸潤
T3	局所進行状態であるが切除可能なもので，全ての同側胸膜に腫瘍が進展し，以下のいずれかが認められるもの ・内胸筋膜浸潤 ・縦隔脂肪組織浸潤 ・完全に切除可能な壁側軟部組織の孤在性進展腫瘍巣 ・心膜の非貫通性浸潤
T4	切除不能局所進行状態であり，全ての同側胸膜に腫瘍が進展し，以下のいずれかが認められるもの ・胸壁へのびまん性浸潤または胸壁の多発性腫瘍巣（肋骨破壊の有無は問わない） ・経横隔膜的腹腔浸潤 ・対側胸膜への直接浸潤 ・縦隔臓器浸潤 ・脊椎浸潤 ・心膜腔内への浸潤または臓側心膜浸潤（心嚢液貯留の有無は問わない）
	N 因子—所属リンパ節
NX	所属リンパ節の評価が不可能
N0	所属リンパ節に転移がない
N1	同側気管支肺または同側肺門リンパ節に転移がある
N2	気管分岐部，同側縦隔，または同側内胸リンパ節に転移がある
N3	対側縦隔，対側内胸，同側または対側鎖骨上のリンパ節に転移がある
	M 因子—遠隔転移
M0	遠隔転移を認めない
M1	遠隔転移を認める

〔日本肺癌学会（編）：悪性胸膜中皮腫の TNM 分類（https://www.haigan.gr.jp/guideline/2016/jo/16002016ak00.html）より〕

表 2　TNM ステージ[2]

	T	N	M
Stage I A	1	0	0
I B	2, 3	0	0
II	1, 2	1	0
IIIA	3	1	0
IIIB	1, 2, 3	2	0
	4	Any N	0
IV	Any T	Any N	1

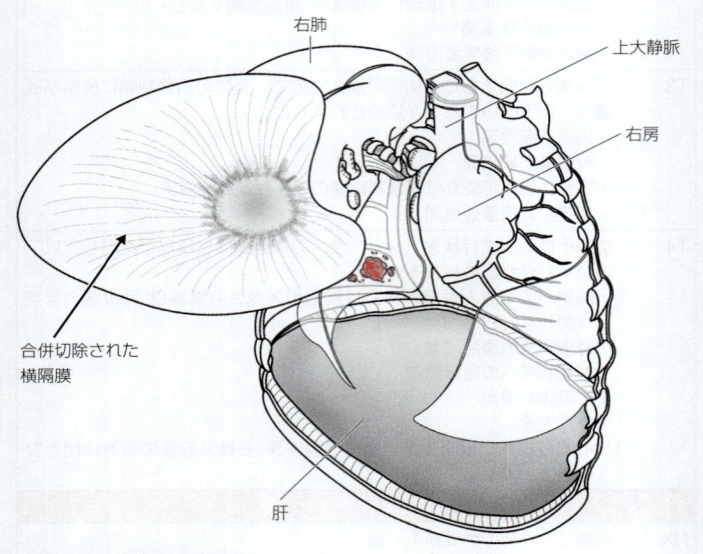

右肺

上大静脈

右房

合併切除された
横隔膜

肝

図 2　胸膜肺全摘術 (EPP)

で 16 か月であった

(4) 予後

- 一般に早期といわれる段階 (stage IA) で診断されても 5 年生存率は 16% と予後不良の腫瘍である (図 3)
- 手術適応決定には術後の生活の質 (quality of life) も考慮のうえで慎重に決定する必要がある

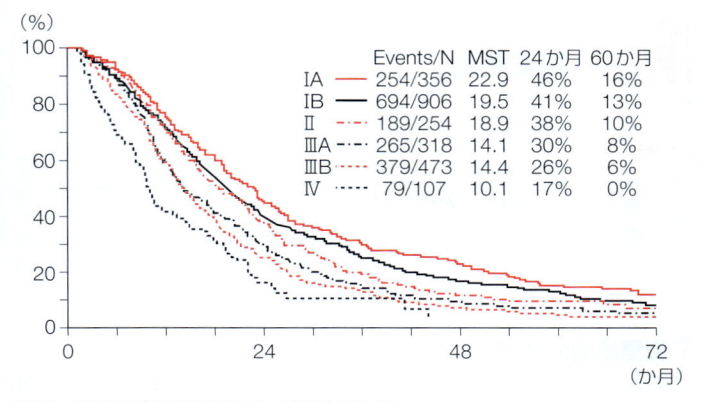

図3　悪性胸膜中皮腫のステージ別生存曲線

〔Rusch VW, et al：The IASLC Mesothelioma Staging Project：Proposals for the M Descriptors and for Revision of the TNM Stage Groupings in the Forthcoming (Eighth)Edition of the TNM Classification for Mesothelioma. J Thorac Oncol 2016；11 (12)：2112-2119 より〕

参考文献

1) 日本肺癌学会(編)：悪性胸膜中皮腫の TNM 分類(https://www.haigan.gr.jp/guideline/2016/jo/16002016ak00.html)

2) TNM Classification of Malignant Tumours, 8th Ed. Union for International Cancer Control, Wiley Blackwell, 2017：113-114

3) Rusch VW, et al：The IASLC Mesothelioma Staging Project：Proposals for the M Descriptors and for Revision of the TNM Stage Groupings in the Forthcoming (Eighth)Edition of the TNM Classification for Mesothelioma. J Thorac Oncol 2016：11(12)：2112-2119

4) Flores RM, et al：Extrapleural pneumonectomy versus pleurectomy/decortication in the surgical management of malignant pleural mesothelioma：results in 663 patients. J Thorac Cardiovasc Surg 2008；135：620-626, 626. e1-3

5) Treasure T, et al：Extra-pleural pneumonectomy versus no extra-pleural pneumonectomy for patients with malignant pleural mesothelioma：clinical outcomes of the Mesothelioma and Radical Surgery(MARS)randomised feasibility study. Lancet Oncol 2011：12：763-772

6) Friedberg JS, et al：Extended Pleurectomy-Decortication-Based Treatment for Advanced Stage Epithelial Mesothelioma Yielding a Median Survival of Nearly Three Years. Ann Thorac Surg 2017：103：912-919

(安樂真樹)

✦ 胸壁腫瘍の種類と特徴を知る
✦ 胸壁切除および再建の適応，手技を知る

胸壁腫瘍の種類

　わが国における切除例では，30%は他癌からの転移．それ以外（≒原発性胸壁腫瘍）のうち良性が約70%．

- 良性腫瘍では神経原性腫瘍，脂肪腫，線維性骨異形成の順に多く，悪性腫瘍では軟骨肉腫，形質細胞腫，リンパ腫の順に多い[1]．

診断

　造影 CT のほか，MRI（腫瘍の質的評価，脊椎・周囲の血管への浸潤の有無），超音波検査（肺浸潤の有無，手術時の傷のデザイン）が有用だが，確定診断には組織診断が必要．比較的小さな腫瘍であれば，診断と治療を兼ねて切除生検を行い，（迅速）診断に応じて切除範囲の拡大を検討する場合もある．

胸壁腫瘍の切除

　En bloc 切除が重要．悪性度が高い場合は 4〜5 cm の切除マージンが必要とされる．
　（肋骨断端では困難だが）可能なら切除断端の術中評価が望ましい．

胸壁再建

　胸郭の動揺による呼吸障害（flail chest）を防止するため，胸壁切除後の欠損部は再建が必要（肩甲骨で覆われる部分の切除では再建が必要ない場合も）．

> **胸壁再建の目安**
> ① 背部および側面で肋骨 4 本以上におよぶ胸壁欠損
> ② 前方で肋骨 3 本以上におよぶ胸壁欠損
> ③ 100 cm^2 以上の胸壁欠損
> ④ 肩甲骨角が胸腔に落ち込む場合

　再建の材料として，生体では筋弁（広背筋，大胸筋，腹直筋など），人工物ではポリプロピレン（Marlex®）や延伸ポリテトラフルオロエチレン（ePTFE，GORE-TEX®）のメッシュやパッチなど．

■ 胸壁腫瘍の種類

良性胸壁腫瘍

■ 神経原性腫瘍（neurogenic tumor）

　切除対象となる良性胸壁腫瘍で最多．肋間神経由来の神経鞘腫，神経線維腫がほとんどで胸腔内に向かって発育する．VATS で切除可能なことが多い．

■ 線維性骨異形成（fibrous dysplasia）

　肋骨などに骨破壊・線維組織置換の結果，肋骨などに孤立性の囊腫性腫瘤を生じる良性疾患（厳密には腫瘍ではない）で原因不明．10〜20 代に多い．骨肉腫などとの鑑別が問題になり切除による診断がなされることが多い．

■ 骨軟骨腫（osteochondroma）＝外骨腫（exostosis）

　原発性骨腫瘍では最多．思春期に，長管骨や，胸部では肋骨や鎖骨の成長板付近に発生し，骨の過成長，軟骨の骨化を伴い骨の外側に向かって増大する（なので外骨腫）．多発性と遺伝性（常優）がある．増大する場合，疼痛を伴う場合は切除対象．まれに悪性化することがあるとされる．

■ デスモイド腫瘍（desmoid tumor）

　組織学的には良性だが周囲組織へ浸潤し境界不明瞭．広範切除が第 1 選択と考えられてきたが完全切除が困難で再発しやすい．薬物治療（NSAIDs，抗女性ホルモン薬，抗癌剤，分子標的治療薬）や放射線治療の有効性も報告されており，患者の年齢・性別・ADL を考慮し，専門家によって経過観察も含めた治療の適切な選択が必要．

Ⅲ-12

■軟骨腫（chondroma）

　肋骨肋軟骨接合部に好発し軟骨肉腫との鑑別が困難なため広範切除の対象となる．

■好酸球性肉芽腫（eosinophilic granuloma）

　ランゲルハンス細胞などに由来する細網内皮系疾患で胸部では画像上は骨破壊と骨新生を伴う肋骨の膨隆を呈することが多い．骨髄炎やユーイング（Ewing）肉腫と鑑別が問題になる．孤立性の場合は切除対象となりうる．

悪性胸壁腫瘍

■軟骨肉腫（chondrosarcoma）

　原発性悪性胸壁腫瘍の中で最多．肋骨肋軟骨接合部に好発．放射線治療・化学療法への感受性は低く，4～5 cm のマージンを確保した広範切除が望ましい．完全切除の可否と病理での悪性度（Grade）が予後に大きく影響する．

■形質細胞腫（plasmacytoma）

　軟骨肉腫に次いで多い悪性胸壁腫瘍．骨や軟部組織（髄外性）に形質細胞が増殖し，特に骨に発生した場合は経過中に多発性骨髄腫になることがある．生検は必要だが外科的治療の効果は明確でなく，放射線治療による局所コントロールは良好とされる．長期予後は多発性骨髄腫への進展に大きく左右される．

■リンパ腫（lymphoma）

　胸部外科領域では特に，肺結核に対する人工気胸術後慢性膿胸などの膿胸関連リンパ腫（PAL：pyothorax-associated lymphoma）が重要．多くが予後不良な diffuse large B cell lymphoma で EB ウイルスの感染率が高い．外科医の役割は主に生検による診断となる．

■ユーイング（Ewing）肉腫

　若年者（特に男性）に好発し，急速に増大する有痛性腫瘍であることが多い．放射線治療・化学療法への感受性が高く第 1 選択となるが，残存病変に対して手術を行うこともある．

ワンポイント アドバイス	**整形外科へのコンサルト**

胸壁腫瘍は骨・軟骨・軟部組織に発生するため組織学的には整形外科医がその治療に詳しい場合も多い．デスモイド腫瘍や各種の肉腫など，手術以外の治療選択肢や集学的治療が重要な場合もあり，切除手技上の問題だけでなく治療方針決定のうえでも，特に腫瘍を専門にしている整形外科医へのコンサルトは重要である．

参考文献

1) Ito T, et al：Mini review：surgical management of primary chest wall tumors. Gen Thorac Cardiovasc Surg 2016；64：707-714
2) 日本呼吸器外科学会/呼吸器外科専門医合同委員会：呼吸器外科テキスト 外科専門医・呼吸器外科専門医をめざす人のために．南江堂，2016

（福元健人・佐藤雅昭）

III
-
12

13 漏斗胸

- ✦ 漏斗胸の好発年齢・性別を知る
- ✦ 漏斗胸の機序を理解する
- ✦ 漏斗胸に対する手術療法について理解する

▌漏斗胸とは？

- 胸郭変形の中で最も頻度が高い．胸骨下端を中心とした前胸部の陥凹である
- 男性に多い．就学時期ころから目立ち始め，身体の成長に従い陥凹の程度が強くなる
- 肋軟骨の過成長により，肋軟骨につながる胸骨が背側に変位すると考えられている
- 変形が高度になると胸腔が狭小化し，心臓が左胸腔に変位するために心肺機能の障害をきたす
- 心肺機能の改善のため，および・または整容のため手術適応となる

▌治療法

- 胸骨翻転法は胸骨下部および付着する肋軟骨を離断し反転させて固定する方法である
- 胸骨挙上法は過成長した肋軟骨を切除し，胸骨を形成し，前側に整復して陥凹を整復する方法である（図1）
- プレート固定（Nuss 法）は，胸骨裏面にプレートを横に渡し，胸腔内から胸骨を整復固定する方法である（図2）
- Nuss 法は胸部前面には創をつくることなく，側胸部のプレート挿入部の小さな傷で手術を完了することができるため，美容面で優れている．一方，プレートを 2～3 年挿入し，後日抜去する必要が生じる（図3）

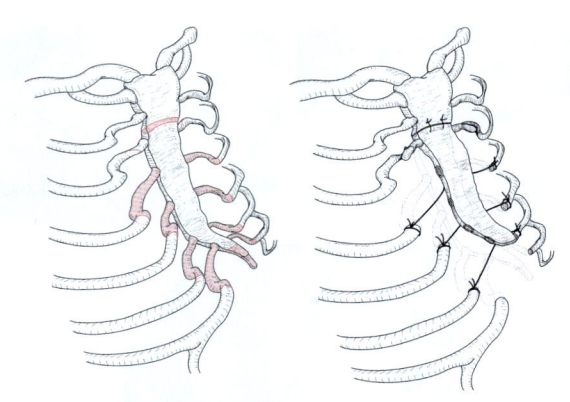

図 1 胸骨挙上術(Ravitch 変法)術式
左：正面図. 胸骨体に付着する過伸長した肋軟骨(第 4 肋軟骨以下)を切離する.
右：右側から見た胸骨の模式図. 第 2 または第 3 肋軟骨は斜切開し,胸骨は前面に向かうように形成を行う.

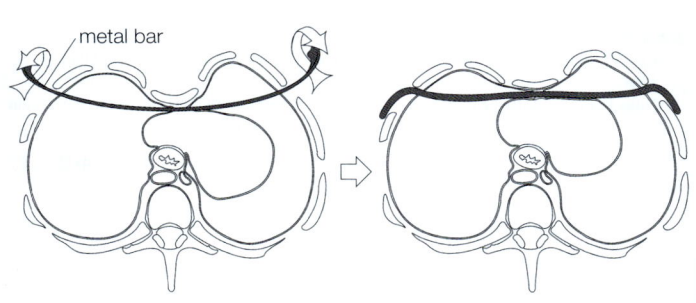

図 2 プレート内挿術(Nuss 法)
左：正面図. 胸部両側面に小切開を置く. 胸腔鏡で観察しながら, 胸骨裏面と心膜の間に金属プレートを挿入し, 左右の皮膚切開を渡す.
右：胸腔の断面模式図. 下左：挿入時のプレートと胸壁の関係. 挿入後, プレートを180°回転させ, 下右図のように胸骨がプレートによって前面位置に矯正される.

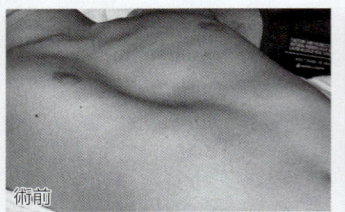
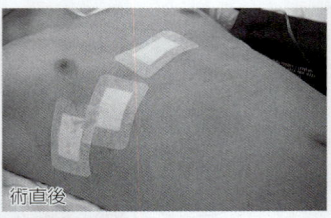

術前

術直後

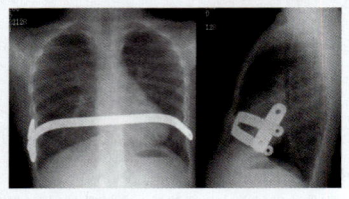

図 3　Nuss 法で治療された漏斗胸の 1 例
左上：術前の前胸部所見．胸骨下部を中心として前胸部の陥凹を認める．
右上：手術直後の前胸部所見．
下：Nuss 法術後胸部 X 線写真．プレートが胸腔内に挿入されている．

参考文献
1) Ravitch MM, et al：Atlas of general thoracic surgery．W. B. Saunders, Philadelphia, 1988
2) Nuss D, et al：A 10-year review of a minimally invasive technique for the correction of pectus excavatum. J Pediatr Surg 1998；33：545-552

（中島　淳）

14 横隔膜

マスターポイント

- ✦ 横隔膜の解剖
- ✦ 外科的に必要な知識
- ✦ 横隔膜ヘルニアと術式
- ✦ 横隔膜裂傷と術式
- ✦ 横隔膜弛緩症と術式

横隔膜の解剖

- 神経分布と血管分布をイメージする．動脈系は胸腔側（上横隔膜動脈）と腹腔側（横隔膜動脈）がある．神経は横隔神経が分布する（図1）[1]
- 発生学的に弱い部分（ヘルニア好発部位）を理解する．食道裂孔，ボホダレク（Bochdalek）孔（後側方），モルガーニ（Morgagni）孔（胸骨後）がヘルニアを生じうる．

外科的に必要な知識

- 横隔神経は温存に努める（呼吸機能の著しい低下をきたすため）
- 横隔膜の胸腔側，腹腔側にそれぞれ動脈分布があるので注意する
- 横隔膜縫合の際は，縫合糸の断裂によるヘルニア再発などを防ぐため，太い非吸収糸を用いた単結節縫合もしくはマットレス縫合（連続縫合ではなく）が用いられる

横隔膜ヘルニアと術式

- 腹腔内臓が胸腔内にはまり込む状態を指し，先天性と外傷性がある．先天性横隔膜ヘルニアは発生異常による横隔膜欠損もしくは形成不全で，解剖学的に食道裂孔，ボホダレク（Bochdalek）孔（後側方），モルガーニ（Morgagni）孔（胸骨後）に生じ，症状なく成人になってから指摘される場合もある

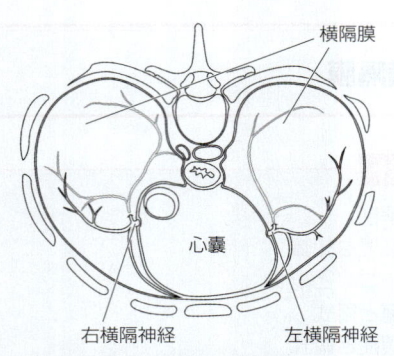

横隔膜

心嚢

右横隔神経　　　　　左横隔神経

図 1　胸腔側の横隔神経の分布

- ● ヘルニア臓器(胃，大腸，大網など)の還納
- ● ヘルニア部分の補強

┃横隔膜裂傷と術式

- ● 鈍的・鋭的外傷により生じ，横隔膜ヘルニアを合併することがある．手術の際はヘルニア修復のみでなく，他の臓器損傷の修復にも注意が必要である
- ● 出血の有無の確認(胸腔側，腹腔側)
- ● 肺損傷，腹腔内臓器損傷の有無の確認
- ● 横隔膜裂傷部分の修復(図 2A)

┃横隔膜弛緩症と術式

- ● 狭義では横隔膜筋部の先天的欠損により生じる横隔膜の著しい挙上を指す．後天的には医原性(手術による横隔神経損傷など)，外傷性(胸部外傷に伴う)，神経・筋疾患，肺癌や胸腺腫による横隔神経浸潤などが原因となりうる．呼吸症状が強い場合は手術の適応となりうる．手術の目的は，吸気時の横隔膜奇異性運動の防止，胸腔容積の増加である
- ● 縫縮術が主体(図 2B)
- ● 0 もしくは 1 号絹糸，ナイロン糸，ポリエステル糸などの太い非吸収糸の使用

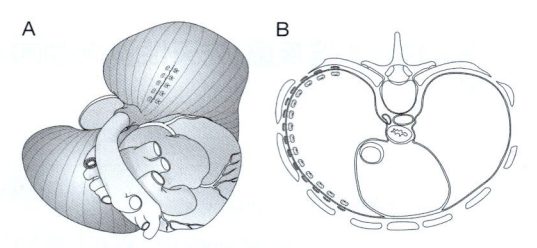

図2　横隔膜裂傷・横隔膜弛緩症に対する術式

A：横隔膜裂傷部の修復
横隔膜背側，腱部分の縫合．単結紮縫合で，それぞれにプレジェットを用いることで，縫合時や修復後の裂傷を予防している．
B：横隔膜弛緩症に対して，放射状に胸壁付着部に沿って縫縮術を行ったところ．

● プレジェットの使用

参考文献
1) Anraku M, et al：Surgical conditions of the diaphragm：anatomy and physiology. Thorac Surg Clin 2009；19：419-429

（安樂真樹）

15 先天性呼吸器疾患（先天性嚢胞性肺疾患）

マスターポイント

✦ 先天性嚢胞性肺疾患の分類を理解する
✦ それぞれの疾患の肉眼的，組織学的特徴，鑑別方法を理解する
✦ 臨床像と治療方針をいえるようにする

先天性嚢胞性肺疾患とは？

正常の気管支・肺胞とは異なる気体や液体で満たされた肺の嚢胞あるいは病変のうち，胎児期の発生過程に原因があるもの．嚢胞はさまざまな原因によって生じ，胸部単純 X 線写真で単胞性あるいは多胞性の嚢胞状陰影を認める．わが国では 15,000 出生に対して 1 人というまれな疾患である．

疾患の分類を以下に示した．

---

(1) CCAM（congenital cystic adenomatoid malformation），
　　CPAM（congenital pulmonary airway malformation）
(2) 肺分画症
(3) 気管支閉鎖症
(4) 気管支原性嚢胞
(5) 気管支性嚢胞

---

(1) CCAM（congenital cystic adenomatoid malformation），CPAM（congenital pulmonary airway malformation）

先天性嚢胞性肺疾患の中でも最も多く，過誤腫性の過形成あるいは発生途中の肺の局所的な発育停止が原因と考えられている．

※CCAM という概念は 1949 年に提唱されたが，2001 年に Stocker らが病変の組織像に基づく分類を提唱し，これをカバーする病名として CPAM という名称が用いられるようになった．CPAM の

表1 CPAM の分類

	頻度	肉眼所見	組織所見	鑑別
type 0	非常にまれ	低形成肺	多数の軟骨組織を伴う気管支様構造からなり肺胞構造はみられない.	
type 1	65%以上	2 cm 以上の 1 個〜数個の大きな囊胞とその周囲の小さな囊胞からなる.	囊胞はしばしば鋸歯状を呈する線毛上皮で被覆され,粘液産生性上皮を認めることもある.	
type 2	10〜15%	1 cm までの小さな囊胞からなる.	囊胞は線毛上皮に覆われるが,鋸歯状構造や粘液産生性上皮はみられない.	組織像は肺葉内肺分画症,肺葉外肺分画症,気管支閉鎖と類似.
type 3	8%程度	1 個もしくはそれ以上の肺葉すべてを占め, 2 mm 以下の囊胞からなる solid な病変.	胎児肺に類似.	
type 4	10〜15%	肺葉の末梢, 胸膜近くに位置し, 薄い隔壁をもつ大きな囊胞よりなる.	囊胞は肺胞上皮類似の上皮細胞に被覆される.	P P B cystic pleuropulmonary blastoma と肉眼所見が類似.

(田中水緒, 他：先天性囊胞状腺腫様奇形の組織学的診断基準の確立と他の小児囊胞性肺疾患との鑑別の試み. 日本小児呼吸器学会雑誌 2013；24：20-24 より引用)

分類を表1 に示す. また, 図1 に CPAM の CT 像を示す.

(2) 肺分画症

発生学的には, 正常と異なる前腸からの副肺芽が肺分画症の原因と考えられている. 正常の気管支と交通をもたない無機能の肺組織があり, 大循環系より異常動脈の流入がみられる. 還流静脈となるのは大循環系, 気管支静脈, 奇静脈などさまざまである. 肺葉内肺分画症と肺葉外肺分画症とに分類される.

- 肺葉内肺分画症：正常肺と胸膜を共有し, 下葉, 特に肺底区に多く左側が右側に比して多い. 還流静脈は肺静脈である. 異常動脈

Ⅲ-15

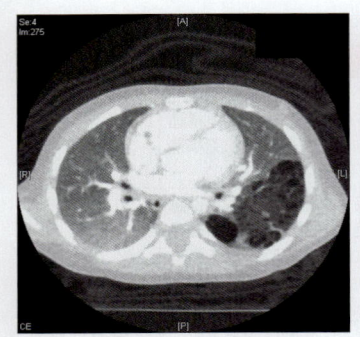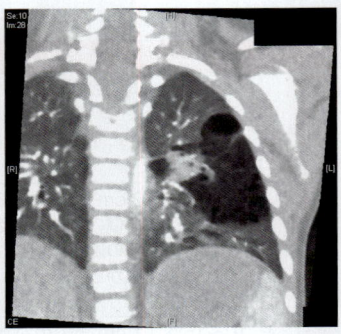

図1　1歳1か月　左肺下葉の CPAM（type 1）

　を認めるとともに病変部が正常気管支と交通をもたず，異常動脈の起始部に向かう気管支構造を認める
- 肺葉外肺分画症：正常肺と異なる胸膜を有し下部胸腔にあることが多いが，横隔膜下あるいはほかの部位にもみられる．50%以上に先天性横隔膜ヘルニアなどの奇形を合併する．ほとんどの症例が無症状で経過するが，まれに胸痛や血胸をきたすことがある．造影 CT と血管造影でほぼ診断が可能

(3) 気管支閉鎖症

　胎児期に区域あるいは亜区域気管支が途絶する異常で，閉鎖部より遠位の気道は正常に形成されている．また閉鎖部への肺動脈と肺静脈は正常に分布する．したがって，発生学的な異常というより気管支形成後の2次的な要因が考えられ，胎児期の血行障害が原因といわれている．

(4) 気管支原性囊胞

　気道の発生の際に気管気管支系の異常な肺芽（肺のもととなる組織）から生じると考えられており，2/3 が縦隔内，1/3 が肺実質内に生じる．囊胞は粘液を含み，線毛円柱，立方上皮にて形成され，軟骨や平滑筋，弾性組織，粘液腺を含む正常気管支と同様の組織によってつくられている．

(5) 気管支性囊胞

　区域気管支より遠位の気管支が閉鎖・狭窄をきたすために生じる

が，機序は不明である．末梢の単胞性嚢胞としてみつかることが多く，気管支原性嚢胞と同義語に使用される場合がある．

■ 先天性嚢胞性肺疾患の臨床症状

> 出生前：胎児肺異常，縦隔偏位，胎児水腫，羊水過多，子宮内胎児死亡
> 出生直後・新生児期：無症状，呼吸不全，呼吸障害
> 乳幼児期：無症状，肺炎の反復，気胸，胸郭の変形

　出生後の症状は腫瘤のサイズ，部位，疾患，気道や消化管との交通の有無，大循環系からの異常血管の血流量によって異なるが，病変が小さい場合は無症状で経過することが多い．嚢胞が大きいもので最も重症な場合は肺高血圧，呼吸不全をきたし肺低形成のためにECMOを要することがある．肺分画症では左右シャントによる心不全を，CCAMや肺葉過膨張では正常肺の圧迫・縦隔の偏位により呼吸障害を呈する．
　慢性期(乳幼児期)では，嚢胞が感染による肺炎を繰り返す例があり，発熱，咳，喀痰，呼吸困難などの症状がみられる．嚢胞が破れると，気胸による咳，胸痛，呼吸困難などの症状がみられることもある．
　さらに，CCAM では胸膜肺芽腫(pleuropulmonary blastoma)，腺癌(bronchoalveolar carcinoma)などの合併も報告されている．

> **ワンポイントアドバイス** 　**出生前診断例のマネージメント**
>
> 嚢胞の大きな CCAM では，出生直後から重篤な呼吸障害を起こすことがあるため，設備の整った施設での周産期管理を行い，産科医との情報共有を行う．症例によっては新生児科医，小児外科医立ち合いのもとでの娩出を検討する．

Ⅲ-15

■ 先天性嚢胞性肺疾患の治療
(1) 適応
　症状のある先天性嚢胞性肺疾患では外科的な治療が必要となる

が，囊胞の悪性化の報告もあり，基本的には診断された症例すべてが切除の対象となる．囊胞の部分すべてを取り去るのが理想的だが，両側性の病変や複数の肺葉にまたがる病変に関しては囊胞の一部を残して切除することもある．

(2) 手術時期

呼吸障害などの有症状例では症状改善目的に早期の手術が行われる．感染・肺炎による臨床発見例では，感染の鎮静化を待って手術が行われる．

胎児診断例などの無症状例においては，感染が生じた場合に手術難易度が上がる，術後の入院期間が延長するなどの理由で，周術期合併症の多い新生児期を避けた乳児期の手術が推奨されている．乳児期に肺葉切除を行えば代償性の肺の発達が起こり呼吸機能の悪化が避けられるという報告もあり，乳児期ころまでに手術を行う施設が多い．

(3) 術式

肺葉切除が一般的に行われている．区域切除は肺機能の温存という面では利点があるが，術後のエアリークや感染などの合併症，病変の取り残し（病変部と健常肺との境界は肉眼上判断できないため）があり，2葉以上あるいは両肺に及ぶ場合に限って行う．

ワンポイントアドバイス　先天性囊胞性肺疾患の胎児治療

肺病変の増大は胎児循環を障害して胎児水腫をきたしたり，正常肺の成長を妨げることがあるため，囊胞−羊水腔シャントの挿入・留置を行うことがある．米国では胎児の開胸を行い，病変部を切除する胎児手術も行われるが，適応の決定が困難で，わが国ではまだ行われていない．

参考文献
1) 高松英夫，他(監)：標準小児外科学(第7版)．医学書院，2017
2) 田中水緒，他：先天性囊胞状腺腫様奇形の組織学的診断基準の確立と他の小児囊胞性肺疾患との鑑別の試み．日本小児呼吸器学会雑誌 2013：24：20-24

（竹添豊志子・藤代　準）

あとがき

　企画開始から最終校正まで約2年を要した『胸部外科レジデント
マニュアル』がついに完成しました．東大胸部外科が中心となって
編集した本書は，心臓外科・呼吸器外科をローテートする医学生や
研修医，これらの分野で専門医を目指す若手医師，そして私自身も
含め，既に専門医を取得した医師にとっても大いに役立つ，最新の
臨床知識をコンパクトかつ網羅的にまとめた実践的な内容になった
と確信しています．

　私が東大病院に赴任して4年になりますが，東大胸部外科の強み
の一つは，心臓外科と呼吸器外科が密に協力して診療にあたってい
る点だと常々感じています．たとえば当院で件数が急速に増加して
いる肺移植手術は，体外循環使用に備えて心臓外科の協力が必須で
すし，マルファン症候群に対する大動脈手術と漏斗胸手術や，冠動
脈狭窄に対するバイパス術と肺癌に対する肺切除の同時手術など，
両科の合同で行う手術が多くあります．また毎朝一緒に行っている
合同カンファレンスでも，互いの視点で術前検査，手術アプローチ，
術後経過に目を通すことで得られるものが実に多くあります．考え
てみればこれは当然で，心臓と肺，呼吸と循環は車の両輪のような
ものですから，片方に何か問題があればもう片方にも問題を生じて
もなんら不思議はないのです．したがって，心臓外科と呼吸器外科
のどちらかの分野をマスターしようと思えば，もう一方の分野につ
いてもある程度の見識を備えておくことが非常に重要となるでしょ
う．特に高齢者や合併症の多い患者が増加してきている昨今，診療
科の垣根を越えた視点はますます重要になってくると思われます．

　さて，今回の企画はもともと，別件でお世話になった医学書院の
安藤恵氏から「また何か書いてくれませんか？」と言っていただいた
ところから始まったのですが，私自身も研修医時代お世話になった
医学書院の「レジデントマニュアル」シリーズには，心臓外科，呼吸
器外科を扱ったものがないことに気がつきました（内科系のものは
ありますが）．一番はマーケットの問題でしょうから「呼吸器外科レ
ジデントマニュアル」なるものを書いても多分そんなに売れないで
しょう．ならば上記の「車の両輪」という視点を生かして胸部外科の

枠組みにすれば，心臓外科や呼吸器外科単独のマニュアルよりもずっと深みがあって役に立つ（しかもマーケットも少し広がる！）ものができるのではないかと考えた次第です.

本書の執筆にあたっては，東大胸部外科ならびにその関連病院の専門医の先生方に広く協力を依頼し，またその枠内では不十分な場合には，東大病院の関連各科や外部のエキスパートの先生方にも執筆をお願いしました. 小野稔教授（東大病院心臓外科），中島淳教授（同呼吸器外科）監修のもと，呼吸器外科は私が，心臓外科は縄田寛特任准教授（現，聖マリアンナ医科大学心臓外科准教授）が責任編集を担当しております. 実際完成したものを手にすると，当初の想定を超えた充実した，わかりやすい内容で，特に呼吸器外科医の私にとっては心臓外科の項目をもう一度きちんと勉強しなおしたいと思える出来となりました. 若干ぶ厚くはなってしまいましたが，常に手元に置いて参照したいと思います.

最後に，多忙な臨床の傍らで本書の執筆にご協力いただいた各先生方，そして膨大な数の美しいイラストを胸部外科医の視点で描いてくださった，当科の医局員でもある株式会社 T Medical Illustration の村山智紀医師にあらためて感謝申し上げます. そして，なかなか筆が進まないわれわれを叱咤激励してくださった安藤恵氏，柳沢耕平氏ほか，医学書院の皆様にもこの場を借りて深く感謝申し上げます. 本書を携えた医学生，研修医が胸部外科のおもしろさと奥深さに気づき，一人でも多く専門医を志してくれればと切に願います.

蝉しぐれが降り注ぐ盛夏の東大本郷キャンパスにて

2019 年 8 月

東京大学医学部附属病院　呼吸器外科　講師

佐藤　雅昭

索引